臨床推論ダイアローグ

編集
杉本元信　東邦大学教授・東邦大学医療センター大森病院長

編集協力
瓜田純久　東邦大学教授・総合診療内科
中西員茂　東邦大学准教授・総合診療内科
島田長人　東邦大学准教授・総合診療外科
徳田安春　筑波大学教授・附属病院水戸地域医療教育センター総合診療科
　　　　　（東邦大学客員教授）

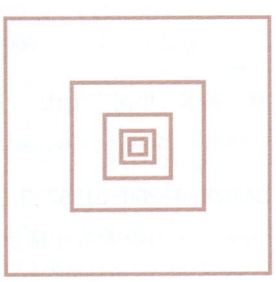

医学書院

【編集者紹介】

杉本元信（すぎもと・もとのぶ）

東邦大学教授・東邦大学医療センター大森病院長．専攻は内科学，消化器病学．1972年東邦大学医学部卒．1982年アメリカUCLA肝臓研究室に留学（2年間）．1987年東邦大学医学部内科学第二講座助教授，2002年同総合診療・救急医学講座教授．2009年より現職．主な所属学会は日本消化器病学会（財団評議員），日本消化器内視鏡学会（評議員），日本消化吸収学会（監事），日本アルコール・薬物医学会（評議員），日本病院総合診療医学会（理事）．趣味は音楽鑑賞，読書．

臨床推論ダイアローグ

発　　行　2010年9月15日　第1版第1刷 ©

編　　者　杉本元信

発 行 者　株式会社　医学書院
　　　　　代表取締役　金原　優
　　　　　〒113-8719　東京都文京区本郷1-28-23
　　　　　電話 03-3817-5600（社内案内）

組　　版　ビーコム

印刷・製本　平河工業社

本書の複製権・翻訳権・上映権・譲渡権・公衆送信権（送信可能化権を含む）は㈱医学書院が保有します．

ISBN978-4-260-01057-3

JCOPY 〈㈳出版者著作権管理機構　委託出版物〉
本書の無断複写は著作権法上での例外を除き禁じられています．複写される場合は，そのつど事前に，㈳出版者著作権管理機構（電話 03-3513-6969，FAX 03-3513-6979，info@jcopy.or.jp）の許諾を得てください．

執筆者一覧（執筆順）

中嶋　均	東邦大学講師・総合診療内科
本多　満	東邦大学准教授・救命救急センター
中西員茂	東邦大学准教授・総合診療内科
本田善子	東邦大学・総合診療外科
加藤博人	東邦大学・総合診療内科
板倉英俊	東邦大学・東洋医学科
三浦於菟	東邦大学教授・東洋医学科
佐仲雅樹	城西国際大学教授・薬学部医療薬学科（東邦大学客員講師）
吉澤定子	東邦大学講師・感染症科
原　規子	東邦大学・総合診療内科
島田長人	東邦大学准教授・総合診療外科
徳田安春	筑波大学教授・附属病院水戸地域医療教育センター総合診療科（東邦大学客員教授）
瓜田純久	東邦大学教授・総合診療内科
永井洋子	東邦大学非常勤講師・総合診療内科
吉原克則	東邦大学准教授・救命救急センター長
杉本元信	東邦大学教授・東邦大学医療センター大森病院長

登場人物紹介

大森 学 先生

総合診療科医長。今回の東先生とのやりとりで,「若い人たちに教えることは自分自身の勉強にもなる」と再認識。

東 邦子 先生

総合診療科レジデント。大森先生との対話を通じて,「さらに臨床推論に磨きをかけたい」と意欲的。

編集の序

　昨今医学の各領域が専門分化するにつれ，内科や外科では臓器別に深い知識と高度な技能が要求されるようになってきたが，その反面ヒトを全体としてとらえ，内科や外科などの枠を超えて総合的に診療することが重要であるとの認識が強くなってきている。臨床医学各分野における専門書には良書が綺羅星のように多く出版されているのに対し，研修医を対象とした総合診療分野の書物は極めて少ないがいくつかの名著が世に出されている。しかし，主に外来診療の手引きであり，症例が内科疾患に限られていたり，海外の出版物の翻訳書だったりで，臨床の現場に役立つ書物がまだ他にあっても良いのではないかと思ったのが本書企画のきっかけであった。

　収載した40症例は東邦大学医療センター大森病院で実際に経験した症例をベースにしている。当院の総合診療科は2002年11月に東邦大学医学部総合診療・救急医学講座として発足したが，内科，外科，感染症科，救急医学，東洋医学が一緒になった，全国的にみてもユニークな臨床講座である。病院内では「総合診療・急病センター」という名称で診療しており，救命救急センターが併設され，一般入院病床も有している。初診外来としては，診療科の垣根が低いという意味で患者に優しい構造を有していると自負している。執筆者は当院のスタッフであるが，編集協力者の1人である徳田安春先生(筑波大学教授)には東邦大学客員教授を務めて頂いている関係から指導的な立場で御参画をお願いした。また，執筆者の佐仲雅樹先生(城西国際大学薬学部教授)は本年3月まで東邦大学講師で，その後は客員講師(非常勤)として診療を務めて頂いている。

　本書は，日常診療の現場において診断に至るプロセスで忘れてはならない基本的な重要事項を，実際の症例に多少の修飾を加え，指導医と研修医の対話形式で読みやすい形に再現したものである。ここでは，よくある疾患でありながら意外な症状で受診した症例，よくある症状でありながら意外な診断(稀有な疾患)だった症例などさまざまな症例を通して，基本的な診断と治療のテクニックを学ぶことができるように編集したつもりである。各症例(Case 1〜40)の表題は年齢・性別と主訴であり，

本文は Prologue として簡単な病歴で始まる．次に指導医（大森学医師）とレジデント（東邦子医師）の Dialogue として，診断に至る過程が追加の問診，診察所見，検査所見の順で記述され，臨床推論が展開されていく．症例の末尾には必ず Epilogue として診断名が記載され，診断のポイントがわかりやすく記述されている．しかし，診断のみでなく，できる限り治療やその後の臨床経過も読者の目線に届きやすく解説するように心がけた．各症例の Epilogue の後には適宜，コラム（Monologue）を配した．編集の都合上，空きスペースとの相性を優先したため，各症例のテーマと必ずしもマッチしていない点を予め断っておきたい．

各症例は診断の難易度順に5段階に分類されているが，読んで頂く順番はこの順番にこだわらずに，目次で気になった主訴の症例から読んで頂いても問題ない．目次からは診断名を検索できないため，巻末に掲載された診断名一覧も利用して頂けると幸いである．読者の対象としては，医学生や初期研修医，レジデントを意識したが，すでに実地医家となって第一線で活躍されている勤務医や開業医の方々にも，広く読んで頂けることを希望している．読み終えた時に知識のうえで得をしたと実感して頂けるならば，編集者として望外の喜びである．

最後に，本書の企画，構成，執筆にわたって多大な御尽力を賜りました医学書院編集部の西村僚一氏に心から感謝の意を表します．

2010年8月　芦ノ湖畔で山百合を愛でながら

杉本　元信

目次

第 I 章 （難易度 ★） — 1

CASE 1　29歳男性「夜間に増悪する頭痛と発熱」 … 2
- *Prologue* … 2
- *Dialogue 1* 主要な鑑別疾患 … 2
- *Dialogue 2* 特徴的な身体所見 … 4
- *Dialogue 3* 必要な検査 … 5
- *Dialogue 4* 診断と治療 … 7
- *Epilogue* … 7

CASE 2　29歳男性「統合失調症患者の発熱と排尿時痛」 … 8
- *Prologue* … 8
- *Dialogue 1* 主要な鑑別疾患 … 8
- *Dialogue 2* 特徴的な身体所見 … 10
- *Dialogue 3* 発熱 … 13
- *Dialogue 4* 耳介部痛 … 14
- *Dialogue 5* 尿路感染症 … 15
- *Dialogue 6* 治療経過 … 15
- *Epilogue* … 16

CASE 3　56歳女性「2日前からの頭痛と嘔気」 … 18
- *Prologue* … 18
- *Dialogue 1* 病歴からの鑑別疾患 … 18
- *Dialogue 2* 診察と頭部CT … 20
- *Dialogue 3* 初期対応 … 21
- *Dialogue 4* 診断アプローチ … 22
- *Dialogue 5* 治療経過 … 24
- *Epilogue* … 25

CASE 4　38歳男性「頭痛と微熱」 … 26
- *Prologue* … 26
- *Dialogue 1* 主要な鑑別疾患 … 26
- *Dialogue 2* 特徴的な身体所見 … 27
- *Dialogue 3* 特徴的な検査所見 … 29

Dialogue 4 診断と治療経過	30
Epilogue	33

CASE 5　65歳男性「持続する発熱と右肩の痛み」 … 34
Prologue … 34
Dialogue 1　主要な鑑別疾患 … 34
Dialogue 2　特徴的な身体所見 … 35
Dialogue 3　特徴的な検査所見 … 36
Dialogue 4　診断アプローチ … 37
Epilogue … 38

CASE 6　40歳男性「腰痛」 … 39
Prologue … 39
Dialogue 1　主要な鑑別疾患 … 39
Dialogue 2　特徴的な身体所見 … 40
Dialogue 3　特徴的な検査所見 … 41
Dialogue 4　診断アプローチ … 42
Epilogue … 45

CASE 7　22歳女性「腹部手術後の発熱」 … 46
Prologue … 46
Dialogue 1　主要な鑑別疾患 … 46
Dialogue 2　特徴的な身体所見 … 48
Dialogue 3　特徴的な検査所見 … 50
Dialogue 4　診断アプローチ … 51
Epilogue … 54

第 II 章　（難易度　★★） … 55

CASE 8　63歳男性「労作時の息苦しさ」 … 56
Prologue … 56
Dialogue 1　主要な鑑別疾患 … 56
Dialogue 2　特徴的な身体所見 … 59
Dialogue 3　特徴的な検査所見 … 60
Dialogue 4　診断アプローチ … 64
Epilogue … 67

CASE 9　75歳女性「20日前からの下腿浮腫」 … 68
Prologue … 68
Dialogue 1　主要な鑑別疾患 … 68
Dialogue 2　診断アプローチ … 72

Dialogue 3	治療経過	*75*
Dialogue 4	漢方薬の有害事象	*75*
Epilogue		*78*

CASE 10　76歳女性「糖尿病患者の発熱と腰痛」　*79*
Prologue		*79*
Dialogue 1	着目すべき局所症状	*79*
Dialogue 2	着目すべき局所所見	*81*
Dialogue 3	診断アプローチ	*82*
Dialogue 4	腰痛の鑑別	*87*
Epilogue		*89*

CASE 11　58歳女性「3週間持続する発熱と左咽頭痛」　*90*
Prologue		*90*
Dialogue 1	着目すべき局所症状	*90*
Dialogue 2	着目すべき局所所見	*91*
Dialogue 3	問診と身体所見	*93*
Dialogue 4	診断アプローチ	*95*
Dialogue 5	見逃さないコツ	*97*
Dialogue 6	尤度比	*98*
Epilogue		*100*

CASE 12　24歳女性「咽頭痛，発熱，頸部痛，全身倦怠感」　*101*
Prologue		*101*
Dialogue 1	主要な鑑別疾患	*101*
Dialogue 2	身体所見と検査所見	*102*
Dialogue 3	必要な検査	*106*
Dialogue 4	診断アプローチ	*108*
Epilogue		*111*

CASE 13　21歳男性「突然発症した胸部違和感と胸痛」　*113*
Prologue		*113*
Dialogue 1	主要な鑑別疾患	*113*
Dialogue 2	特徴的な身体所見	*114*
Dialogue 3	診断アプローチ	*115*
Dialogue 4	診断までの問題点	*117*
Dialogue 5	診断のコツ	*118*
Epilogue		*119*

CASE 14　35歳男性「胸部圧迫感」　*121*
Prologue		*121*

　　　　Dialogue 1　主要な鑑別疾患 ………………………………… *121*
　　　　Dialogue 2　特徴的な身体所見 ………………………………… *127*
　　　　Dialogue 3　特徴的な検査所見 ………………………………… *130*
　　　　Dialogue 4　診断アプローチ …………………………………… *130*
　　　　Epilogue ………………………………………………………… *132*

CASE 15　63歳男性「2ヶ月前からの心窩部痛」…………… *133*
　　　　Prologue ………………………………………………………… *133*
　　　　Dialogue 1　主要な鑑別疾患 ………………………………… *133*
　　　　Dialogue 2　特徴的な身体所見 ………………………………… *137*
　　　　Dialogue 3　特徴的な検査所見 ………………………………… *138*
　　　　Dialogue 4　診断アプローチ …………………………………… *140*
　　　　Epilogue ………………………………………………………… *142*

CASE 16　84歳女性「嘔吐と腹痛」……………………………… *143*
　　　　Prologue ………………………………………………………… *143*
　　　　Dialogue 1　主要な鑑別疾患 ………………………………… *143*
　　　　Dialogue 2　特徴的な身体所見 ………………………………… *144*
　　　　Dialogue 3　特徴的な検査所見 ………………………………… *146*
　　　　Dialogue 4　診断アプローチ …………………………………… *148*
　　　　Dialogue 5　治療 ………………………………………………… *150*
　　　　Epilogue ………………………………………………………… *153*

第Ⅲ章（難易度　★★★）───────────── *155*

CASE 17　51歳女性「2週間前からの労作時呼吸困難, 動悸, 胸部不快感」…………………………………………… *156*
　　　　Prologue ………………………………………………………… *156*
　　　　Dialogue 1　主要な鑑別疾患 ………………………………… *156*
　　　　Dialogue 2　特徴的な身体所見 ………………………………… *158*
　　　　Dialogue 3　治療の問題点 ……………………………………… *159*
　　　　Dialogue 4　診断アプローチ …………………………………… *162*
　　　　Dialogue 5　バイアス …………………………………………… *163*
　　　　Epilogue ………………………………………………………… *164*

CASE 18　47歳女性「下腹部痛」………………………………… *166*
　　　　Prologue ………………………………………………………… *166*
　　　　Dialogue 1　主要な鑑別疾患 ………………………………… *166*
　　　　Dialogue 2　特徴的な身体所見 ………………………………… *167*
　　　　Dialogue 3　特徴的な検査所見 ………………………………… *170*

Dialogue 4	診断アプローチ	*173*
Epilogue		*176*

CASE 19　37歳男性「右下腹部と頸部痛」 … *177*

Prologue		*177*
Dialogue 1	主要な鑑別疾患	*177*
Dialogue 2	特徴的な身体所見	*178*
Dialogue 3	特徴的な検査所見	*178*
Dialogue 4	診断アプローチ	*179*
Dialogue 5	診断のコツ	*180*
Epilogue		*185*

CASE 20　32歳女性「体動時に増強する右上腹部痛」 … *187*

Prologue		*187*
Dialogue 1	主要な鑑別疾患	*187*
Dialogue 2	特徴的な身体所見	*188*
Dialogue 3	特徴的な検査所見	*190*
Dialogue 4	診断アプローチ	*192*
Dialogue 5	治療	*197*
Epilogue		*198*

CASE 21　40歳男性「突然の項部から後頭部の痛み」 … *200*

Prologue		*200*
Dialogue 1	主要な鑑別疾患	*200*
Dialogue 2	診察と頭部CT	*201*
Dialogue 3	初期治療と診断	*202*
Dialogue 4	治療経過	*204*
Epilogue		*208*

CASE 22　26歳男性「下痢と嘔吐による脱水」 … *209*

Prologue		*209*
Dialogue 1	「脱水」とは？	*209*
Dialogue 2	脱水の評価	*211*
Dialogue 3	脱水状態か？	*213*
Dialogue 4	診断アプローチ	*215*
Dialogue 5	細胞外液と細胞内液	*217*
Epilogue		*220*

CASE 23　36歳男性「3年前からの食後の脱力」 … *221*

Prologue		*221*
Dialogue 1	主要な鑑別疾患	*221*

	Dialogue 2 特徴的な身体所見	224
	Dialogue 3 特徴的な検査所見	224
	Dialogue 4 診断アプローチ	226
	Dialogue 5 病態と治療	228
	Epilogue	231

CASE 24 53歳男性「前胸部痛」 ……… 232
 Prologue ……… 232
 Dialogue 1 主要な鑑別疾患 ……… 232
 Dialogue 2 特徴的な身体所見 ……… 233
 Dialogue 3 治療経過 ……… 234
 Dialogue 4 診断アプローチ ……… 235
 Epilogue ……… 243

CASE 25 36歳女性「鼠径部腫瘤」 ……… 244
 Prologue ……… 244
 Dialogue 1 主要な鑑別疾患 ……… 244
 Dialogue 2 特徴的な身体所見 ……… 245
 Dialogue 3 特徴的な検査所見 ……… 246
 Dialogue 4 診断アプローチ ……… 247
 Dialogue 5 治療経過 ……… 252
 Epilogue ……… 253

第Ⅳ章 （難易度 ★★★★） ……… 255

CASE 26 40歳男性「心窩部痛」 ……… 255
 Prologue ……… 255
 Dialogue 1 主要な鑑別疾患 ……… 256
 Dialogue 2 特徴的な身体所見 ……… 258
 Dialogue 3 特徴的な検査所見 ……… 258
 Dialogue 4 診断アプローチ ……… 260
 Dialogue 5 診断のコツ ……… 262
 Epilogue ……… 267

CASE 27 62歳女性「1年前からの咽頭違和感」 ……… 268
 Prologue ……… 268
 Dialogue 1 主要な鑑別疾患 ……… 268
 Dialogue 2 身体所見と検査所見 ……… 269
 Dialogue 3 診断アプローチ ……… 274
 Dialogue 4 診断のコツと治療 ……… 277

　　　　Epilogue ……………………………………………………… 279

CASE 28 59歳男性「咽頭痛，発熱，右下腿腫脹，全身筋肉痛」…… 280
　　　　Prologue ……………………………………………………… 280
　　　　Dialogue 1 主要な鑑別疾患 ……………………………… 280
　　　　Dialogue 2 身体所見と検査所見 ……………………… 281
　　　　Dialogue 3 必要な検査 …………………………………… 285
　　　　Dialogue 4 診断アプローチ ……………………………… 287
　　　　Epilogue ……………………………………………………… 290

CASE 29 36歳男性「突然の右上腹部痛」………………………… 291
　　　　Prologue ……………………………………………………… 291
　　　　Dialogue 1 主要な鑑別疾患 ……………………………… 291
　　　　Dialogue 2 特徴的な身体所見 ………………………… 292
　　　　Dialogue 3 特徴的な検査所見 ………………………… 293
　　　　Dialogue 4 診断アプローチ ……………………………… 295
　　　　Epilogue ……………………………………………………… 302

CASE 30 25歳女性「頭痛，嘔気，悪寒，心窩部痛に伴う倦怠感」…… 303
　　　　Prologue ……………………………………………………… 303
　　　　Dialogue 1 主要な鑑別疾患 ……………………………… 303
　　　　Dialogue 2 特徴的な身体所見 ………………………… 304
　　　　Dialogue 3 特徴的な検査所見 ………………………… 305
　　　　Dialogue 4 診断アプローチ ……………………………… 306
　　　　Dialogue 5 診断のコツ …………………………………… 310
　　　　Epilogue ……………………………………………………… 314

CASE 31 45歳女性「両肩と大腿部の痛み，全身倦怠感」……… 315
　　　　Prologue ……………………………………………………… 315
　　　　Dialogue 1 主要な鑑別疾患 ……………………………… 315
　　　　Dialogue 2 特徴的な身体所見 ………………………… 318
　　　　Dialogue 3 特徴的な検査所見 ………………………… 319
　　　　Dialogue 4 診断アプローチ ……………………………… 320
　　　　Dialogue 5 診断のコツ …………………………………… 321
　　　　Epilogue ……………………………………………………… 325

CASE 32 94歳女性「1週間前からの腹部膨満と嘔吐」………… 326
　　　　Prologue ……………………………………………………… 326
　　　　Dialogue 1 主要な鑑別疾患 ……………………………… 326
　　　　Dialogue 2 特徴的な身体所見 ………………………… 327
　　　　Dialogue 3 特徴的な検査所見 ………………………… 330

	Dialogue 4 その後の経過	*332*
	Epilogue	*336*

第 V 章 （難易度 ★★★★★） — *337*

CASE 33 　50 歳女性「高血圧患者に起こった突然の複視」 … *338*
Prologue … *338*
Dialogue 1 　複視とは？ … *338*
Dialogue 2 　神経学的所見の解釈 … *342*
Dialogue 3 　診断アプローチ … *347*
Epilogue … *349*

CASE 34 　15 歳女性「下腹部痛」 … *350*
Prologue … *350*
Dialogue 1 　主要な鑑別疾患 … *350*
Dialogue 2 　特徴的な身体所見 … *352*
Dialogue 3 　診断アプローチ … *353*
Dialogue 4 　診断のコツ … *354*
Epilogue … *358*

CASE 35 　63 歳男性「食後の一過性意識障害」 … *360*
Prologue … *360*
Dialogue 1 　失神か否か？ … *360*
Dialogue 2 　緊急性の高い疾患 … *365*
Dialogue 3 　診断アプローチ … *367*
Dialogue 4 　頭部画像検査 … *371*
Epilogue … *372*

CASE 36 　35 歳女性「両下腿浮腫と両下腿痛」 … *373*
Prologue … *373*
Dialogue 1 　主要な鑑別疾患 … *373*
Dialogue 2 　特徴的な身体所見 … *375*
Dialogue 3 　特徴的な検査所見 … *376*
Dialogue 4 　外来経過と内分泌検査所見 … *378*
Dialogue 5 　入院経過と循環呼吸管理 … *380*
Dialogue 6 　診断アプローチ … *384*
Epilogue … *385*

CASE 37 　17 歳女性「右下腹部痛」 … *387*
Prologue … *387*
Dialogue 1 　主要な鑑別疾患 … *387*

	Dialogue 2	特徴的な身体所見	*388*
	Dialogue 3	特徴的な検査所見	*389*
	Dialogue 4	診断アプローチ	*393*
	Dialogue 5	治療	*395*
	Epilogue		*396*

CASE 38　35歳女性「5ヶ月間に徐々に進行した眠気」 ……… *397*

- *Prologue* …… *397*
- *Dialogue 1* 主要な鑑別疾患 …… *397*
- *Dialogue 2* 特徴的な身体所見 …… *398*
- *Dialogue 3* 特徴的な検査所見 …… *399*
- *Dialogue 4* 診断アプローチ …… *401*
- *Dialogue 5* 治療後の経過 …… *402*
- *Epilogue* …… *404*

CASE 39　43歳男性「左鼠径部の膨隆」 …… *405*

- *Prologue* …… *405*
- *Dialogue 1* 主要な鑑別疾患 …… *405*
- *Dialogue 2* 特徴的な身体所見 …… *407*
- *Dialogue 3* 診断アプローチ …… *410*
- *Dialogue 4* 治療 …… *411*
- *Epilogue* …… *414*

CASE 40　45歳男性「心窩部痛と黄疸」 …… *415*

- *Prologue* …… *415*
- *Dialogue 1* 主要な鑑別疾患 …… *415*
- *Dialogue 2* 特徴的な身体所見 …… *416*
- *Dialogue 3* 治療の問題点 …… *420*
- *Dialogue 4* 黄疸の原因 …… *425*
- *Epilogue* …… *426*

診断名一覧 …… *429*
索引 …… *433*

Monologue 目次

1. 急性腹症の画像検査 …………………………………… *7*
2. 重症感 …………………………………………………… *17*
3. 便潜血検査 ……………………………………………… *33*
4. 頸部食道異所性胃粘膜 ………………………………… *38*
5. 甘草と附子の効能 ……………………………………… *45*
6. ムンプスワクチン ……………………………………… *54*
7. 鼠径ヘルニア偽還納 …………………………………… *89*
8. パルボウイルス B19 感染症 …………………………… *100*
9. 急性肺血栓塞栓症 ……………………………………… *112*
10. グラム染色を見る習慣 ………………………………… *120*
11. ジギタール ……………………………………………… *153*
12. 胆道内ガスと門脈内ガス ……………………………… *154*
13. ギルバート症候群 ……………………………………… *165*
14. 副鼻腔炎に対する治療法 ……………………………… *176*
15. 心拍出量 ………………………………………………… *186*
16. 閉鎖孔ヘルニアの治療法 ……………………………… *199*
17. 大人とロタウイルス感染 ……………………………… *199*
18. 臨床力 …………………………………………………… *208*
19. 急性心筋炎と心筋梗塞との鑑別 ……………………… *220*
20. 妊婦の鼠径ヘルニアは要注意 ………………………… *254*
21. ドレーン ………………………………………………… *279*
22. EBV 抗体陰性の伝染性単核球症 ……………………… *302*
23. 骨盤内膿瘍で想定すべき原因細菌 …………………… *325*
24. シナプス ………………………………………………… *349*
25. 診断ミスを減らすための科学 ………………………… *359*
26. 腎梗塞に左右差はあるのか？ ………………………… *372*
27. フィッツ・ヒュー・カーティス症候群の画像診断 … *386*
28. ヌック管水腫 …………………………………………… *396*
29. 感染性腸炎の腹部 CT 画像 …………………………… *404*
30. アニサキス症 …………………………………………… *427*
31. 高齢者の下肢痛 ………………………………………… *428*

第Ⅰ章

（難易度　★）

CASE **1**	p2
CASE **2**	p8
CASE **3**	p18
CASE **4**	p26
CASE **5**	p34
CASE **6**	p39
CASE **7**	p46

CASE 1

29歳男性「夜間に増悪する頭痛と発熱」

Prologue

患者データ①（病歴）

現病歴：29歳男性。5日前から頭痛，発熱(38℃)が出現した。朝はよいが，夜になると熱が出て頭痛も出現してくる。頭痛は頭頂部の両側が痛む感じであったが，その後左眼周囲から頬にかけての痛みとなってきた。咳，喀痰，嘔気，嘔吐，下痢なし。近医にてかぜとして対応されいったん軽快しかけたが，その後症状が増悪したため，来院した。

既往歴：急性虫垂炎手術(27歳の時)。

システム・レビュー：消化器系，精神神経系，生殖器系，筋骨格系，皮膚などにおいて，特に自覚症状なし。

Dialogue 1 主要な鑑別疾患

さあ，これから一緒に勉強していきましょう。初回は頭痛，特に左眼周囲の痛みを訴える症例について考えてみよう。29歳男性で，いわゆる感冒様症状があって，治療を受けたがよくならず，発熱と頭痛が続いて頭頸部の感染症が疑われる——ということだね。まず，頭痛をきたす鑑別疾患としては何が考えられるかな？

よろしくお願いします。そうですね……。頭痛は非常にポピュラーな症状なので，種々の疾患を挙げなければいけないと思います。中枢神経系では髄膜炎を主とした感染症，それから脳腫瘍，中枢神経系以外では頭頸部に起因する疾患も鑑別が必要です。また全身的なものとして感染症。重複しますが，熱性疾患，高血圧，貧血なども考えたいです。

発熱を伴う頭痛の鑑別疾患としてはそれぐらいでいいでしょう。それでは鑑別を進めていく上で，まずこの症例の発熱パターンはどのように考えたらいいかな？

1日のうちで38℃を超える発熱と平熱を繰り返しています。パターンからすると，1℃以上の差で発熱を繰り返すわけだから弛張熱のパターンです。熱型から，化膿性疾患を第一に考えたいと思います。

そうだね。でも実際にはそれだけでは鑑別診断としては不十分で，ウイルス感染や悪性疾患も考えておかないといけないね。次に頭痛だけど，これはどのように考える？

最初は頭頂部両側だったが次第に左側に収束してきて，左眼周辺から頬部に限局してきたことから，中枢神経系よりは鼻腔などに関係した痛みのように思います。

それはいい指摘だ。頭蓋内の問題だと具体的な部位の指摘は難しいはずだからね。例えば髄膜炎，脳炎なんかだと局所的な症状ではないはずだし，中枢神経症状が出てきていいはずだ。意識障害，運動障害，知覚障害などはなかったんだよね。それではどんな疾患を疑いますか？

今後，画像診断も行うとして，今までの情報からは，副鼻腔炎，こういう疾患名があるかわかりませんが，眼周囲炎？　それから歯科口腔外科的疾患も除外が必要だと思います。

左眼付近の痛みという具合にかなり限局してきたようだけど，視力障害など眼科的異常は指摘されていなかったですね。副鼻腔炎が最も妥当な状況になってきました。もう少し詳しく問診し，診察所見をとってみましょう。

Dialogue 2 特徴的な身体所見

患者データ②（問診）

- 感冒として行われた治療で改善せず，その後頭痛の部位が変化し，特に左眼周囲から頬にかけての痛みが明瞭となってきた。
- 鼻汁は粘稠で緑黄色で臭気を放っていた。
- 顔面に圧痛はないが，頭部を下垂すると増悪することが確認された。

患者データ③（身体所見）

- 身長 172 cm，体重 68.4 kg

バイタルサイン：血圧 110/70 mmHg，脈拍 60 回/min・整，呼吸数 18 回/min，体温 38.0℃

身体所見：頭部下垂で頭痛増悪。眼瞼結膜貧血なし，眼球結膜黄染なし，視力障害なし。咽頭発赤あり，扁桃腫大なし，白苔の付着なし，舌苔白色調。頸部はリンパ節触知せず，甲状腺は正常。腋窩はリンパ節触知せず。心音純，雑音なし，呼吸音清，ラ音なし。腹部は平坦で軟，腸蠕動音正常，右季肋部に軽度圧痛，反跳痛なし，筋性防御なし，肝脾触知せず，腫瘤触知せず。鼠径はリンパ節腫大なし。四肢は末梢冷感あり，肩関節・肘関節異常なし。項部硬直なし。

発熱を伴う頭痛という問診から，緊急性が高く絶対に見落としてはいけない疾患は何だろうか？

髄膜炎だと思います。

特徴的な所見は知っていますか？

髄膜刺激症状とされる項部硬直でしょうか。この症例の頭痛は，最初は局在がはっきりしなかったんですが，感冒様症状の経過中に左眼周囲に限局してきたということ，また鼻汁も黄緑色で臭気が強かったということでした。頭部を下げた時に症状がひどくなることがかなり特徴的だと思いますが，項部硬直はありませんでした。それで髄膜炎が除外され，副鼻腔炎が残ったのだと思います。

その通りです。他に髄膜炎の診断に重要なものとして，jolt accentuation があります。これは1秒間に約2回左右に首を振ることにより頭痛が悪化するかどうかを診る所見です。感度が高いため，陰性であれば髄膜炎の除外に役立ちます（☞ Case 4, p27）。当然知っていると思うけれど，副鼻腔といっても3ヶ所あるわけだから，この症例の所見はどちらかと言うと上顎洞の炎症によるものだね。他に前頭洞，篩骨洞もあることは知っているよね。

Dialogue 3　必要な検査

スクリーニングとして一般採血と検尿を行い，全身状態の把握を行うことが大事だと思います。髄膜炎を鑑別していくには脳脊髄液の所見が大事になってくるので，除外しきれない場合には実施すべきではないでしょうか？

ここでは行っていないけれど，それは非常に大事だ。中には速やかな対応が予後を決める要素にもなりかねないからね。画像検査ではどんなものを考えるかな？

それは何と言っても CT だと思います。

おいおい，もう少し基本的なものから考えようよ。

単純 X 線で確か副鼻腔がよく見えるように撮影する方法がありましたね……。ちょっと思い出せません。

そう，それを忘れたらいけないよ。CT の前にまず単純 X 線でウォーターズ法というのがあり，特に上顎洞をよく映し出す方法として古くからよく知られている撮影法だね。最近では CT 検査が簡単にオーダーできるようになってきたけど，いつでもどこでも撮影できるとは限らないよね。レントゲン装置さえあればできる検査としてウォーターズ法はぜひチェックしておこう。

CT検査は頭蓋内の他の情報も併せて得られますが，まず「基本に忠実」を肝に銘じたいと思います。

患者データ④（検査所見1）

- 採血検査ではCRPの軽度上昇を認めたが，血算，生化学，一般検尿では異常なし。

血液検査	・CRP 1.3 mg/dL ・Na 138 mEq/L ・K 4.2 mEq/L ・Cl 103 mEq/L ・Ca 9.1 mg/dL ・T-P 7.8 g/dL ・Alb 4.9 g/dL ・T-Bil 0.9 mg/dL	・UA 4.2 mg/dL ・UN 12 mg/dL ・Cr 0.93 mg/dL ・AST 25 IU/L ・ALT 26 IU/L ・LDH 283 IU/L ・ALP 153 IU/L ・γ-GTP 12 IU/L	・WBC 4,000/μL ・RBC 481 × 10^4/μL ・Hb 14.8 g/dL ・Ht 44.9% ・Plt 20.3 × 10^4/μL ・ESR 15 mm/hr
尿検査	・蛋白（−） ・糖（−）	・潜血（−）	・ウロビリノーゲン（±）

患者データ⑤（検査所見2）

頭部単純X線写真：左上顎洞の透過不良を認めた（図1）。ウォーターズ法は，副鼻腔の1つである上顎洞をよく映し出す撮影法として古くからよく知られている。

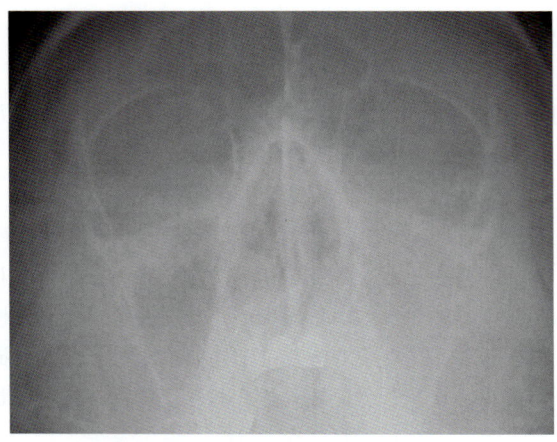

図1　頭蓋骨単純X線写真（ウォーターズ法）

Dialogue 4 診断と治療

 左上顎洞炎が最終診断に残り，症状が左眼周囲に限局していること，炎症反応が軽いことから通院で治療を続けることになりました。セフカペン（フロモックス®）を投与して，3日後に症状は改善しました。

副鼻腔炎でも軽症でよかったと思います。とても勉強になりました。

Epilogue

診断：左上顎洞炎

- 先行する感染がある。
- 通常の感冒治療に抵抗性を示す（頭痛が改善しない，解熱しない）。
- 左上顎洞の部位に一致した頭痛あるいは顔面痛がある。
- 頭蓋骨単純X線写真（ウォーターズ法）で左上顎洞の透亮性が低下する所見があれば，本症を疑う。
- 「感冒後の頭痛」「ボーッとする」「下を向くと増悪する頭痛」は，副鼻腔炎を疑う。

◆ 参考文献

1) 春名眞一：内視鏡下鼻内副鼻腔手術．耳鼻咽喉科・頭頸部外科 80(5)：87-95，2008

（中嶋　均）

Monologue 1　急性腹症の画像検査

　急性腹症の検査で腹部CT検査と腹部X線が必要と考えた場合は，まず腹部CT検査を優先しよう。腹部造影CT検査で使用した造影剤が，腹部X線の時にちょうど尿管を流れてくれて，尿管造影検査も併せて確認ができる。ただし，それらの検査を行う時間があまり開いていては膀胱造影だけになってしまう。

（本田善子）

CASE 2

29歳男性「統合失調症患者の発熱と排尿時痛」

Prologue

患者データ①（病歴）

現病歴：29歳男性。約1週間前に40℃の発熱が出現し，発症2日目に近医を受診し，感冒として治療を受けた。この時の処方薬はアセトアミノフェン（カロナール®），アモキシシリン（パセトシン®）であった。次第に両側の耳介の痛みも感じるようになり，発熱も治まらないため，2日後に近医耳鼻科を訪れた。しかし，症状の改善がないため紹介されて来院した。「発熱時には尿意があってトイレに向かっても，行く途中で漏れてしまうことが時々あった。また，排尿時に痛みを感じることがあった。発熱時には軽い頭痛はあるが，加療するほどではない」と本人は言っている。

既往歴：統合失調症（26歳時に診断され治療継続中。担当医のコメントでは「治療経過は順調」）。

システム・レビュー：消化器系，循環器系，呼吸器系，特になし。

Dialogue 1 主要な鑑別疾患

　統合失調症の診断で精神科通院加療中の29歳男性が突然発熱し，1週間にわたって高熱と耳介部痛が持続している。前医の検査値によれば，おおまかなところでは白血球増多を伴わないCRP上昇と肝逸脱酵素上昇を認めた症例だ。

　感染症が最も疑われるが，前医で診断がついておらず明らかなfocusを認めないため，不明熱（FUO：Fever of unknown origin）に準じた対応が必要とされ精査目的に入院となった。向精神薬服用中であり，薬剤起因性の病態も疑われているといったところかな。それでは，本症例の鑑別診断はどうですか？

患者データ②（前医の検査所見）

- 発症2日目（前医）の検査値は以下の通り。

・T-P 6.1 mg/dL	・CK 80 IU/L	・BS 96 mg/dL
・AST 140 IU/L	・Amy 291 IU/L	・WBC 9,200/μL
・ALT 102 IU/L	・ツ反（−）	・RBC 448×10⁴/μL
・LDH 261 IU/L	・Na 142 mEq/L	・Hb 12.9 g/dL
・ALP 221 IU/L	・K 4.1 mEq/L	・Ht 38.9%
・T-Bil 0.5 mg/dL	・Cl 103 mEq/L	・MCH 30.1 pg
・Cr 0.78 mg/dL	・CRP 13.1 mg/dL	・Plt 14.7×10⁴/μL

　40℃まで上昇する発熱があり，発症が急なんですよね。病歴にもありますが，向精神薬を服用中で肝機能の異常も指摘されているので，悪性症候群も鑑別としては大事かと思います。

　悪性症候群は，鑑別疾患として重要だね。ただこの症例では精神科の担当医が確認していて服薬もきちんとしており，状態も落ち着いていたことから，否定できそうだ。悪性症候群についてどんなことを知っていますか？

　向精神薬投与中に起こる発熱，自律神経症状，意識の変化を呈する重大な副作用で，早期発見による適切な対応が必要なんですよね。抗パーキンソン薬でも発症し，死に至る例もあると教わりました。

　そうなんだ。早期発見，早期治療が普及して発生率は0.1〜0.2%に低下しているが，死亡率はなお約4%となっている。多くの場合，何らかの前駆症状をもって始まり，90%以上は向精神薬の投与や変更から1ヶ月以内で起こっているんだ。先ほど言ったように，ここまでの経過や治療歴からすると否定していいようだね。それじゃさらに情報を追加した問診，診察所見，検査所見を見てみよう。

難易度 ★

Dialogue 2 特徴的な身体所見は？

患者データ③（問診）

- 受診6日前に突然40.1℃の発熱と両側耳介部痛が出現し，翌日近医を訪れアセトアミノフェン（カロナール®）とアモキシシリン（パセトシン®）の投与を受けた。
- 3日前に耳介部痛が強くなったため他病院耳鼻科を受診し，カルバマゼピン（テグレトール®）の投与を受けた。しかし，症状の改善なく紹介受診となった。耳介部痛はsoft-touchで誘発される強い痛みだった。
- 発熱出現後から切迫尿失禁が発生していたが，これは，本人が向精神薬のせいだと思っていた。

患者データ④（身体所見）

- 身長172 cm，体重65.0 kg

バイタルサイン：血圧128/76 mmHg，脈拍78回/min・整，呼吸18回/min，体温38.0℃

身体所見：頭部はsoft-touch tenderness。眼球は眼瞼結膜・貧血なし，眼球結膜・黄染なし。耳介は左優位に発赤腫脹あり，圧痛なし，soft-touch tendernessあり，牽引痛軽度。咽頭発赤あり，扁桃腫大Ⅰ度，白苔の付着なし，舌苔・黄色調。頸部はリンパ節触知せず，甲状腺は形態上正常だが，左葉に圧痛あり。腋窩はリンパ節触知せず。胸部は心音純，心雑音なし，呼吸音清，副雑音なし。腹部は平坦で軟，腸蠕動音正常，心窩部に軽度圧痛，反跳痛なし，筋性防御なし，マーフィー徴候陰性，腫瘤なし，肝脾腎は触知せず。鼠径は左側に圧痛を伴わない米粒大リンパ節を3個触知，右側に軽度圧痛を伴う小豆大のリンパ節を1個触知。四肢は末梢冷感あり，下肢足底，足関節，膝蓋節異常なし。

患者データ⑤（検査所見1）

- 発症7日目（入院時）の検査値は以下の通り。

・T-Bil 0.3 mg/dL	・WBC 7,500/μL	・RBC 1～2/F
・UN 12 mg/dL	・Band 0%	・WBC >100/F
・Cr 0.71 mg/dL	・Seg 72%	・Glitter cell（＋）
・AST 47 IU/L	・Ly 19%	・C3 140 mg/dL
・ALT 74 IU/L	・RBC 465 × 10⁴/μL	・C4 37 mg/dL
・LDH 224 IU/L	・Hb 15.1 g/dL	・TPHA（－）
・ALP 312 IU/L	・Ht 44.8%	・RF 7
・γ-GTP 80 IU/L	・Plt 17 × 10⁴/μL	・FT3 2.55 pg/mL
・LAP 103 IU/L	・HPT 103%	・FT4 1.44 ng/mL
・ChE 205 IU/L	・D-ダイマー 2.7 μg/mL	・Mantou R（－）
・Amy 33 IU/L	・FDP 7.4 μg/mL	・CRP 13.7 mg/dL
・CK 76 IU/L	・尿蛋白（－）	・BS 96 mg/dL
・ESR 69 mm/hr	・O-Blood（＋）	・中間尿定量培養陰性

患者データ⑥（検査所見2）

経静脈的腎盂造影（DIP）：膀胱の造影を図るためのバルーンカテーテル，カテーテルの一部，把持する鉗子，膀胱内バルーンなどを描出（図1）。

骨盤部のCT画像：膀胱壁の軽度肥厚，前立腺が左葉優位に腫大（図2）。

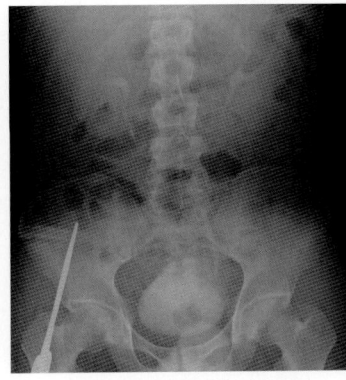 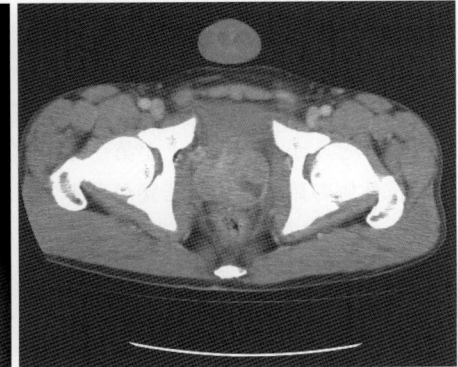

図1　経静脈的腎盂造影（DIP）　　図2　骨盤CT

👨 これまでのたくさんの情報から，どんな疾患を考えますか？

👩 尿路系疾患にだいぶ絞られてきたような気がしています。尿路系の感染症，腫瘍が挙げられると思います。排尿時の痛み，発熱を伴う尿漏れを含む排尿障害の鑑別疾患として，具体的には膀胱炎，前立腺炎，尿道炎などの細菌感染，膀胱結石，膀胱癌，膀胱結核，間質性膀胱炎など。また，尿路に近接した臓器あるいは器官も一応は考慮しておきたいです。例えば前立腺，精巣などの生殖器官，それから大腸，特に直腸のことも考えておく必要があります。この場合は男性ですが，もし女性の場合なら婦人科の疾患も鑑別に挙げておきたいです。画像に関して，図1のDIPではバルーンが入ってはいますが膀胱が「松毬状膀胱」様ともとれる形をしています。でも，この画像のみで特定の疾患云々というのは難しいと思います。また，骨盤部のCT画像(図2)では膀胱壁の軽度肥厚，前立腺が左葉優位に腫大しており，一部は膿瘍形成を疑うlow density areaも認められます。もちろん鑑別は必要ですが，腫瘍というよりまず炎症を考えたいと思います。

👨 尿路系の感染症というとまず性感染症のことも考えておかないといけないけど，それでは性感染症としてどんなものの鑑別が必要ですか？

👩 古典的な疾患として，梅毒，淋菌による尿道炎をまず鑑別しておかないといけないと思います。病歴，すなわちそういう接触があったかどうかのチェックが第一ですが，客観的な指標としては採血による抗体価の確認や尿の培養が必要です。

👨 最近問題になっている性感染症でもう1つ忘れていけないものがあるね。

👩 女性だとクラミジア感染が増えているようですね。

👨 そう。そのクラミジアだけど，ある統計によると妊婦検診で10%以上の人が感染歴を確認され，ますます低年齢化が進んでいる。

女性が単独で感染することはないので，感染の原因となった異性がいるわけなんだが，男性でもクラミジア尿道炎というのがあるんだよ。女性と比較して男性の絶対数が多いのは，解剖学的な違いのため男性が顕性感染となりやすいことが原因として考えられているんだ。この場合のクラミジアは *Chlamydia trachomatis* で，他に *Chlamydia pneumoniae* が肺炎の原因として知られているね。

この症例では精神科の治療でよくコントロールされていて問題ないようだが，統合失調症という疾患ゆえに病歴にしても本人の訴えにしても本当に事実なんだろうかと疑わせる余地がないだろうか？だから，最も大事な排尿時痛という症状も最初からきちんと聴取されていたかどうか……それと関連したことだが，追加の問診で本人は精神科の向精神薬のせいでトイレが間に合わず漏れてしまうと思っていたという具合に，この症例ではベースにある統合失調症が少なからず影を落としているね。

そうですね。もちろんそういう先入観を持つべきでないとは思いますが，本人の病状によっては本当の病歴が取れているのかという疑いを念頭におく必要があるのでしょうか？

それは丁寧に病歴をとると，状況からある程度は判断できることが多いと思うよ。むしろ，先入観を持たずに謙虚に考えていくことが大事だね。

Dialogue 3 発熱

それでは，この症例の発熱のパターンはどのように考えたらいいかな？

経過からは向精神薬治療は順調ということと，弛張熱のタイプであることからまずは感染症を考えてみたいと思います。

それと尿路症状の排尿時痛と時に尿漏れがあるという症状をどういう風に関連付けていきますか？

尿沈渣ではWBC100以上，その割にRBCは1〜2/Fと増えていないので膿尿といってよい状態ですね。若い男性で尿路感染というと第一には性感染症を除外しないといけないんだけど，この症例ではクラミジア，梅毒，淋菌いずれも陰性でしたね。したがって性感染症の尿道炎は考えにくいんですね。

それでは，ポピュラーな膀胱炎やさらに進んだ腎盂腎炎などを疑いますか？

ちょっと待って下さい。もちろん重要な鑑別疾患ですが，それだと少しは腹部症状が出ていてもいいはずだと思います。腹痛は下腹部を含めてまったく訴えがなく，それと抗菌薬を投与しているにもかかわらず1週間ほど解熱が得られていないので，考えにくいです。

それらを区別するよい手段はありますか？

泌尿器科的には採尿の仕方によって，ある程度は部位を判断できると習いました。つまり，初尿は尿道，中間尿は膀胱，前立腺マッサージ後尿は前立腺と分けられると……。この症例では中間尿しか調べられていないので確定診断はできないと思うのですが，2回行われていて菌種としては *Klebsiella pneumoniae*, *Staphylococcus*, *Enterococcus faecalis* が検出されています。しかしいずれも定量培養では 10^5/mL 未満で基準値に達せず，有意ではありませんでした。

Dialogue 4 耳介部痛

結局，最後は注目の範囲外になってしまったけど，当初から主訴の1つであった耳介部痛は何だったのでしょうね？　耳鼻科に診てもらっても器質的疾患は否定され，経験的にカルバマゼピン（テグレトール®）が処方されたけど，あまり変化はなかったようですね。また，

甲状腺の軽い圧痛もあったわけですが，これも甲状腺には問題がなかったわけですね。複数の症状の中から確定診断に結びつく症状を取捨選択していく力を養うことも大切だね。

　発熱と両側耳介部痛が主訴でしたから，やはり頭頸部の疾患を第一に考えてしまいがちですが，最終診断は体の部分では最も離れた前立腺の炎症ということになり，予想外の方向に発展してしまいました。初回の検査で残念ながら尿路感染をまったく疑わず，検索が不十分だったこともつまずきの原因となったように思います。

Dialogue 5　尿路感染症

　尿路感染症というと膀胱炎，腎盂腎炎はすぐに思いつくけれど，前立腺まではなかなか想起しないということも知らされたね。前立腺の病気というのは決して中高年だけの疾患ではないこと，そしてこの症例では汎用される抗菌薬は処方されていたこと，またそれが奏効しなかったこともわかりにくくなった要因として大きいね。

　この症例では，排尿障害は最初ははっきりと訴えられなかったということが，早期診断の障害となったと思います。尿漏れ，排尿時痛，発熱という典型的な尿路症状が存在していたのに，当初は発熱だけが前面に出ていたので，発熱の原因検索に注意が向けられてしまいました。また前立腺の疾患は中高年だけのものといった先入観を持ってしまい，診断過程で遅滞が生じてしまうことも注意点だと思います。

Dialogue 6　治療経過

患者データ⑦（治療経過1）

- 担当医は1週間前からの発熱，両側耳介部痛で受診し，不明熱精査目的に入院した29歳男性を，入院後明らかになった切迫性尿失禁のエピソードと尿沈渣での膿尿などから急性前立腺炎を強く疑い，尿路感染症として泌尿器科に依頼した。
- 泌尿器科では触診，経直腸超音波検査，CT画像などから軽度膀胱壁の

肥厚，前立腺左葉の腫大が明らかとなり，膀胱炎を伴った急性前立腺炎あるいはさらに進行した急性前立腺膿瘍と診断された。

患者データ⑧（治療経過2）

- セフェム系のセフェピム（マキシピーム®）1g × 2回/日の点滴静注を開始した。投与2日目には発熱が落ち着き，3日目には尿所見も改善してきたため，退院となり外来フォローとなった。なお，耳介部痛は自然に消褪した。

基礎疾患がある場合の対応ということでは教えられることが多かったね。

はい，そうでした。このケースは基礎に統合失調症が存在したわけですけれど，現病歴を聴取する時に何か違和感があるように感じたことも事実でした。また，基礎疾患があることでその治療の影響だけでなく，向精神薬の影響も考える必要がありました。

今回は基礎疾患が1種類だけでしたが，実際には数種類の疾患が存在することも多く，必ずしも1対1の対応だけでは済まないことがあります。この症例は診断と治療には直接影響がなかったわけですね。この症例から得られた教訓は以下のようになるね。

- 基礎疾患も配慮が大事であるがあまり拘泥しないこと。例えばこの症例のように統合失調症など。先入観は持たないことが大事。
- 的確な診断へと進むためには症状の整理が大事である。すべてが診断につながるわけではない。
- 男性では尿路の炎症の場として前立腺，精嚢も忘れてはならない。通常の尿検査だけでは把握できないことがある。

Epilogue

診断：急性前立腺炎（膿瘍形成）

- 抗菌薬治療に即応せず，発熱があり，DIP検査では両側の腎も含めて異常が指摘できない。

- CT検査で前立腺腫大が指摘され，本症の診断へとつながる。
- 前立腺炎では，通常の検尿で異常とならない場合があるとの認識が必要である。
- 専門的には，前立腺のマッサージを加えた尿の検査をしないと診断は難しい．段階的に検尿を繰り返すのも一法である。

◆ 参考文献

1) 藤田公生：前立腺炎・前立腺症．亀山正邦，他（総編）：今日の診断指針．第5版，pp1535-1536，医学書院，2004
2) 日本医師会学術企画委員会（監修）：症候から診断へ 3集．排尿障害，pp12-17，日本医師会，2000
3) 山脇成人：悪性症候群の病態生理．神経研究の進歩 42(6)：933-938，1998

（中嶋　均）

Monologue 2　重症感

　私たちは日常的に「重症感」という言葉を使っている（☞ p214）。「血液検査は問題ないけど，患者を診ると重症感があるから入院してもらおう」「画像所見は異常だけど，患者は割と重症感がないから，もう少し経過観察しよう」など。研修医にとっては，重症感という極めて主観的な指標で治療方針を決めていいのかと疑問に思うかもしれない。しかしある程度経験を積むと，重症感は検査の結果にかかわらず重篤な病態の指標であることがわかってくる。

　一定の臨床経験を有する医師の間では，ある患者に重症感があるかないかの判断がよく一致するようである。つまり，私たちは知ってか知らずか，同じものを感じとり「重症」と認識しているのである。では，何をもって「重症」と認識しているのだろうか？

　最もわかりやすいのは，交感神経の亢進症状であろう。生体に大きな侵襲が加わると交感神経系が賦活化される。その結果，ジットリとした冷や汗をかき，四肢が冷たくなり，脈が速くなる。これらは，患者を見て触ってわかる所見であり，注意さえ怠らなければ研修医でも感じとることができる。もう1つ，せん妄などの精神・意識状態の変化も挙げられる。意識レベルの低下や興奮状態のせん妄は言うまでもないが，「何となく注意力散漫な精神状態」にも注意すべきである。身の置き所がないような，ソワソワ落ち着かない様子，視線が定まらない様子，話しかけても返答のタイミングが遅れる，などである。これらは，交感神経亢進の初期症状，もしくは軽度のせん妄かもしれない。その他には，やはり「表情」が大切だ。眉間にシワを寄せ，眼を閉じて，軽く顎をひいてうつむきがちな様子には「重症感」を連想しやすい。

（佐仲雅樹）

CASE 3

56歳女性「2日前からの頭痛と嘔気」

Prologue

患者データ①（病歴）

現病歴：56歳女性。元来頭痛持ちではない。2日前にテレビでサッカー中継を見ている時に，頭痛と嘔気が出現したため，近医を受診した。身体所見に異常なし。頭部CT検査も特に異常なし。上気道炎と診断され，かぜ薬を処方されて帰宅した。薬を服用して自宅で休んでいたが，頭痛が残存したため独歩で来院した。意識は清明であり，失見当識は認めない。

既往歴：50歳頃から高血圧にて近医に通院，内服加療中。

生活歴：家族歴として，父がクモ膜下出血で死亡。

Dialogue 1　主要な鑑別疾患

　頭痛はありふれた症状ですが，生命に危険をきたす症候性頭痛を見逃すと不幸な転帰をとるので注意が必要です。頭痛をきたす疾患を鑑別するために最初に問診するポイントは何だろう？

　まず「どういう状況で頭痛が発生したか？」「痛みの程度，持続時間，性質は？」「随伴症状はあるか？」「何か誘因はあるか？」「家族歴や既往歴は？」などを聞く必要があります。意識は清明で失見当識も認めませんから，さらに詳しく問診してみます。

患者データ②（問診）

- 2日前，テレビのサッカー中継を見ていて自分の応援チームが失点した際に，突然今まで経験したことがないほどの頭痛があった。頭をハンマーで叩かれたような感じだった。
- 最初は「精神的なショックで頭痛が起きたのか？」と思っていたが，嘔

気も出現して心配になり医療機関を受診した。
- しかし，その際の診察と頭部 CT 検査で異常なく，感冒ではないかと言われて帰宅したが，鎮痛薬を服用して 2 日たっても頭痛は消失しなかった。

さあ，どんな頭痛を疑いますか？

「今までに経験のないほどの強い頭痛」で，これが「2 日間持続して完全に消失しない」，また発症時間が何時何分まで特定できるくらいの突発する頭痛（自分の応援チームの失点時）であることから，クモ膜下出血を考えます。また，父親がクモ膜下出血で死亡しているという家族歴もあります。でも，クモ膜下出血で 2 日間も意識障害が現れないような軽症があるのでしょうか？

そうですね。ここでは突発する頭痛で，今までに経験のないような痛みを伴い，嘔気を合併するため，クモ膜下出血を疑います。クモ膜下出血の頭痛は一般的に，多くの場合，悪心と嘔吐を伴い，一過性の意識障害，尿失禁を伴うこともあります。重症度については，約 10% は心肺停止で発症し，1/3 は病院に到着する前に心停止をきたすと言われていますが，約 10% は徒歩で受診するほど意識も清明で症状の軽い症例もあります。こういう症例は，初診時にクモ膜下出血を疑わずに感冒や緊張型頭痛と診断してしまいがちなので，注意が必要です。鑑別診断には何がありますか？　診断を確実にする身体所見も挙げて下さい。それからどんな検査を施行しましょうか？

鑑別診断としては，急激に発症した強い頭痛から，高血圧性脳症，脳出血，髄膜炎，脳炎，後頭神経痛，緑内障などがあるかと思います。そこで身体所見としては，発熱，バイタルサイン，神経学的脱落症状の有無を確認します。また検査は近医で 2 日前に行っていますが，やはり頭部 CT 検査が必要だと思います。

Dialogue 2 診察と頭部 CT

患者データ③（身体所見と検査所見 1）

バイタルサイン：意識レベル JCS-0，GCS（E4, V5, M6），血圧 156/82 mmHg，脈拍 95/min，体温 36.4℃

身体所見：HEENT（head, eyes, ears, nose, throat），胸部，腹部は正常。四肢に明らかな麻痺を認めない。失語も認めない。構語障害なし。小脳症状なし。項部硬直なし。ケルニッヒ徴候なし。大後頭神経部圧痛なし。眼痛なし。瞳孔左右：2 mm，2 mm。対光反射迅速。

画像所見：胸部単純 X 線写真異常なし。心電図異常なし。頭部 CT 画像（図 1）。

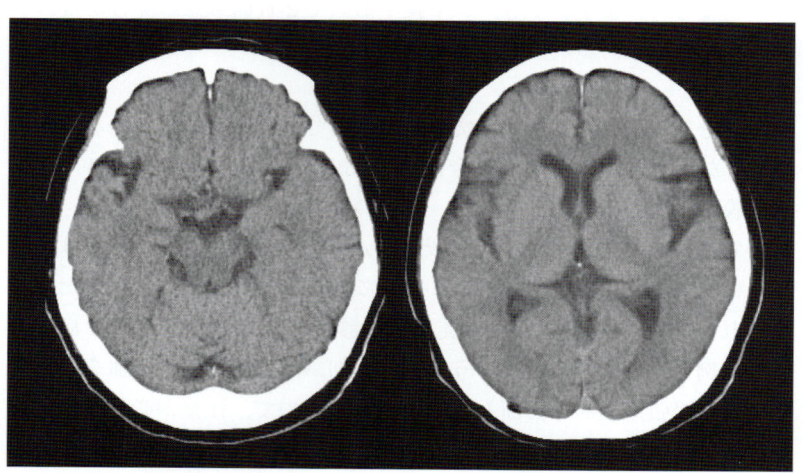

図 1 頭部 CT 画像

これらの所見から何を考えますか？

血圧がそれほど高くない，発熱がない，局在徴候（focal sign）などの神経学的脱落症状がないため，身体所見からは高血圧性脳症，脳出血，髄膜炎，脳炎は否定的です。また大後頭神経の圧痛がない，眼症状がないことから，後頭神経痛，緑内障も否定的です。でも，髄膜刺激症状としての項部硬直がないことから，クモ膜下出血の症状と矛盾するような気がするのですが……。また，図 1 の CT 画像でもク

モ膜下腔に出血を示す高吸収域がないのですが……。

頭部CTでは明らかな高吸収域はありませんが，よく見て下さい。外側溝（シルビウス溝）に左右差があります。右の外側溝が狭小化しています。右側のクモ膜下出血を疑わなければなりません。確かにクモ膜下出血の時に髄膜刺激症状が出現するので項部硬直を確認します。しかし，項部硬直がないからといってクモ膜下出血は否定できません。一般に項部硬直などの髄膜刺激症状は発症後6時間から出現すると言われており，また少量のクモ膜下出血では出現しないこともあります。それに少量のクモ膜下出血であれば頭部CT画像に高吸収域として出血を認めないこともあります。それでは，より診断を確実にするためには次に何をしますか？

Dialogue 3 初期対応

やはり少量の出血を確認するためには，腰椎穿刺で髄液を採取して血性髄液を確認して診断をつけたいと思います。そうすれば髄膜炎，脳炎の鑑別も確実になると思いますが……。

腰椎穿刺で血性髄液の有無を確認するのは重要ですが，「日本脳卒中ガイドライン2009」では「特に発症直後には侵襲的検査や処置は避けるのが望ましく，また再発予防のためには降圧，鎮静，鎮痛を十分行うことが望ましい（グレードB）」と記載されています。この場合は発症直後ではないですが，やはり侵襲的な検査は避けた方がよいと思います。クモ膜下出血では，発症後に予後を悪化させる因子として再出血と遅発性脳血管攣縮が重要です。特に再出血は高い確率で予後を悪化させるので，クモ膜下出血を疑った場合，特に発症早期であればあるほどこれに気をつけなければなりません。ではどうしましょうか？

はい，まず血圧が高いので降圧薬を投与する必要がありそうです。でもそれから侵襲的な検査ではない，MRIやMRアンギオグラフィー（MRA）を行ってクモ膜下出血や脳動脈瘤の有無を確認するのがよいと思います。まずどれくらい降圧すればよいのでしょうか？

クモ膜下出血の場合，収縮期血圧は120～140 mmHgくらいにコントロールして下さい。降圧薬としてはニカルジピン（ペルジピン®）やジルチアゼム（ヘルベッサー®）を用いて下さい。さらに急性期であればミダゾラム（ドルミカム®），プロポフォール（ディプリバン®）の持続投与などで鎮静し，鎮痛薬としてはフェンタニルやペンタゾシン（ペンタジン®）などを使用します。

Dialogue 4 診断アプローチ

患者データ④（検査所見2）

MRIのT₁，T₂強調画像：明らかな異常所見は認めなかった。
MRA：右中大脳動脈分岐部に脳動脈瘤を認めた（図2）。

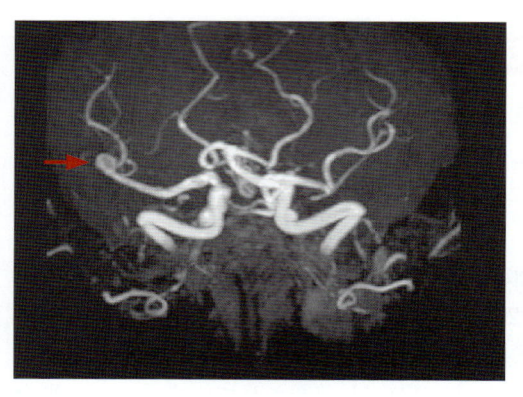

図2　MRアンギオグラフィー（MRA）
右中大動脈分岐部に脳動脈瘤を認める。

やはり，脳動脈瘤がありました。これを治療するために，すぐに脳神経外科医に連絡をして手術をしてもらう必要があります。今回はMRAが施行できたからよかったのですが，MRIのない施設や夜間にMRIが施行できない施設などの場合にはどうすればよいのでしょうか？

この症例（ここでは FLAIR 画像は施行していません）のように頭部 CT 画像においてクモ膜下出血がはっきりしない場合でも，病歴から，クモ膜下出血を疑う場合には MRI および MRA を施行する必要があります．しかし T_1，T_2 強調画像では出血の診断が困難です．FLAIR 画像で高信号を認める場合にはクモ膜下出血の可能性があり，特に亜急性期以降は MRI（FLAIR）の方が診断能が高いことが知られています（図3）．クモ膜下出血を疑った場合の MRI のオーダー時には必ず FLAIR 画像をオーダーしましょう．また MRA では直接動脈瘤の有無を確認できるのでオーダーして下さい．

　MRI や MRA で所見がない場合，施行できない施設や時間帯では，造影剤を用いた脳血管 CT を行い脳動脈瘤の検索を行いますが，それもできない時には十分な降圧，鎮静，鎮痛を行ってから腰椎穿刺を行う必要があります．MRI や 3D-CT アンギオグラフィーの設備がなく脳神経外科医がいない施設では，無理して腰椎穿刺をせずに設備の整った脳神経外科医がいる施設に躊躇なく搬送することが重要です．結果的にオーバートリアージ（軽症だったのに重症と見なしていた）であっても非難されるものではありません．この際には，移送中の再出血の予防や再出血への対応のため，血圧管理，鎮痛鎮静を行う医師の同乗が必須です．

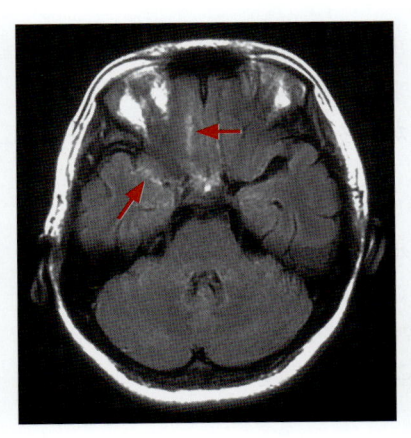

図3　FLAIR 画像でのクモ膜下出血（別症例）
CT 検査で出血を認めなくても矢印のような high signal で出血を確認できる．

Dialogue 5 治療経過

患者データ⑤（治療経過）

- 同日，緊急脳血管撮影を施行したが脳血管攣縮はなく，右中大脳動脈瘤確認後（図4），無事緊急クリッピング術を施行した。経過は良好で25日後に退院した。

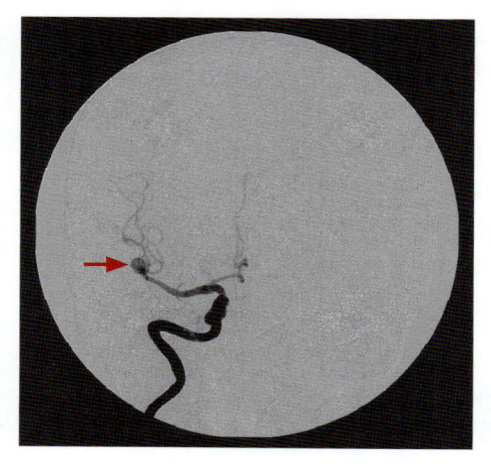

図4 脳血管撮影
右中大脳動脈に動脈瘤を認め，クリッピングを行った。

🧑‍🦰 この患者は，やはりクモ膜下出血を起こしていたんですね。脳血管障害でもこのように歩いて来る比較的軽症な患者では，頭痛の原因をつい見逃してしまいそうですが，クモ膜下出血である可能性もあるので怖いですね。

👨 クモ膜下出血は大出血の前に小出血を生じ，これが比較的軽い頭痛を起こすことがあります。これは minor leak と呼ばれていて，20～60％で出現すると言われています。自験でもクモ膜下出血の21.9％に minor leak を有しており，特にこれらの症例の6割は1回ないし2回医療機関を受診している。ハント・コスニック分類（表1）は破裂脳動脈瘤症例の臨床的重症度分類なんだけど，これがⅠあるいはⅡであることを考えると，初回受診時の診断の重要性が理解できるね。

表1 ハント・コスニック分類

Grade 0	未破裂の動脈瘤
Grade Ⅰ	無症状か，最小限の頭痛および軽度の項部硬直をみる
Grade Ⅰa	急性の髄膜あるいは脳症状をみないが，固定した神経学的失調のあるもの
Grade Ⅱ	中等度から強度の頭痛，項部硬直をみるが，脳神経麻痺以外の神経学的失調はみられない
Grade Ⅲ	傾眠状態，錯乱状態，または軽度の巣症状を示すもの
Grade Ⅳ	昏迷状態で，中等度から重篤な片麻痺があり，早期除脳硬直および自律神経障害を伴うこともある
Grade Ⅴ	深昏睡状態で除脳硬直を示し，瀕死の様相を示すもの

〔Hunt WE, Kosnik EJ：Timing and perioperative care in intracranial aneurysm surgery. Clin Neurosurg 21：79-89, 1974〕

Epilogue

診断：クモ膜下出血

- クモ膜下出血にも頭痛が比較的軽症の場合があり，これを見逃すと不幸な結果を招く。
- クモ膜下出血の頭痛は特徴的な頭痛なので問診が重要であり，突発する激しい頭痛と嘔吐，一過性の意識障害がある時には可能性が高い。
- 頭部CT画像で所見がなくても否定せずにMRI，MRAや脳血管CT検査を行う必要がある。特に，突発，最悪，増悪のどれかを満たす頭痛ではできればCTをとり，MRIでは必ずFLAIR画像をオーダーする。

◆ 参考文献

1) 本多満，他：破裂脳動脈瘤症例におけるminor leakageの検討．日救急医会誌 5：673-680, 1994
2) 篠原幸人，他(編)：脳卒中治療ガイドライン2009．協和企画，2009
3) 北原孝雄：くも膜下出血の取り扱い．「ISLSコースガイドブック」編集委員会：ISLSコースガイドブック．pp87-93, へるす出版，2006
4) 杉山健：頭痛．箕輪良行(編)：救急総合診療Basic 20問．pp56-67, 医学書院，2000

(本多　満)

CASE 4

38歳男性「頭痛と微熱」

Prologue

患者データ①（病歴）

現病歴：38歳男性。生来健康な会社員。毎年の会社健診でも特に異常は指摘されていなかった。3週間前に鼻汁と咽頭痛があり、市販の感冒薬を内服した。数日でそれらの症状は軽快したが、その後から頭痛を認めるようになった。激痛ではなく、会社には通常通り出社していた。しかし倦怠感は続き、自宅で体温を測ってみると37℃前後であった。1週間前に近医の内科クリニックを受診。そこでは上気道炎と言われ、セフカペン（フロモックス®）などを処方され内服したが、現時点まで症状の軽快はなかったため心配で来院した。
既往歴：特記すべきことなし。
生活歴：家族歴は特記すべきことなし。機会飲酒、喫煙なし。

Dialogue 1 主要な鑑別疾患

今回は頭痛と微熱の患者です。経過は2〜3週間とやや長めで、このような患者は結構多いですね。頭痛といえども今回の症例には緊急性はなさそうですが、どうでしょうか？

そうですね。まず、通常の感冒にしては経過が長すぎると思います。したがって、副鼻腔炎などをまず考えます。「下を向いて頭痛の増悪はないか？」「顔面の痛みはないか？」など、追加の問診をしたいです。

副鼻腔炎の鑑別は必要ですね。また、頭痛の性状についてもう少し問診してみましょう。

患者データ②（問診）

- 頭痛は拍動性ではなく全体の鈍痛で日内変動はあまりない。
- 下を向いての頭痛の増悪なし。顔面痛なし。

問診からも，緊張性頭痛や片頭痛の可能性は低そうですね，やはり発熱を伴っており，それに付随した頭痛を考えていかないといけませんね。では身体所見に移りましょう。

Dialogue 2 特徴的な身体所見

患者データ③（身体所見）

- 身長 175 cm，体重 75 kg

バイタルサイン：血圧 124/74 mmHg，脈拍 78 回/min・整，体温 37.2℃

身体所見：意識清明，苦悶様表情なし，項部硬直なし，咽頭発赤あり，扁桃腫大なし，白苔付着なし，後頸部リンパ節を触知（左右径 10 mm を 2 個ずつ），弾性軟で圧痛なし，甲状腺は触知せず，心音純，心雑音なし，呼吸音清，左右差なし，ラ音なし，腹部は平坦で軟，肝脾は触知せず，圧痛なし，下肢浮腫なし。

どうですか？ 他に見ておくことはありますか？

髄膜炎の否定のためにケルニッヒ徴候を見る必要があります。

他に髄膜炎の特徴的な診察所見はありますか？ ケルニッヒ徴候も必要ですが，neck flexion test や jolt accentuation が必要です。特に jolt accentuation は感度が大変高く，これが陰性ならば髄膜炎の除外に大変役立ちます。どんなものか知っていますか？

聞いたことはありますが……。

座位で患者の首を左右に 1 秒間に 2～3 回振って，それで頭痛が悪化すれば陽性です。簡単なのでぜひ頭痛や発熱で髄膜炎を疑う患者には行って下さい（☞ Case 1，p5）。他にこの患者で主要な所見は

ありますか？

🧑 表在リンパ節の腫脹です。

👨 そうですね．ここで頸部リンパ節について勉強しましょう．まず，系統立てて考えると，どうなりますか？

🧑 悪性疾患があるかないかです．リンパ腫も含めて悪性疾患を除外する必要があります．

👨 しかしこの患者ではあまり悪性疾患の可能性は高くなさそうですね．微熱を呈しており，まず感染症を疑いましょう．どうでしょうか，咽頭の発赤と合わせてどのように考えますか？

🧑 後頸部リンパ節の腫脹ですから，咽頭とは関係ないと思います．

👨 扁桃腺や咽頭の感染では一般的に前頸部リンパ節の腫大を認めます．したがって，この場合は全身的なウイルス感染症を考える必要があります．感染症になりやすい基礎疾患にはどのようなものがあるか知っていますか？

🧑 糖尿病や肝硬変，HIV 感染症，悪性疾患などです．

👨 そうですね，それから基礎疾患以外の要因として，ステロイドや免疫抑制剤などの内服も忘れないように．また，職業や生活様式も聞いて下さい．定住する住居がなく，寝泊まりの場としてインターネットカフェを利用する患者では結核が心配です．この患者は会社員ですから問題ないようですね．リンパ節腫脹の原因を列記します(表1)．これらのことを総合して現時点で診断して下さい．やや長期にわたるウイルス疾患で，症状は激しくなく軽い頭痛と微熱をきたす疾患は何ですか？

表1 リンパ節腫脹の原因

悪性腫瘍	リンパ腫や白血病，消化管・乳房・肺・前立腺・腎などの癌。Hypersensitivity syndrome。
感染症	ウイルス性感染症。細菌感染症との鑑別はその部位の所属リンパ節かどうかで判断する。結核やHIVも鑑別。
膠原病	RAやSLEなど。

亜急性の経過をたどるウイルス疾患の可能性が高いと思います。例えばEBウイルス（EBV），サイトメガロウイルス（CMV）などでしょうか？

そうですね，年齢から考えるとCMV感染症の可能性が高いですね。あとは血清学的診断にて確定しますが，この時点で初診時の血液検査の所見を見てみましょう。

Dialogue 3 特徴的な検査所見

患者データ④（検査所見1）

- WBC 6,300/μL
  - Bas 0.3%
  - Eos 0.1%
  - Ly 37.5%
  - Aty-Ly 10%
  - Mon 7.0%
  - Neut 55.1%
- RBC 492×10⁴/μL
- Hb 16.3 g/dL
- Ht 46.4%
- CRP 7.7 mg/dL
- Na 135 mEq/L
- K 3.8 mEq/L
- Cl 101 mEq/L
- UN 16 mg/dL
- Cr 1.16 mg/dL
- AST 48 IU/L
- ALT 46 IU/L
- LDH 716 IU/L
- CK 115 IU/L
- T-Cho 260 mg/dL
- BS 123 mg/dL
- Alb 57%
- α_1-Gl 3.6%
- α_2-Gl 13.3%
- β-G 9.9%
- γ-G 16.2%

LDHの上昇が認められますね。末梢血の血液像はリンパ球優位ではありませんが，このLDHの上昇はウイルス感染症を疑う1つのポイントです。では，数日後にわかったウイルス抗体価を見てみましょう。

Dialogue 4 診断と治療経過

患者データ⑤（検査所見2）

- EB 抗 VCA IgG (FA) 160
- EB 抗 VCA IgM (FA) < 10
- EB 抗 EBNA (FA) 20
- サイトメガロ IgG (EIA) 11.2
- サイトメガロ IgM (EIA) 1.06

患者データ⑥（治療経過1）

- 担当医は CMV などのウイルス感染症の疑いで，患者を入院させて経過を見ていた。入院後上記のデータから CMV 感染症と確定診断した。

抗体価から CMV 感染症と診断されました。CMV はヘルペスウイルス科に属する DNA ウイルスで，日和見感染症のウイルスとして有名です。日本では通常 CMV は周産期産道感染が多く，乳児の約半数は初感染を受けるとされています。その後は唾液，尿などへの接触，飛沫による水平感染，性的感染などにより，10 代では約 70％，20 代では約 80％，30 代では約 90％の抗体保有率があるとされています。また，健康成人が初感染を受けることは比較的少なく，感染した場合も多くは不顕性に経過し発症はまれです。しかし，日本においては近年急速な生活環境の改善により乳幼児期の水平感染が減少し，成人の抗体保有率の低下が報告されています。CMV 感染症は，近年成人の初感染が増加傾向にあり，不明熱および肝機能障害の鑑別診断として重要な疾患と考えられています。したがって，一度はその臨床的特徴を理解することがプライマリケアを行う医師にとって大事です。

なるほど。一度診ておくと忘れませんね。症状はどうですか？

CMV は種々の臓器・組織に感染します。感染の臨床像は宿主の感染防御能を反映して多様です。簡単にいえば，「いろいろな臓器の症状が出る時はウイルス感染症を疑いましょう」ということです。健康成人に発症した場合も全身疾患であり多彩な臨床像を呈します。発熱および肝機能障害はほとんどの症例で認められます。

🙋 わかりました。多彩な臨床像を示す場合はウイルス疾患の可能性大ということですね。EBV もその中の 1 つですね。

👨‍⚕️ そうです。熱が続くなど一般の「かぜ」では説明できないような症状の時，これら EBV や CMV を考えましょう。日本の過去の EBV 感染症と CMV 感染症の比較報告によると，EBV 感染症では 20 代のより若年者に多く，咽頭痛，頸部リンパ節腫脹の出現が特徴的です。特に扁桃腺の白苔付着はよく知られています。ところで白苔付着をする疾患は EBV 以外に何がありますか？

🙋 溶連菌感染症とアデノウイルス感染症です。

👨‍⚕️ そうですね。では溶連菌感染症の Centor criteria を説明して下さい。

🙋 扁桃腺の炎症，38℃以上の発熱，前頸部リンパ節腫脹，咳がないの 4 点です。

👨‍⚕️ よくできました。細菌性は局所の病変です。したがって気管支には病変がないので咳は出ません。ウイルス疾患ではよく咳が出ます。

🙋 すると，若年者の咽頭に白苔を見た時には常に EBV 感染症を考えるということですね。

👨‍⚕️ そうです。また，発熱期間は CMV 感染症において長い傾向があるとの報告もあります。今回の症例のように，37℃以上の有熱期間が 3 週間以上続く場合は CMV 感染症があると考えていいでしょう。有熱期間が長いことが CMV 感染症の臨床的特徴と言えます。ある報告によれば CMV 感染症の平均発熱期間は 21 日間とされています。また，CMV 感染症には CMV 胃腸症が時に認められ，その症状は，腹痛，心窩部痛，下痢，血便などが多く，胃前庭部の潰瘍性病変などが報告されています。多彩な臨床像ですね。

👩 では血液検査の解釈はどうですか？

👨 生化学検査では過去の報告においても，黄疸をきたすことは少なく，トランスアミナーゼの上昇も他のウイルス肝炎と比べると軽度上昇にてとどまることが多いです。今回の症例も AST，ALT，LDH の上昇は過去の報告例とほぼ一致します。先ほども述べましたが，LDH の上昇はウイルス疾患に多いです。この症例も LDH が上がっています。しかし，血液検査上 CMV 感染症と EBV 感染症との間に有意差は認められません。唯一異型リンパ球数は EBV 感染症に多い傾向がありますが，報告によりまちまちです。私の印象では EBV の方が異型リンパ球の増加が多いように思います。しかし，この異型リンパ球数に関しては今後の症例数の蓄積が必要とされるものの，一般の血液検査結果より CMV 感染症と EBV 感染症を鑑別することは困難です。今回は 10％ですが，CMV ですね。

👩 他に検査で気をつけることはありますか？

👨 脾腫に関しては診察所見の触診や打診は感度が低いため，腹部超音波検査を行うことが臨床上重要です。脾腫の程度は EBV 感染症の方が大きいです。一般的に CMV 感染症と EBV 感染症の間に臨床症状にて脾腫に有意差はないと報告されていますが，EBV 感染症の合併症に脾臓破裂も報告されているし，また EBV 肝炎における脾腫は CMV 肝炎に比べ大きいとの報告もあります。

患者データ⑦（治療経過 2）
- 抗ウイルス薬は使用せず，安静にて軽快し，7 日後退院した。

👩 今回，約 3 週間と比較的長期にわたる発熱を示す患者では CMV 感染症を考えることを勉強しました。

Epilogue

診断：サイトメガロウイルス感染症

- 長期の頭痛と微熱は，サイトメガロウイルス（CMV）感染症も考える。
- 扁桃に白苔付着がある場合は，EBウイルス（EBV）感染症や溶連菌感染症を疑う。
- 多彩な症状を呈する場合は，ウイルス感染症の可能性が高い。

◆ 参考文献

1) Nakanishi K, et al：Clinical Comparison of Cytomegalovirus Infection and Epstein-Barr Virus Infection in Previous Healthy Adults. J Med Soc Toho Univ 53(2)：91-97，2006
2) 武田直人，他：健康成人に発症したサイトメガロウイルス肝炎とEBウイルス肝炎の比較．感染症誌 74：828-833，2000

（中西員茂）

Monologue 3　便潜血検査

　わが国の疾病体系が欧米化するにつれて，大腸疾患，特に大腸癌に代表される大腸悪性新生物の頻度も欧米並みに増え続けている。1992年4月に大腸癌集団検診が老人保健法（現：高齢者の医療の確保に関する法律）に導入されたが，大腸の解剖学的特殊性を鑑み，採用されたのが便潜血反応である。大腸はその解剖学的特徴から胃を中心とした上部消化管に比較して，その検査が容易でなかった。ちょうど，免疫学的便潜血反応がそれまでの化学的反応にとって代わり，一般診療に応用され始めていたため，大腸癌のスクリーニング法として多用されるようになった。しかし，15年以上も経過した現時点でもその意図するところが必ずしも正確に理解されていないようなので，ここで確認しておきたい。

　この検査の目的は，下部消化管（ほぼ大腸と考えて差し支えない）に出血があるかどうかの確認である。したがって，肉眼的に出血が確認される場合には検査する意義はまったくない。赤い血液の混入が確認される「血便」の患者に便潜血をオーダーしているのを見かけることがあるが，これは適切ではない。繰り返しになるが，この検査の意味するところは，自覚的にはまったく健康で症状は何もないが大腸のどこかに病気がないかをふるい分けすることである。眼には定かではないが出血するような傷あるいは病変を見いだすことを想定してセットアップされている検査である。顕出血を意味する血便の排泄はもう潜血検査で確認する必要はない。

（中嶋　均）

CASE 5

65歳男性「持続する発熱と右肩の痛み」

Prologue

患者データ①（病歴）

現病歴：65歳男性。1週間前から発熱（37〜38℃）が出現し，同時に右肩の痛みも伴っていたので近くの整形外科医を受診。肩関節の疾患を疑われ診察を受けた。しかし整形外科的には特に問題なく，精査を希望して来院した。気道感染症を示唆するような咳嗽，喀痰，咽頭痛，鼻汁などの症状はなかった。また頻尿，残尿感などの尿路感染症を思わせる症状もなかった。

既往歴：特記すべきことなし。

システム・レビュー：循環器系，呼吸器系，腎尿路系は，特に異常なし。

Dialogue 1　主要な鑑別疾患

　病歴をまとめると，これまで特に病気をしたことがない65歳男性が突然右肩の痛みを感じ，近医の整形外科医院を受診したが，異常を指摘されなかったため，さらなる精査を希望して来院ということですね。それでは，まずこの右肩の痛みをどう考えたらいいですか？

　痛みを根本的に考えてみる必要があるんじゃないでしょうか……。実際に悪くないところに痛みを感じるといえば，関連痛があります。

　それは非常にいい指摘だね。診断学ではみんな教わっていると思うけど，痛みについてもう一度復習してみようか。

　3種類あって，内臓痛，体性痛，関連痛ですね。

👨 分類はそれでいいはずだけど，違いを説明できますか？

👩 すみませんが，はっきり区別ができていません。

👨 身体所見をとる上では大事だから復習しておこう。内臓痛の特徴は正中線上において対称性に感じるもので，局所性に乏しく，部位が明確でなく，漠然とした疼痛です。体性痛ですが，腹腔の中でも腸間膜や腹膜などには知覚神経が分布しており，これらが刺激されて起こるものです。関連痛は内臓からの痛みをその場所ではなく，他の部位から起こっているかのように感じる現象のことだね。圧痛点はすべて関連痛と考えていいんだよ。この症例では，右肩の痛みは肩には関係なかったわけだから，3つのうちどれかと言うと，関連痛になる。他は自覚症状としては何もなかったということだね。関連痛としては，急性心筋梗塞の時の初発症状が歯の痛みや左上肢の痛みだったり，また肝胆道疾患で胸骨右縁第1〜5肋骨軟骨付着部の圧痛点(納の圧痛点)に痛みが出現することはよく知られている事実なんだよ。

Dialogue 2 特徴的な身体所見

患者データ②（問診）

- 患者は右肩の痛みのため整形外科医を訪れたが，大事な症状を言いそびれていた。痛みがあったのであまり気にかけていなかったが，痛みと同時に37〜38℃の発熱が出現していた。
- ただ，痛いはずの右肩には熱感はなく，さほど気になるほどでなかった。呼吸器症状はなかったが，感冒による発熱ぐらいにしか思っていなかった。
- 右肩の痛みを一番感じるのは食事の後で，特に油っぽい食事の後に多いような気がしていた。

👩 主訴の痛みの右肩は問題なしということで，食後の痛み増強というのがポイントですか？

🧑‍⚕️ その辺から考えていくと，どのような検査が必要になってくるかな？

患者データ③（身体所見）

- 身長 168 cm，体重 72.4 kg

バイタルサイン：体温 37.5℃，血圧 132/70 mmHg，脈拍 80 回/min・整，呼吸数 18 回/min

身体所見：頭部は異常なし。眼瞼結膜・貧血なし，眼球結膜・黄染なし。咽頭発赤あり，扁桃腫大Ⅰ度，白苔の付着なし，舌苔・白色調。頸部のリンパ節触知せず，甲状腺は正常。腋窩のリンパ節触知せず。心音整で雑音なし，呼吸音清でラ音なし。腹部は平坦で軟，腸蠕動音正常，右季肋部に軽度圧痛，反跳痛なし，筋性防御なし，肝脾触知せず，腫瘤触知せず。鼠径は右側に圧痛を伴わない米粒大リンパ節3個触知する。四肢は末梢冷感あり，肩関節・肘関節異常なし。

Dialogue 3　特徴的な検査所見

👩‍⚕️ どうも食事に関係した痛みで，理学的には右季肋部に軽い圧痛があるということなので，消化器に関連した疾患を考えて検査を進めたいと思います。まず上部消化管内視鏡検査，腹部超音波などの画像検査を進め，あとは一般的な採血や尿検査が必要です。

患者データ④（検査所見）

血液検査	・CRP 3.2 mg/dL ・T-P 7.4 mg/dL ・Alb 4.1 mg/dL ・AST 40 IU/L ・ALT 32 IU/L ・LDH 261 IU/L ・ALP 221 IU/L ・γ-GTP 40 IU/L	・T-Bil 0.5 mg/dL ・UN 15 mg/dL ・Cr 0.78 mg/dL ・CK 80 IU/L ・Amy 274 IU/L ・Na 145 mEq/L ・K 4.1 mEq/L ・Cl 105 mEq/L	・BS 96 mg/dL ・WBC 9,200/μL ・RBC 453 × 10^4/μL ・Hb 13.5 g/dL ・Ht 38.9% ・MCV 30.1 fL ・Plt 14.7 × 10^4/μL ・ESR 30 mm/hr
尿検査	・蛋白（−） ・糖（−）	・潜血（−） ・ウロビリノーゲン（±）	・WBC（−） ・RBC（−）

Dialogue 4 診断アプローチ

患者データ⑤（治療経過）

- 腹部超音波検査（図1）が終了した時点で胆石胆嚢炎の可能性が高まり，腹部CTでも確認された。
- 緊急性がないことがわかったので，炎症が治まるまで内科的に保存治療が施行され症状は軽減した。この後，MRCP（MR胆管膵管造影）で総胆管の結石が否定されたため，待機的な腹腔鏡下胆嚢摘出術を行い，患者は軽快し退院となった。

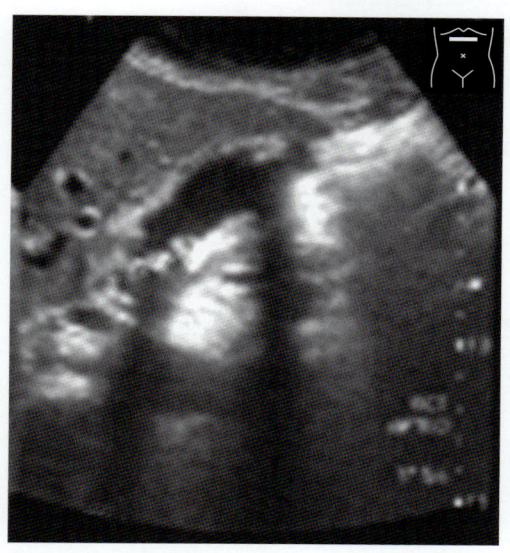

図1 腹部超音波像

🙍 しかし，胆嚢の疾患というと解剖学的な位置関係から右季肋部を中心とした上腹部症状があるものだと思っていました。胆嚢炎の診療所見として有名なマーフィー徴候はなかったのでしょうか？

👨‍⚕️ マーフィー徴候の特異度はどのくらいかわかりますか？ 感度は50～60％ですが，特異度はかなり高く，80～90％と言われています。したがって，これがあれば約9割の確率で胆嚢炎と診断できるのですが……。今回はこれが正しくできていたか疑問です。問診で油っぽい

食事の後に右肩痛が誘発されたことが確認されたため，身体診察では胆嚢炎を診断するために，このサインが非常に重要だったはずです。診断がつかない場合は素直に基本に立ち返って考えてみる必要があるということをこの症例は教えてくれましたね。整形外科を受診して異常がなかったというところがターニングポイントだったわけで，痛みの鑑別診断の基本を再確認しました。

Epilogue

診断：胆石胆嚢炎

- 発熱があり，炎症反応も上昇していた。腹部超音波検査で壁の肥厚した胆嚢とその内部に結石を指摘された。他臓器には原因となる異常が指摘されなかったため，胆石を伴う胆嚢炎で矛盾のない診断であるが，この症例で注意したいのは初発症状が腹痛でなかった点である。

◆ 参考文献

1) 日本医師会学術企画委員会：腹痛．症候から診断へ 第2集——消化器，内分泌・代謝，血液・造血器・免疫．pp22-23，日本医師会，1999
2) 飯田三雄：腹部の訴え．高久史麿（監）：診察診断学．pp307-310，医学書院，1998
3) 近藤台五郎，他：ベッドサイドの腹部の診かた．pp51-76，南山堂，1975

（中嶋　均）

Monologue 4　頸部食道異所性胃粘膜

　食道は胎児が130 mmの大きさになるまでは円柱上皮で占められ，その後扁平上皮にとって代わる。頸部食道異所性胃粘膜は，何らかの原因でこの発生段階の異常が生じたためと考えられている。逆流性食道炎に伴う下部食道の円柱上皮島とは異なり，先天的なものとされ，欧米での剖検による報告では70％の症例に発見されたという報告もあり，実際の頻度はさらに多いものと思われる。通常の内視鏡検査では盲点となりやすい頸部食道であるが，内視鏡施行医がその病変の存在を認識し，注意深く観察することにより発見率は向上するものと思われる。

（瓜田純久）

CASE 6

40歳男性「腰痛」

Prologue

患者データ①（病歴）

現病歴：40歳男性。元来健康であった。当日17時頃，仕事中に腰痛が出現した。痛みの部位は腰部中心からやや左側であった。性状は鈍痛であったが，18時頃からは下腹部にも違和感を自覚し始めたので救急車を要請し19時来院した。
既往歴：半年前にも腰痛あり，近医整形外科で内服加療した。
生活歴：家族歴は特になし。喫煙あり，飲酒なし。

Dialogue 1 主要な鑑別疾患

🧑 健診を受けていたかは不明ですが，元来健康で今までに高血圧や糖尿病などを指摘されたことのない40歳の男性です。今回は腰痛が突然起こっています。腰部の鈍痛ですが，時間経過とともに下腹部にも鈍痛は拡大したとのことです。半年前にも同様の痛みを経験しています。これまでの問診で何を考えますか？　また，加えて何を聞きたいですか？

👩 加えて問診したいのは，肉眼的血尿の有無と足のしびれなどでしょうか。この時点では尿管結石，整形外科的な腰椎疾患などを考えます。

🧑 このような患者の診断では痛みのOPQRSTの問診が大事です（☞ Case 14, p122）。腰痛の初期鑑別診断は，1)非特異的腰痛，2)整形外科的疾患からの腰痛，3)内臓疾患からの腰痛，の3つに分類することが重要です。このうち7割は1)であり特に検査は不要と言われています。しかし救急車で来院するような重度の腰痛の場合は，2)と3)

であるリスクが高いことを認識することが大切です。特に，突然発症で冷汗など重症感のある患者は要注意であり，血管イベントを示唆します。これらを踏まえ，もう一度問診を取り直してみましょう。

患者データ②（問診）

- 主訴は腰痛。今まで職場健診を受けたが，高血圧や糖尿病などを指摘されたことはなかった。半年前にも腰痛で近医整形外科を受診したことがある。その時は1ヶ月ほどの内服加療で軽快した。本日17時頃，仕事中に突然腰痛が出現した。痛みは腰部中心からやや左側で鈍痛である。下肢の痺れは認めていない。疼痛後排尿はない。冷汗は伴わないが，経過とともに痛みは増し，18時頃からは下腹部にも違和感を自覚し始めたので救急車を要請し19時に来院した。

突然の腰痛で下腹部にも違和感を伴った症例ですね。突然発症であり，この点からは血管イベントか結石が疑われますね。しかし既往に高血圧や糖尿病などなく血管イベントのリスクは低い症例で，この時点ではまず整形外科的疾患および尿路系疾患を考えるとのことですね。

はい，先ほども述べましたがまずは尿管結石の可能性が高いと思います。

では，身体所見を見てみましょう。

Dialogue 2　特徴的な身体所見

患者データ③（身体所見）

バイタルサイン：血圧158/106 mmHg，脈拍90回/min・整，体温36.8℃，呼吸数16回/min

身体所見：心音純，心雑音なし，呼吸音異常なし。腹部は平坦で軟，両側下腹部に軽度圧痛あり。肋骨脊柱角（CVA）叩打痛左側あり。下肢浮腫なし。

🧑‍⚕️ 腹部の所見は腹膜炎を示唆するような所見はありませんが，肋骨脊椎角(CVA)の叩打痛を左側に認めたようです。これにより初診医は尿路系の疾患を考えたようですね。この叩打痛についてどう考えますか？

👩 CVAの叩打痛では，腎盂腎炎，尿路結石，腎出血などを考えます。

🧑‍⚕️ そうですね，それ自体は間違いではありません。しかし，CVAの叩打痛は叩き方で擬陽性の可能性が高くなります。指先で叩く打診痛(percussion tenderness)の方が腎盂腎炎などの診察では有効です。また，尿路結石の場合は，腸骨前下方へ疼痛が走る特徴的な所見があります。おそらくこの症例では認められていないと思います。

👩 この問診と診察所見から尿路結石を積極的に疑うことはできないということですね。

🧑‍⚕️ そうですね。では続いて検査結果を見てみましょう。

Dialogue 3　特徴的な検査所見

患者データ④（検査所見1）

血液検査	・WBC 9,600/μL ・RBC 456×10⁴/μL ・Hb 14.7 g/dL ・Ht 43.7% ・CRP 1.2 mg/dL ・Na 138 mEq/L	・K 3.9 mEq/L ・Cl 96 mEq/L ・UN 21 mg/dL ・Cr 0.92 mg/dL ・AST 41 IU/L ・ALT 52 IU/L	・LDH 198 IU/L ・CK 87 IU/L ・LDL-C 165 mg/dL ・BS 154 mg/dL
尿検査	・糖(−)	・蛋白(−)	・潜血(±)

🧑‍⚕️ WBCは軽度上昇していますが，尿潜血は±です。再検でも±でした。尿沈渣は行っていません。問診，診察所見，血液尿検査のいずれからも尿路結石と診断する根拠に乏しいです。

患者データ⑤（検査所見2）

- 初診担当医は尿路結石と診断し，救急外来で坐薬を使用したが軽快せず，この時点で診断に迷い腹部造影CTを施行した（図1）。

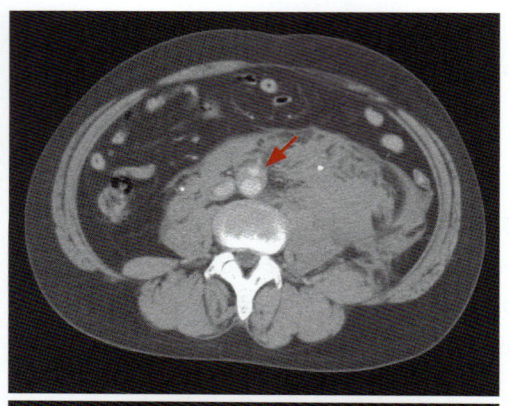

矢印は偽腔を指す。

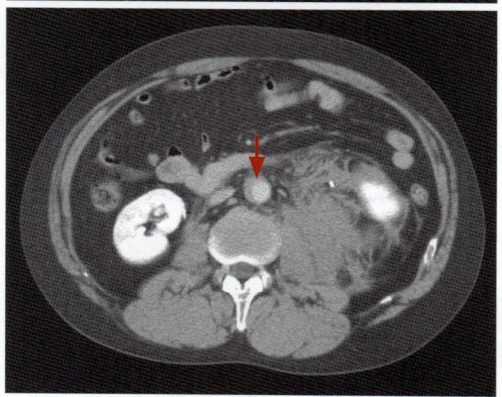

矢印は intimal flap を指す。

図1　腹部造影CT画像

Dialogue 4　診断アプローチ

　造影CTでは，大動脈内に intimal flap を認めました。大動脈の外側は三日月状で軽度造影効果を有しています。腎臓周囲の後腹膜は不規則に造影される毛羽立ちを認め，真腔，偽腔を有する大動脈解離と後腹膜の血腫と考えられます。以上から腹部大動脈瘤（AAA）破裂および動脈解離と診断されました。腰痛を主訴に来た患者で動脈瘤破裂の症例でした。この症例で腰痛の勉強をしましょう。

私もこの初診担当医のように突然の腰痛患者の場合，どうしてもまず尿路結石を疑ってしまいます。

　この症例の問題点は，尿路結石を確認していないのにその診断をしたところです。また，尿潜血が±なのに結石の診断を下したのは問題です。この症例ではあくまでもこの時点で原因不明として精査を続けるべきです。この患者の場合，疼痛は鈍痛であり，冷汗も伴っていません，また動脈解離に特徴的な背部を移動する疼痛でもありません。したがって，問診時に積極的に動脈解離を疑う状況ではなかったかもしれません。しかし，血圧が高いことから鑑別の１つに動脈解離を入れる必要があります。また，尿潜血が±から尿路結石は否定的であると考えるべきで，少なくとも腹部超音波にて水腎症の有無を確認する必要があります。尿路結石症の症状は疼痛と血尿です。しかし，容易な診断は禁物です。診断のポイントは，血尿，水腎症，結石の存在です。結石が尿路を完全に閉塞した時は血尿が認められないこともありますが，通常は血尿を認めます。したがって，血尿もなく水腎症も認めない尿路結石はほぼないと考えてよいでしょう。腹部CTは他疾患との鑑別を要する救急診療においては第１選択です。腹部X線写真で結石を証明することは難しく，通常は超音波か腹部CTを行うことが必要です。特に，救急外来では必ずどちらかを行って下さい。

　非常に勉強になりました。

　次は腰痛についてです。まず腰痛の性状からある程度鑑別することが大事です。どうでしょうか？

　脊椎由来の腰痛であれば，だいたい動作や体位と関係すると思います。他方，内臓由来の膵炎，腎盂腎炎，尿管結石，十二指腸潰瘍などは動作とは特に関係ないと思います。

　その鑑別は非常に有効です。ではまず，整形外科的腰痛から説明しましょう。通常見逃してはいけない腰痛は整形外科的には腫瘍性疾患，骨折，化膿性脊椎炎などの炎症性疾患，馬尾神経障害のある椎

間板ヘルニアです。しかし，報告によるとプライマリ医に受診した腰痛の約7割は原因不明です。椎間板ヘルニアと脊椎圧迫骨折が各4％，悪性腫瘍は1％以下です。脊椎の痛みの場合は，多少なりとも脊椎の動きに伴って疼痛が変化することが考えられます。その点が問診のポイントといえます。

なるほど。

次に整形外科的以外の疾患では，尿路結石，動脈解離，動脈瘤破裂，急性膵炎などに主眼を置いて鑑別する必要があります。すなわち心大血管疾患か消化器疾患かその他に鑑別します。まずは心大血管疾患を除外することが必要です。問診上は「裂けるような痛み」「胸と背中の痛み」「痛みの移動」などをチェックすること。また視診では発汗，冷汗を伴っているかが重要です。所見はやはりバイタルサイン，血圧の測定は必須です。また，四肢の脈拍を触診し，脈触知欠損（pulse deficit）がないかどうか確認することも重要です。中年以上の腰痛患者において，これら問診，視診，バイタルサインの1つでも当てはまる場合は大動脈疾患を念頭において検査します。特に本症例のように中年以降で高血圧を認める急性発症の腰痛は動脈疾患を鑑別する必要があります。すなわち，超急性期型腰痛を見逃さないことが当然ながら重要です。表1にERで見逃してはいけない腰背部痛をきたす疾患を列挙しました。

表1　ERで見逃してはいけない腰背部痛をきたす疾患

内科領域で重要な腰背部痛	急性心筋梗塞，解離性大動脈瘤，急性膵炎，胆嚢炎・胆石症，胸膜炎，腎梗塞

この症例の腰痛ですが，大動脈解離では教科書的に激烈な胸痛および背部痛とありますが，それとは違うと思います。

そうですね，しかし2割くらいがこの激烈な疼痛を訴えない例があります。その中には症状が軽快してしまう例もあります。今回の症例も動脈解離自体で起こった疼痛よりも，血腫が周囲の神経を圧迫

して下腹部の違和感を生じたと考えられます．診断は苦慮する症例だと思いますが，安易に尿路結石と診断せず精査を続けたことがよかったのだと思います．

ありがとうございました．勉強になりました．

Epilogue

診断：大動脈解離

- 腰痛の鑑別疾患に動脈解離を入れる．
- 腰痛の患者に尿路結石の確認をせずに安易にその診断をしない．
- 尿路結石診断には血尿，水腎症，結石の存在（画像）が必要である．

◆ 文献

1) 辻崇，他：初診外来における初期診療──腰痛．診断と治療 98：282-297, 2010
2) 三谷一裕：プライマリケアにおける内科診療．日内会誌 96(12)：2838-2842, 2007

（中西員茂）

Monologue 5　甘草と附子の効能

　漢方エキス剤に甘草が多く含まれる理由は，他薬による消化機能の損傷保護，他薬の毒性や刺激の緩和などのためである．つまり漢方薬を穏やかに作用させるための配慮といえる（薬性の調和）．その他甘草には，止痛，止咳，精神の安定，解毒，潤す，などの作用がある．体に潤いがある状態だと有害事象が起きやすくなる．

　一方，附子は体を温め活力を高める働きがあり，体が冷えて機能が低下した状態に使用される．暑がりで元気な人には禁忌となる．また附子は甘草とは逆に水分を除く作用があり，甘草を加えることで毒性が軽減する．毒を以て毒を制するわけである．

　中世，附子はブスと発音されていた．ブスという言葉は，毒薬附子を飲んだような醜い顔が語源と言われる．ブスーとしているからではない．とはいえ附子は紫色の美しい花を咲かせることを付け加えておこう．

（板倉英俊，三浦於菟）

CASE 7

22歳女性「腹部手術後の発熱」

Prologue

患者データ①（病歴）

現病歴：22歳女性。急性虫垂炎術後であり4日前に退院した。退院直後は平熱であったが、本日軽度の全身倦怠感が生じ体温38℃になり、予定の外来受診を早めて来院した。下腹部に違和感があったが腹痛はなかった。数日前から下痢をしていた。

既往歴：13日前に急性虫垂炎と限局性腹膜炎の診断のため、当院で虫垂切除術とドレナージ術を行った。病理結果は壊疽性虫垂炎であった。術後経過良好であった。

システム・レビュー：精神神経系、筋骨格系、耳鼻咽喉系、眼科系、皮膚科などにおいて、特に自覚症状なし。

Dialogue 1　主要な鑑別疾患

今回は腹部手術の術後の発熱について考えてみよう。どのような病態が考えられるかな？

この症例の患者は、急性虫垂炎の手術後で4日前に退院したばかりです。もともとが虫垂炎という炎症性疾患です。術中の感染からくる創部膿瘍や腹腔内膿瘍、免疫力低下からくる腸炎や肺炎や尿路感染症などが考えられます。また、女性なので子宮付属器の炎症性疾患も考えられます。

鑑別診断はそれでいいね。単に「発熱」と言うけど、臨床的に意義がある「発熱」は37.5℃以上と言われている。22歳の女性ということから、一般的な基礎疾患のリスクはあまり高くない症例であることがわかるね。

はい。発熱についての病歴聴取のポイントを教えて下さい。

　　発熱を訴える患者をみたら，まず発熱以外にどのような症状があるのかを聴取しよう。随伴症状としての悪寒や戦慄があるのか？これがあると，発熱は敗血症としての症状かもしれないね。寝汗（盗汗）は明け方に解熱が起こるためにみられる現象だね。器質的疾患の存在を示唆する症状とも言われている。その他に体重減少があるかどうかだね。悪性疾患など消耗性疾患で起こる可能性があるね。次に聴取する必要性があるのが，臓器症状だ。その臓器に起因した感染症がある，もしくはその臓器に発熱を起こす原因が進展していることが考えられる。この症例の場合の臓器症状はどうだろう？

　　この症例の場合は「下痢」ですから臓器症状は消化器症状になります。

　　そうだね。その他に問診で聞き取らなければならないことは，既往歴だ。使用中の薬剤があるかどうか，海外渡航歴があるかどうか，動物との接触があるかどうか。例えば感染性心内膜炎の発熱の場合は，抜歯の有無の聴取が重要になる。熱型のことも聴取できるようならした方がいいね。いろいろな熱型があるけど，学生の時に習ったものをいくつか復習してみよう。稽留熱は1日の体温差が1℃以内で38℃以上の高熱が持続する。重症肺炎や粟粒結核などで生じると言われている。弛張熱は1日の体温差が1℃以上で37℃以下には下がらないものを言う。敗血症やウイルス感染症などでみられるね。間欠熱は1日の体温差が1℃以上で37℃以下に下がるものを言う。マラリアなどで生じるね。臨床的意味があるのは間欠熱だけと言う先生もいる。一般的に熱型は入院してからでないとわからないことが多いね。では，追加の問診を見てみよう。

Dialogue 2　特徴的な身体所見

患者データ②（問診）

- 退院してからの食欲は退院直前と同様だった。今回の腹部症状が生じる前に特に生もの，消化の悪いものは摂取していなかった。
- 排便は，手術を受ける前は2〜3日に1回程度であった。退院後，下痢が1日に3回程度，便の性状は軟便であり，水様便ではなかった。下血はなかった。
- 腹部の自発痛はなかった。悪寒・戦慄などはなかった。咳嗽・咽頭痛はなかった。
- 家族の中で同様の症状の訴えはなかった。また腹部の皮膚変化，腰痛，頻尿はなかった。

👩 腹痛は軽度で下痢症状があります。

👨 そんなに頻回の下痢ではなかったようだね。全体として症状そのものは軽微だね。以上のことを踏まえて，先ほど鑑別診断に挙げた疾患についてはどうだろうか？

👩 はい，創部膿瘍なら，手術の創部に発赤などの皮膚所見があります。筋間膿瘍は筋肉の位置で深部の膿瘍のため皮膚症状が出ない場合もありますが，圧痛としてはっきりすると思います。腹腔内膿瘍の場合は，皮膚所見はほとんどなく，腹部症状はあると思います。腸炎では腹部所見と同時に下痢のような消化器症状があります。また，患者がどのような食物を摂取したかももう少し確認したいです。肺炎では発熱の他に呼吸器症状が主になると思います。また女性の場合に多いのが，尿路感染症です。腎盂腎炎などでは，39℃近くの発熱があります。CVAの叩打痛がありますが，この症例を臓器症状を踏まえて考えてみると腸炎が疑わしいです。現病歴にない所見も確認したいのですが……。

👨 鑑別疾患についてはそれでいいね。次に身体所見を見てみよう。

患者データ③（身体所見）

- 身長 155 cm，体重 47 kg
- **バイタルサイン**：血圧 92/54 mmHg，脈拍 84 回/min，呼吸数 12 回/min，体温 37.8℃，SpO$_2$ 99%(room air)
- **身体所見**：意識清明，顔色良好。眼瞼結膜貧血なし，眼球結膜黄疸なし。咽頭・口腔に異常所見認めず。甲状腺腫大なし。心音は純で雑音を認めず，呼吸音清で左右差なし。腹部は軟で下腹部に軽度の膨隆，わずかな圧痛を認めた。反跳痛や筋性防御はなし。腸蠕動音は微弱に聴取した。CVA の叩打痛は認めなかった。

血圧はかなり低めです。しかし脈拍や呼吸数などからはショック状態ではないと思います。脈拍は収縮期の血圧より低いです。ショック指数は問題ありません。

そうだね。若年のやせた女性の場合は血圧が 90 台程度なのはよくあることだよ。発熱がある場合はバイタルサインとの連動が問題になるね。体温が 1℃ 上昇すると脈拍は 10 回/min 増加すると言われている。また，体温 0.55℃ の上昇につき脈拍 10 回/min の増加までは生理的な変化の範囲内と言われている。発熱とともに呼吸数が増加（通常 1 分間に 30 回以上を言い，代謝性アシドーシスに対する代償性頻呼吸のために生じる）したら敗血症を疑い，血圧が低下してきた場合は敗血症性ショックを疑う。例外として比較的徐脈（体温の上昇の割に脈拍の増加が目立たない状態）を呈する疾患もある。この比較的徐脈を呈する疾患として有名なのが腸チフスだね。レジオネラ，サルモネラなども挙げられる。この症例は徐脈ではないけど，覚えていた方がよい知識だね。

身体所見では，発熱以外にははっきりした症状がなさそうです。下痢の便を培養検査に出した方がよいとは思いますが，でも結果がわかるには時間がかかります。炎症の程度の評価として血液検査や尿検査はどうでしょうか？

そうだね。では見てみよう。

Dialogue 3 特徴的な検査所見

再入院時の6日前の血液検査のデータを踏まえて退院を決定したのだろうが，短期間で炎症所見が上昇しているね。「下腹部に違和感」があるということから下腹部に何らかの原因があると考えられるね。下腹部の炎症をきたす原因としてはどのようなことを考えるかな？

患者データ④（検査所見1）

- いずれも腎機能や肝機能に異常所見を認めず。尿検査でも異常所見を認めず。

	再入院時の6日前	再入院時
WBC	5,600/μL	11,700/μL
Hb	11.9 g/dL	10.4 g/dL
Ht	36.6%	31.6%
RBC	$418 \times 10^4/\mu L$	$359 \times 10^4/\mu L$
Plt	$39.4 \times 10^4/\mu L$	$37.3 \times 10^4/\mu L$
CRP	1.0 mg/dL	11.7 mg/dL
T-P	6.7 g/dL	6.7 g/dL
Alb	3.4 g/dL	3.2 g/dL
LDH	136 IU/L	180 IU/L

症状は軽いですが，血液検査での炎症所見は明確です。腸管なども含めた骨盤内臓器の検索が必要と思われます。

そうだね。それでは腹部の画像検査を見てみよう。まず下腹部が軽度膨隆していることから腹部超音波で付属器や腸管の状態なども含めて検討してみよう。

患者データ⑤（検査所見2）

腹部超音波検査：ダグラス窩にφ 57.7 × 46.0 × 42.9 mm の嚢胞様病変を認めた。
- 膿瘍に矛盾しない所見であった。また，回腸末端背側にも嚢胞様病変

が右卵巣を取り囲むように認められ，内容液の対流が確認できた。この部位も膿瘍となっていると考えられた。
- 腸管壁の肥厚と拡張は認められなかった（図1）。

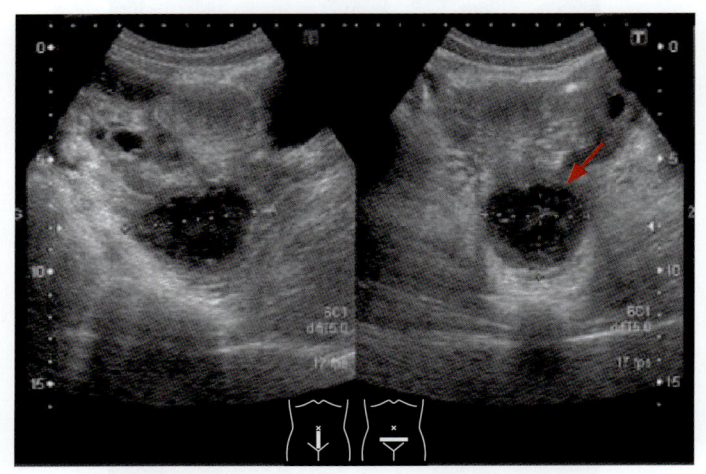

図1　腹部超音波像

🧑‍🦰 ダグラス窩膿瘍ですね。

👨 そうだね。この疾患は超音波で診断できるね。超音波はいろいろな向きからの検査ができてとても便利だけれど，一度に見える範囲が狭い。他の疾患がないかどうかの確認と腹部全体としての状態を把握するために，腹部造影CT検査も見てみよう。

Dialogue 4 診断アプローチ

患者データ⑥（検査所見3）

腹部造影CT検査：左側小腸の軽度拡張（図2）と左側卵巣部位に連続するようなダグラス窩膿瘍（図3）を認めた。

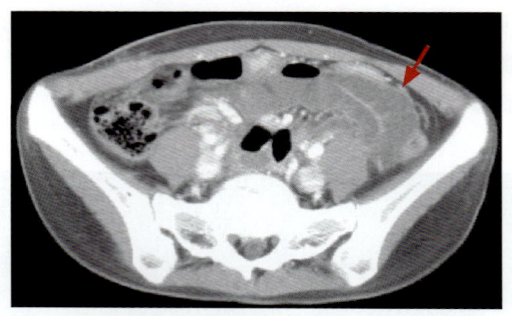

図2 腹部造影CT画像（左側小腸の軽度拡張）

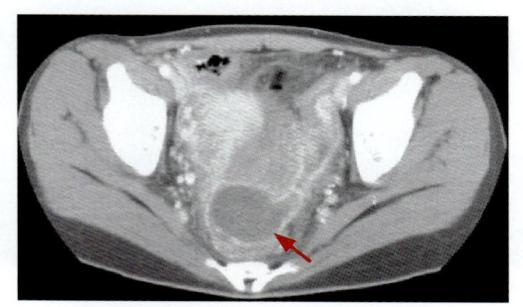

図3 腹部造影CT画像（左側卵巣部位に連続するようなダグラス窩膿瘍）

　骨盤腔に炎症の原因である膿瘍があって，それによって二次的に腸管の麻痺が起こったんですね。消化器症状である下痢が軽微だったのはそのせいなんですね。

　そうだね。実はこの患者の開腹時の所見では，開腹とともに流出するほどの量の膿性腹水があり，虫垂には糞石が2個あった。虫垂そのものは中央で壊死・穿孔していて，根部でも壊死になりかけの状態だったんだ。虫垂の断端は埋没で処理できたけれど，膿の貯留を考慮してダグラス窩に閉鎖式ドレーンを挿入していた。術後排液が減少してから抜去している。手術中から抗菌薬としてセフメタゾール（セフメタゾン®）を使用していた。術中採取した腹水の培養と薬剤感受性検査の結果が，患者が退院してから報告されている。同定菌として，1)*Escherichia coli* 2+，2)*Bacteroides fragilis* group 3+，3)*Klebsiella oxytoca* 2+，4)*Enterococcus avium* 1+が検出された。2)の *Bacteroides fragilis* group は一般的にセフメタゾールの感受性はほとんどない。再入院時の 6 日前の血液検査では WBC と CRP の値としての炎症所見は改善してはいるけれど，CRP は完全に正常化していなかった。培養結果の報告には時間がかかるので，炎症性疾患の手術後にわずかにでも炎症所見が残存している場合は，手術後から使用していた抗菌薬では感受性が低い菌を治療することを念頭において，もう一度抗菌薬を選択する必要性がある。それだけではなく，腹部超音波などの画像診断で，遺残している膿瘍の存在を確認する必要性があるかもしれない。

わかりました。

患者データ⑦（治療経過）

- 担当医はダグラス窩膿瘍穿刺を行った。40 mL 程度の灰緑色の悪臭のある膿が排出された。
- 培養検査では，1)*Escherichia coli* 1＋, 2)*Bacteroides fragilis* group 2＋, 3)*Enterococcus avium* 1＋が検出された。感受性を考慮し抗菌薬はイミペネム・シラスタチン合剤（チエナム®）を選択した。
- 穿刺から 4 日目の腹部造影 CT 画像（図 4）では，ダグラス窩膿瘍はまだ残存していたため，再度ダグラス窩穿刺を行った。CRP 0.3 mg/dL に低下し，症状改善し，入院から 15 日目に退院となった。
- 穿刺から約 1 ヶ月後の腹部造影 CT 画像（図 5）では，膿瘍形成は完全に消失していた。退院後再燃の徴候は認められなかった。

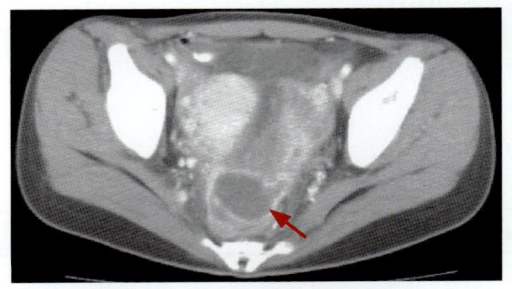

図 4　腹部造影 CT 画像（穿刺後 4 日目）

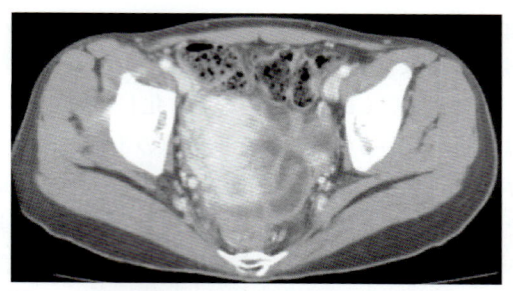

図5　腹部造影CT画像（穿刺後1ヶ月経過時）

このように局所に膿が貯留している場合の治療方法は，抗菌薬を使用するだけではなく，膿瘍腔を穿刺して排膿することが重要だね。

Epilogue

診断：術後ダグラス窩膿瘍（ダグラス窩の遺残膿瘍）

- 炎症性疾患の術後発熱の原因として遺残膿瘍を念頭におく必要性がある。
- 術後の抗菌薬は広域なものから開始する。炎症所見が再燃する場合は術中採取検体培養の感受性検査から抗菌薬を検討する必要性がある（術中の培養検体採取は必要である）。

◆ 参考文献

1）山口惠三，他（編）：New 専門医を目指すケース・メソッド・アプローチ 感染症．日本医事新報社，2009

（本田善子）

Monologue 6　ムンプスワクチン

1歳以上が対象となる任意接種のワクチン。耳下腺炎発症は3％，症候性無菌性髄膜炎発症は1/1,000～1/10,000。精巣炎，卵巣炎，乳腺炎，膵炎，難聴の合併症はほとんどない。　　　　　　　　　　　　　　　　　　（瓜田純久）

第Ⅱ章

（難易度 ★★）

CASE **8**	p56
CASE **9**	p68
CASE **10**	p79
CASE **11**	p90
CASE **12**	p101
CASE **13**	p113
CASE **14**	p121
CASE **15**	p133
CASE **16**	p143

CASE 8

63歳男性「労作時の息苦しさ」

Prologue

患者データ①（病歴）

現病歴：63歳男性。自宅で床掃除をしている時に急に息苦しくなり，動悸も生じた。5分ほどして息苦しさは落ち着くようになったが，その後も100mほどの平地歩行では息苦しさが出現するため来院した。喫煙は40本/日（55歳から禁煙），飲酒は焼酎360mL/日。

既往歴：8年前に肺癌手術（低分化型扁平上皮癌），5年前に肺癌再発し，化学療法施行。治療効果は低く保存的に経過観察中。

Dialogue 1 主要な鑑別疾患

🧑 それでは，労作時呼吸困難をきたす症例について考えてみましょう。

👩 労作時呼吸困難をきたす疾患としては，肺疾患，心疾患を考えます。動悸もあるので心疾患を疑います。

🧑 動悸は，特に心疾患以外でも組織への低酸素状態をきたす疾患であれば呼吸器疾患や貧血状態でも起きるので，一概に心疾患の特異的症状ではありませんね。それでは，ここでは漠然と疾患を列挙するのではなく，診断の手がかりになるキーワードを拾い上げて，考えてみて下さい。

👩 基礎疾患に再発した肺癌があります。それをキーワードとして考えてみると肺癌の増悪に伴う呼吸不全を考えたいと思います。また，喫煙歴からは肺気腫などの慢性閉塞性肺疾患（COPD）なども鑑別に挙がります。

なるほどそうですね。化学療法が奏効していない肺癌がベースにあるので，それが原因の1つとも考えられます。例えば，肺癌そのものによる肺機能低下以外にも二次的なものとしては，肺癌による無気肺，気胸，癌性胸膜炎による胸水貯留，癌性リンパ管症などが呼吸不全の原因になります。また，COPDも労作時呼吸苦を生じます。しかし，本症例は安静時に突然起きた呼吸困難のようなので，肺癌の増悪や慢性呼吸不全のような臨床経過としては少し合致しないようです。「安静時に突然起きる呼吸困難」というのをキーワードにして考えてみましょう。

それ以外に，突然起きる呼吸困難の原因としては，急性心不全，急性肺炎などでしょうか？　しかし，熱もなく，咳，痰なども乏しいことからは肺炎は違うと思いますが……。

それでは，呼吸困難をきたす疾患を原因別に考えてみましょう。その上で突然呼吸苦を生じる疾患が何か考えてみましょう。表1の中で突然呼吸困難をきたす疾患としては，気道閉塞疾患，心不全（肺水腫），急性肺炎，気胸，肺血栓塞栓症，ヒステリーなどに絞り込めます。それでは，追加の問診を見てみよう（☞次頁「患者データ②」）。

表1　呼吸困難をきたす原因疾患

呼吸器疾患	気道系疾患	気道内異物，喉頭浮腫，悪性疾患に伴う閉塞狭窄，気管軟化症，気管支喘息，COPD
	肺実質疾患	肺腫瘍，肺炎（間質性を含む），肺水腫
	胸膜疾患	胸水，気胸
	胸郭疾患	腹水，妊娠，胸郭変形
循環器疾患		急性心不全（心筋梗塞，弁膜症，シャント疾患），肺血栓塞栓症，肺高血圧症，血管炎
全身性疾患		代謝性疾患（肥満，甲状腺疾患），貧血，神経筋疾患（重症筋無力症，ギラン・バレー症候群，筋ジストロフィー）
機能性疾患		ヒステリー，過換気症候群

> **患者データ②（問診）**
> - 咽頭に違和感の自覚はなし。胸痛，起座呼吸の自覚なし。発熱，咳，痰および血痰の自覚なし。
> - 発症の2週間前に近県の温泉旅行に行ったが，その時は，普通列車で3時間ほど座っていた。旅行後に，自覚する身体変化はなし。

👩 追加の問診では，気になる病歴がわかりました。旅行歴を聞いたところ，呼吸苦が出現する約2週間前に長時間座った電車旅行に行っているようです。エコノミークラス症候群と同じですよね。

👨 そうですね。気道閉塞症状もなく，肺炎などの気道感染徴候，ヒステリーなどもないようですね。また，左心不全に特徴的な起座呼吸はないようです。ただし，心不全は完全には否定はできませんね。有力な情報として長時間座っていたという情報が得られました。ここでは肺血栓塞栓症はもっとも疑わしい疾患です。確かに肺血栓塞栓症の成因として，程度の強弱にはいろいろありますが，表2のような成因が挙げられます。

表2　肺血栓塞栓の危険因子の強度

弱い	肥満，エストロゲン治療，下肢静脈瘤
中等度	高齢，長期臥床，座位保持，うっ血性心不全，呼吸不全，悪性疾患，中心静脈カテーテル留置，癌化学療法，重症感染症
強い	静脈塞栓血栓症の既往，先天性血栓性素因，抗リン脂質抗体症候群，下肢麻痺，下肢ギブス

〔肺血栓塞栓症／深部静脈血栓症（静脈血栓塞栓症）予防ガイドライン作成委員会：肺血栓塞栓症／深部静脈血栓症（静脈血栓塞栓症）予防ガイドライン，より引用〕

👩 成因にはいろいろあるんですね。

👨 追加の問診で，肺血栓塞栓症を疑う病歴が聴取できたので，それを踏まえて担当医の身体所見を見てみましょう。

Dialogue 2　特徴的な身体所見

患者データ③（身体所見）

バイタルサイン：血圧118/78 mmHg，脈拍102回/min・整，体温36.7℃，呼吸数20回/min，SpO$_2$ 95%

身体所見：意識清明，会話で息があがる様子あり，貧血，黄疸なし，口腔内異常なし，甲状腺腫大なし，頸静脈怒張あり（ファーラー体位），心音は純（Ⅱp亢進なし），胸骨左縁第4肋間に全収縮期雑音（LevineⅢ），過剰心音なし，呼吸音清，ラ音聴取せず，腹部は平坦で軟，圧痛なし，肝脾触知せず，グル音正常，膝下位に指圧痕性浮腫（左＞右）認める。

👩 脈拍が速く，呼吸数が多く，SpO$_2$もやや低下しています。また，頸静脈怒張と下腿浮腫，心雑音が認められました。低酸素によるバイタル変動があり，その原因としては，心不全を考えます。

👨 そうですね。頸静脈怒張や下腿浮腫を同一病態と考えれば右心負荷の所見と考えていいでしょう。頸静脈は，正常静脈圧（5〜10 cmH$_2$O）の場合は，立位や座位では怒張を認めませんが，臥位になると認められます。静脈圧が10〜20 cmH$_2$Oを超えてくるとファーラー体位や座位でも頸静脈の怒張は認められるようになり，静脈圧が20 cmH$_2$Oを超えるようになると，肝腫大や下腿浮腫を伴うことが多くなります。また，心雑音の考え方としては，最強点の位置，雑音発生時期，雑音の種類から，弁膜症の種類やシャント疾患が推測されます。本症例では，三尖弁領域で収縮期に聴取されており，ストロークの長い全収縮期雑音ということから，三尖弁閉鎖不全の心雑音といえるでしょう。

　身体所見からは，右心負荷所見，三尖弁閉鎖不全が認められ，肺高血圧の状態と推測されます。それ以外にも，胸骨下1/3に手掌をあてると，肺高血圧であれば拍動を触れたりします。また，聴診所見では，Ⅱp亢進や，非常には肺高血圧が高い場合には，肺動脈弁の逆流性雑音（Graham steell雑音）が聴かれることがあります。さて，下腿浮腫に左右差がありますが，これに関してはどのように考えますか？

病歴から，長時間座っていたエピソードがあるので下肢静脈血栓の存在が疑われます．左下腿浮腫が強いので，左側の静脈血栓の可能性が考えられます．

また，下肢静脈血栓は，一般的に静脈路の走行から左側に多いと考えられます．この症例もそうです．下肢静脈血栓症による下腿浮腫の身体所見としては，特徴的なものには何があるでしょうか？ 深部静脈血栓症が存在する時は，足首を屈曲されると疼痛を誘発するというホーマンス徴候が所見の1つなので覚えておきましょう．それでは，心電図，胸部単純X線写真，一般血液検査，血液ガスの結果を見てみましょう．

Dialogue 3　特徴的な検査所見

患者データ④（検査所見1）

- 担当医は，右心不全を伴う呼吸不全を疑い，緊急に安静12誘導心電図（図1），胸部単純X線検査（図2），血液ガス検査を行った．
- **安静12誘導心電図**：心拍数102回/minの洞性頻拍，これ以外には軸の偏位，右房負荷所見，ST-T変化などは認めず．
- **胸部単純X線写真**：右肺尖部の肥厚，気腫性変化．これ以外には，心拡大および肺野の異常は認められず．
- **血液ガス所見**：PaO_2の低下，PCO_2の低下，pHの上昇と呼吸性アルカローシスを伴う，低酸素血症．
- その他，緊急血液検査では，炎症反応の所見はなく，肝胆道系酵素異常や腎障害の所見および血算での異常も認められなかった．ただし，凝固線溶系では，FDP，D-ダイマーの上昇が認められた．

上記の検査結果を得て，どのように考えますか？

左心不全としての肺水腫の所見もなく，心拡大所見もありませんでした．血液ガス所見からは，アルカレミアがあります．その原因は，呼吸性アルカローシスと考えられます．そして，$A-aDO_2$上昇を伴う低酸素血症を認めました．$A-aDO_2$上昇を示す疾患を考えたと

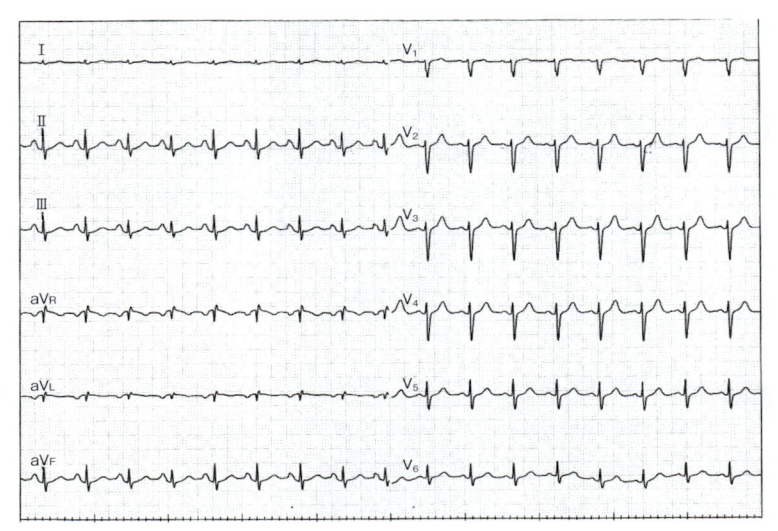

図1　心電図

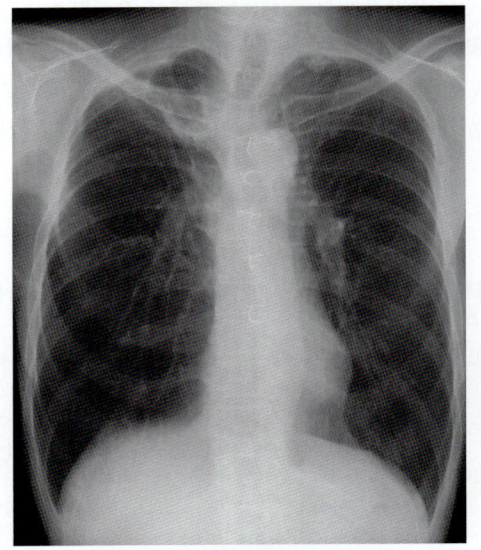

図2　胸部単純X線写真

ころ，肺うっ血や間質性肺疾患，肺換気血流不均等を起こす肺血流障害が挙げられますが，胸部単純X線写真では肺野には異常が認められなかったことから肺換気血流不均等の病態ではないかと考えます。

👨‍⚕️ 病歴からまとめてみるとどのような解釈になりますか？

👩 旅行で長時間座っていたというエピソードを持つ患者が，突然の呼吸苦を呈し受診．診察上は頻呼吸と頻拍あり，右心不全徴候が認められています．胸部単純X線写真では肺野に異常が何もないのに，血液ガス検査では$A-aDO_2$が上昇する低酸素血症が認められ，FDP，D-ダイマー上昇といった線溶系異常から，肺血栓塞栓症が強く疑われました．

👨‍⚕️ 確かに肺血栓塞栓症で矛盾しない経過と思われます．$A-aDO_2$が上昇する低酸素血症で，胸部の聴診上異常なく，胸部単純X線写真も異常がない時は，必ず肺血栓塞栓症を鑑別して下さい．それでは，急性肺血栓塞栓症に認められる胸部単純X線や心電図の所見にはどのようなものがあるか調べてみましょう（表3，表4）．特に表4の③は，超急性期では大事な所見です．いままでの病歴およびスクリーニング検査から，肺血栓塞栓症を思わせる所見があるのであれば，本症を念頭に鑑別していくことが重要です．さらに心臓超音波検査で右室負荷の所見があればかなり強く疑う必要があります．心臓超音波画像を見てみましょう．

表3 急性肺血栓塞栓症の胸部単純X線写真所見

①肺動脈中枢部の拡張（フライシュナー徴候）
②肺動脈の拡張と急速な狭小化（握り拳徴候）
③部分的な肺密度の低下（ヴェスターマーク徴候）
④肺梗塞の時にみられる胸膜を底辺として肺動脈を頂点とする楔状硬化像（ハンプトンのこぶ徴候）
⑤肺水腫
⑥胸水
⑦横隔膜挙上

表4 急性肺血栓塞栓症の12誘導心電図所見

①突然に肺動脈圧が上昇した場合には，右室は拡大するために，圧負荷であっても容量負荷の所見を示す場合がある
②重症例（肺動脈圧30 mmHg以上）では，通常，頻拍になるとともに不完全右脚ブロックまたはSIQⅢパターンが出現
③超急性では右側胸部誘導で浅いT波の陰転化を示す

患者データ⑤（検査所見2）

経胸壁心臓超音波：左室壁運動に異常はなし。
- 右室拡張および2度の三尖弁逆流あり，推定肺動脈圧は 59.6 mmHg。
- 明らかなシャント flow は認めず

　超音波検査では，かなり強い右心負荷の所見が認められました。左心系には特に問題ないようでした。

　そのようですね。心臓超音波検査は，良好な画像の描出ができれば，心臓や肺動脈の形態学的評価が可能であり，急性肺動脈血栓塞栓症の初期診断と病態把握のためには最も有用な検査といえるでしょう（表5）。それでは，いままでの病歴，所見，危険因子，スクリーニング検査を一度まとめてみましょう。

表5　急性肺血栓塞栓症の心臓超音波検査所見

①右室拡大（心尖部アプローチにおいて拡張末期の「右室内腔面積／左室内腔面積」の比は 0.6 以下が正常）
②心室中隔の壁運動異常（奇異性運動および平坦化）
③左室腔の扁平化
④右室壁運動低下
⑤右心房拡大，下大静脈拡張および呼吸性変動の減弱
⑥心腔内および肺動脈内の血栓

＊右室拡大は慢性例，原発性肺高血圧症，右室梗塞にも認められるので特異性はないが，急性肺血栓塞栓症の急性期の場合は，比較的に心尖部の壁運動が保たれている（マッコネル徴候）という報告もある。

　はい，わかりました。項目別にまとめてみたところ，急性の肺血栓塞栓症を強く疑う所見と考えました。

- **病歴**：長時間座っていた。その後の突発する呼吸苦症状
- **危険因子**：肺癌の再発
- **所見**：頻脈，頻呼吸や右心負荷所見を示す頸静脈怒張や片側性の下腿浮腫
- **検査**：A-aDO$_2$ 上昇を伴う低酸素血症，D-ダイマー上昇，心臓超音波検査で急性期には右心負荷所見

そうですね。D-ダイマーに対しては特異度は低いですが，感度は高いです。この疾患を疑ったら，必ず検査して下さい。本症例は非常に緊急性のある疾患が強く疑われており，速やかに確定診断していく必要があります。では，次のステップとして，確定診断のためにどのような検査を選択していきますか。

肺換気血流シンチで換気と血流のミスマッチを見てみたいと思いますが，どうでしょうか。

急性肺血栓塞栓症の確定診断には，肺換気血流シンチ，造影ヘリカルCT，肺動脈造影が重要です。また，同時に下腿，骨盤の深部静脈血栓の検索も進めることが重要ですね。最近では，疾患を疑った場合，先ほど述べたようにD-ダイマーで本症を否定できなければ，ただちにヘリカルCTで早期診断を行うこと，造影剤アレルギーや腎機能の悪い症例に限って肺換気血流シンチで診断する手順が推奨されています。一般的に，胸部単純X線写真で換気が十分なことを確認，すなわち無気肺などがないことを確認し，血流シンチを行います。結果，ミスマッチを見つけるわけです。本症例は腎機能が保たれており，造影剤アレルギーもないことから，造影ヘリカルCTが行われ，また下肢深部静脈血栓症の検索のため下腿血管超音波検査をしました。

患者データ⑥（検査所見 3）

胸部造影ヘリカルCT：両側肺動脈内の陰影欠損を認める（図3）。明らかな肺動脈拡張はない。肺野には異常ない（梗塞を示唆する胸膜に接した硬化性陰影や部分的無気肺なし）。胸水なし。

下腿血管超音波検査：左腓骨静脈，ヒラメ筋静脈内に淡い血栓超音波検査を描出（カラードプラ法では血栓部位のカラー表示は認めない）。

Dialogue 4 診断アプローチ

胸部造影ヘリカルCTで肺血栓塞栓の所見が認められ，浮腫増強側の左下腿の血管超音波検査においても血栓が認められました。以上から，左下腿深部静脈血栓症による急性肺血栓塞栓症と診断します。

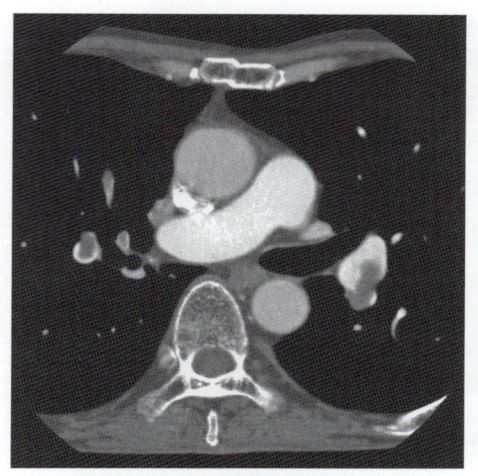

図3 胸部造影ヘリカルCT

　　その通り。従来は肺血栓塞栓症の診断は、核医学検査（肺換気血流シンチ）や肺動脈造影が主流で行われてきましたが、近年、CT，MRIの進歩は目覚ましく、特にMDCTは進歩しており、現在では急性の肺血栓塞栓症の画像診断はCTのみで十分に行えるようになってきています。ただし、すべての施設で16列以上の多列器CTが普及しているわけではないので、古典的検査、胸部単純X線、肺換気血流シンチを含めしっかり勉強しておきましょう。それでは、治療に関しては、どのように考えていきますか？

　　本症例の治療としては、呼吸循環障害に対して、酸素投与や十分な補液をしていきます。また、並行して抗凝固療法を行いたいと思います。

　　そうですね。治療に関しては、まずは、循環呼吸障害に対して迅速なる是正をしていく必要がありますね。そして、重症度分類（表6）による治療方針を決めていくのもよいでしょう。今回の症例の重症度は、血行動態は安定しているようでしたが、心臓超音波検査上、右心負荷所見が認められたので、submassive型になると思われます。次に、重症度に基づく治療指針を指標に考えてみましょう。図4から考

表6 肺血栓塞栓症の重症度分類

ESC分類	Goldhaber分類	血行動態	心臓超音波検査上の右心負荷
Massive（広範型）	Massive	不安定（新たに出現した不整脈，脱水，敗血症が原因でなく，ショックあるいは収縮期血圧が 90 mmHg 未満あるいは 40 mmHg 以上の血圧低下が 15 分以上継続する）	あり
Submassive（亜広範型）	Moderate to large	安定	あり
Non-massive（非広範型）	Small to moderate	安定	なし

ESC：European Society of Cardiology
（中野越，他：肺血栓塞栓症および深部静脈血栓の診断，治療，予防に関するガイドライン．Circ J 68：1079-1152，2004 より引用）

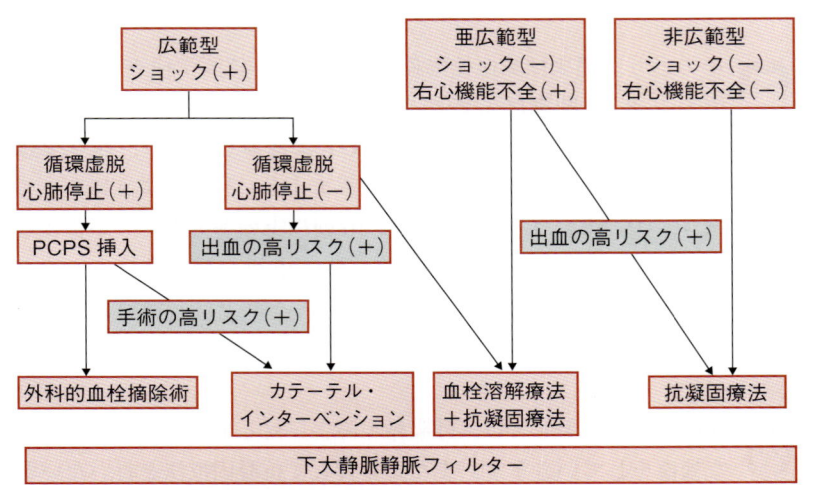

図4 急性肺血栓塞栓症の重症度による治療
（中野越，他：肺血栓塞栓症および深部静脈血栓の診断，治療，予防に関するガイドライン．Circ J 68：1079-1152，2004 より引用）

えると，本症例は右心負荷所見はありますが，ショック状態はなかったですね。また，出血リスクもないことから血栓溶解療法＋抗凝固療法ということになります。これで，診断および治療方針まで決まりましたね。

患者データ⑦（治療経過）

- 血圧は保たれており，低酸素に対しては酸素投与を行った。抗凝固療法としては，APTT 2〜2.5倍を保つようにヘパリン静脈内投与を施行し，また，PT-INR を 2〜3.0 に保つようにワーファリン®の内服を並行して行っていった。
- 抗凝固療法開始第5病日には，room air で SAT 98%と低酸素からの回復となり，ヘパリンの tapering（漸減投与）をしていき，ワーファリン®内服は継続とした。

今回は，悪性疾患を基礎にもつ患者が，長時間旅行後に，呼吸不全に陥った症例を経験しましたね。片側性下腿浮腫，右心不全徴候という身体所見から診断アプローチができた症例だと思います。

これからも病歴をしっかり情報収集し，身体所見を正確に捉えられる能力を身につけていきたいと思います。

Epilogue

診断：肺血栓塞栓症と左下腿深部静脈血栓症

- 突然呼吸困難をきたした患者から，旅行などで長時間座っていたことを聞いたら，肺血栓塞栓症を疑う。
- 下肢静脈血栓は，一般的に静脈路の走行から左側に多い。
- $A-aDO_2$ が上昇する低酸素血症で，胸部の聴診や単純X線写真に異常がない時は，必ず肺血栓塞栓症を鑑別する。

◆ 参考文献
1) 肺血栓塞栓症／深部静脈血栓症（静脈血栓塞栓）予防ガイドライン
2) 中野赳，他：肺血栓塞栓症および深部静脈血栓の診断，治療，予防に関するガイドライン．Circ J 68：1079-1152，2004
3) http://www.jasper.gr.jp/daijest/01-page.html

（加藤博人）

CASE 9 ★★

75歳女性「20日前からの下腿浮腫」

Prologue

患者データ①(病歴)

現病歴：75歳女性。約2ヶ月前に，姉が脳出血のため意識障害となり，看病で心労が続き，不眠，不安感，食欲不振，胸部のつかえ感が出現した。近医を受診し，投薬治療を受けたところ，3週間後から下肢の浮腫が出現するようになった。浮腫は徐々に悪化し，しびれ，体の重だるさや疲労倦怠感を伴うようになったため，来院した。その他，食欲は軽度低下，口渇がある。先行感染なく，呼吸困難感はない。大便1日1回，兎便状である。

既往歴：特記すべきことなし。

Dialogue 1 主要な鑑別疾患

　この症例の浮腫の特徴をまとめてみよう。また何か気になる病歴がありますか？

　短期間に出現した浮腫で，体の重だるさや倦怠感，筋肉のしびれ感を伴っています。病歴では，心労や不眠，食欲の低下，胸部のつかえ感があったことが挙げられます。

　胸部のつかえ感から，心疾患や肺梗塞の可能性も頭に入れておく必要がある。緊急性の高い疾患は，必ず除外しないといけないからね。肺梗塞の時は，突然出現する胸痛と呼吸困難があり，長期間旅客機に乗っていたなどのエピソードが重要です(☞ Case 8, p58)。呼吸苦による不眠かどうかも必ず聞いておこう。座位から臥位になろうとする時に呼吸が悪化するのが，心不全の特徴だからね。もし先行感染があるなら，急性腎炎などの可能性も考えないといけないね。

> **患者データ②（身体所見）**
>
> - 身長 152 cm，体重 45 kg
>
> バイタルサイン：血圧 122/72 mmHg，脈拍 64 回/min，体温 36.3℃
>
> 身体所見：痩せ型で皮膚は乾燥，意識は清明，顔面・眼瞼の腫脹なし，眼瞼結膜貧血なし，眼球結膜黄染，頸静脈怒張なし，甲状腺腫大なし，心音は純，心雑音なし，Ⅲ音，Ⅳ音も聴取せず，呼吸音清，ラ音は聴取せず，腹部は平坦で軟，肝脾腫大なし，腹部手術痕なし，両下腿に均等に浮腫あり．

🧑‍⚕️ 食欲低下に気づいたなら，食事や飲水の量はどれくらいか，体重の増加はどれくらいかなども聞かないとね．

👩 追加の問診を行ったところ，水分摂取は 1 日 1,400 mL/日ぐらい，食事は普段の半分くらい，体重は 3 kg ほど増えたようです．

🧑‍⚕️ 浮腫には，限局性の浮腫と全身性の浮腫があります．この症例ではどちらかな？

👩 両下腿ともに均等に浮腫があり，指で皮膚を押すとそのまま陥没する浮腫（pitting edema）です．発赤なく，触っても熱感はありませんでした．体の重だるさを自覚していることから，全身性の浮腫だと思われます．

🧑‍⚕️ そう，全身性の浮腫だね．局所性の浮腫で，手術の既往があれば術後リンパ浮腫を考えるし，手術直後なら深部静脈血栓症に伴う浮腫も考えないといけない．深部静脈血栓症は，さきほど挙げた肺梗塞の原因になるから特に注意しよう．リンパ浮腫の時は，non-pitting edema になることを覚えておかないとね．また pitting edema にも slow と fast があるのを知っていますか？ さて，その他の身体所見も見てみましょう．

👩 血圧は正常で，頸静脈の怒張や肺ラ音もなく，心音も正常であることから，心不全の可能性は低いと思われます．肝腫大や腹水，

黄疸もないことから，肝硬変などの可能性も低いと思います。顔面や眼球の浮腫もなく，クインケ浮腫や急性腎炎の浮腫ではなさそうです。

全身性浮腫をきたす疾患を，表1に示します。特に消化器疾患・代謝内分泌疾患・貧血が忘れやすいため注意が必要だ。このため，鑑別には一般採血にアルブミン，電解質，甲状腺ホルモンなどを加えることが重要だね。

表1　全身性浮腫をきたす疾患

- 心疾患による浮腫（うっ血性心不全など）
- 肝疾患に伴う浮腫（肝硬変，アルコール性肝障害など）
- 腎疾患に伴う浮腫（ネフローゼ，急性腎炎など）
- 消化器疾患に伴う浮腫（蛋白漏出性胃腸症など）
- 代謝内分泌疾患に伴う浮腫（粘液水腫，脚気，偽性アルドステロン症など）
- その他：貧血，フィラリア症

患者データ③（検査所見1）

血液検査	・RBC 423×10^4/μL ・Hb 11.8 g/dL ・Ht 41% ・Plt 15.2×10^4/μL ・WBC 6,200/μL ・Na 146 mEq/L	・K 2.3 mEq/L ・Cl 102 mEq/L ・UN 12 mg/dL ・Cr 0.4 mg/dL ・AST 22 IU/L ・ALT 17 IU/L	・γ-GTP 32 IU/L ・T-P 6.4 g/dL ・Alb 4.0 g/dL ・T-Cho 183 mg/dL ・TSH 正常
尿検査	・糖（−） ・蛋白（−）	・潜血（−）	・比重 1.015

胸部単純X線写真：心肥大なし，肺動脈怒張なし，カーリーラインなし。胸水なし。

心電図：洞調律，T波平低，U波著明，異常Q波なし（図1）。

胸部単純X線写真でも，やはり心不全を疑わせる所見はありませんでした。生化学検査上では著明な低カリウム血症を認めましたが，肝酵素や腎機能の異常はなく，アルブミンが正常で，尿蛋白も陰性なので，肝硬変やネフローゼ症候群，慢性腎不全による浮腫の可能性も低いです。貧血もありませんでした。

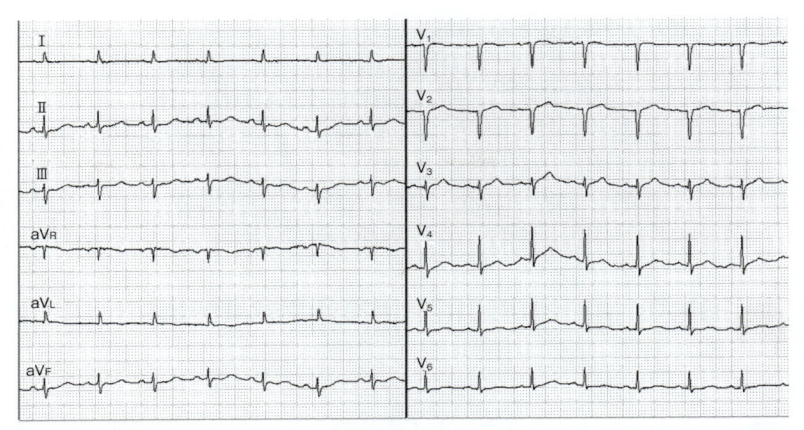

図1 心電図

🧑 低アルブミン血症で肝疾患や腎疾患がない時は，蛋白漏出性胃腸症を疑わないといけないよ．

👩 はい，大森先生が忘れやすいとおっしゃっていた，消化器疾患による浮腫ですね．でもこの患者，ないない尽くしで，ちょっと拍子抜けしちゃいます．

🧑 いや，大切な異常があるだろう．低カリウム血症だよ．心電図のT波の平低もこのためだね．この低カリウム血症を起こす疾患は？

👩 尿細管アシドーシスや原発性アルドステロン症，バーター症候群，リドル症候群などが考えられます．

🧑 よく勉強しているね．だけど，病気の頻度を考えた上で鑑別疾患を挙げないといけない．まず低カリウム血症となる病態を考えてみよう．これには，表2のような各種の病態があるんだ．これらを鑑別診断するには，もう少し情報を集める必要がある．病歴で漏れていることはないかな？

表2 低カリウム血症となる病態

腎外性	カリウム摂取の不足	消化管からのカリウム喪失(嘔吐,下痢,下剤の乱用,絨毛腺腫など)
腎性	代謝性アシドーシスに合併したカリウム喪失	腎尿細管性アシドーシス,急性腎不全利尿期など
	代謝性アルカローシスに合併したカリウム喪失	薬剤(利尿薬など),アルドステロン症,偽性アルドステロン症

👩 前医での診断や治療内容,服用薬の内容などがはっきりしません。

👨 前医がどのように考え,どんな治療をしたかが不明な場合は,必ず問い合わせなければいけないよ。

👩 前医に電話して確認します。

Dialogue 2 診断アプローチ

患者データ④(前医の治療)

- 不安感と不眠の緩和のため,漢方薬エキス剤甘麦大棗湯1包(3.0 g)を睡眠前に投与した。常用量は1日3包(分3)だが,高齢であることを考慮し1包とした。
- その結果,不眠や不安感は改善し,精神状態も落ち着き,食欲不振も軽度改善をみた。他の薬物の投与なし。

👨 この患者では,食欲不振のためカリウムの摂取不足があり,加えて前医の治療歴から薬剤性の低カリウム血症が起こったと考えられます。この鑑別で大切なのは,尿中カリウムの測定です。カリウムの摂取が不足すると,排泄が減少し,尿中カリウムは低下する。一方,薬剤などで排出が多くなる時は,尿中カリウムは30 mEq/日以上となるので注意が必要です。胃腸管からのカリウム排泄も大事だね。下痢や嘔吐のエピソード,慢性的な下剤の乱用なども低カリウムの原因となるから覚えておこう。鑑別疾患を除外するために,レニン-アルドステロン系についても検査を追加して行う必要があります。

患者データ⑤(検査所見2)

- 尿中K(スポット尿K濃度)32 mEq/L, 静脈血pH 7.48, 血漿アルドステロン濃度(PAC)56 pg/mL(正常36〜240), 血漿レニン活性(PRA)0.8 ng/mL/hr(正常0.3〜5.4)。

　尿中カリウムは本来ならば1日量を計算すべきだが, 外来診療では困難なことが多い。このような時には, スポット尿カリウム濃度で代用する場合もある。血液ガスも動脈血で行うのが一般的だが, pHの判定だけならば静脈血でも代用できることを覚えておこう。

　さてその結果ですが, 尿中カリウムの増加があり, 腎臓からの排泄増加が考えられます。その中で, 代謝性アシドーシスではないことから, 尿細管アシドーシスではない。アルドステロンの上昇がないことから, 原発性アルドステロン症やバーター症候群でもないね。リドル症候群のように先天性疾患でもない。尿中カリウム排泄は増加しているが, アルドステロン値は正常であることから, 甘麦大棗湯中に含まれる甘草による偽アルドステロン症と診断できる(図2)。甘草によって偽アルドステロン症が起こるメカニズムは, 主成分であるグリチルリチンがコルチゾールの代謝に関与する酵素(11β-hydroxysteroid dehydrogenase type 2)を抑制し, このために尿細管のコルチゾールが増加し, 尿細管で水とナトリウムの再吸収が起こり, カリウムの排泄が起こる。その結果, 低カリウム血症と高血圧症などが出現するんだ(図3)。

　偽アルドステロン症は, 浮腫以外にどんな症状が出現するんですか?

　低カリウム血症性ミオパチーによる四肢脱力, 筋肉痛や痙攣(こむらがえり), しびれ, 全身倦怠感, 頭痛, 口渇, 食欲不振などです。ひどくなると歩行困難や四肢麻痺となります。本例にはみられないけれど, 血圧が急に高くなることも重要な症状と言えます。甘草は医療用漢方薬エキス製剤の約7割程度に含まれており, その他一般用医薬品にも多く含まれているので, 注意が必要だね。

　甘麦大棗湯はどんな効能があるのですか?

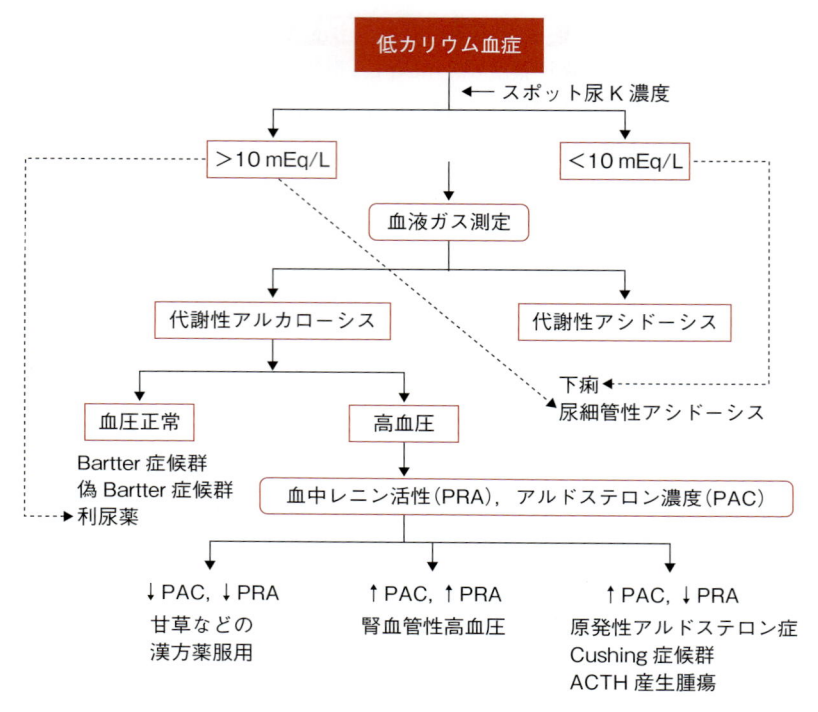

図2 低カリウム血症へのアプローチ

```
低カリウム血症
    ↓ ← スポット尿K濃度
  ┌─┴─┐
>10 mEq/L    <10 mEq/L
  ↓
血液ガス測定
  ┌─┴─┐
代謝性アルカローシス    代謝性アシドーシス
  ┌─┴─┐                ↓
血圧正常  高血圧       下痢
                       尿細管性アシドーシス

血圧正常：
 Bartter症候群
 偽Bartter症候群
 利尿薬

高血圧 → 血中レニン活性(PRA), アルドステロン濃度(PAC)
  ↓PAC, ↓PRA        ↑PAC, ↑PRA      ↑PAC, ↓PRA
  甘草などの          腎血管性高血圧    原発性アルドステロン症
  漢方薬服用                          Cushing症候群
                                    ACTH産生腫瘍
```

(黒川清：水・電解質と酸塩基平衡．改訂第2版，南江堂，p65, 2004 より引用)

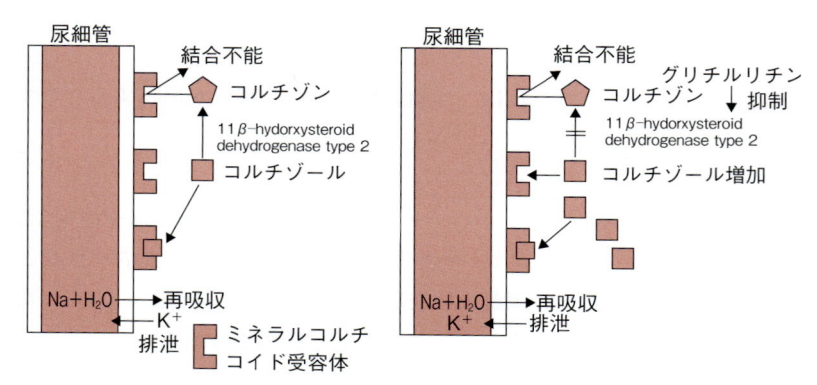

コルチゾールがミネラルコルチコイド受容体に結合すると，ナトリウムと水が再吸収され，カリウムが排泄される．

図3 低カリウム血症と高血圧症が出現するメカニズム

甘草，大棗（ナツメ），小麦から構成され，甘い味がするんだ。「気持ちを鎮める」ような働きがある。甘い味で「気持ち」をホッとさせる薬と思えばいいね。不安やうつ的傾向，焦燥感，不眠，小児の夜泣き，筋肉痙攣などに使用されます。生あくびに対する特徴的な適応症状があると言われています。

Dialogue 3　治療経過

患者データ⑥（治療経過）
- 漢方薬の停止を指示した。またカリウム保持性利尿薬であるスピロノラクトン（アルダクトンA®）25 mg/日と塩化カリウム2,400 mg/日を投与した。
- その結果，3日目から浮腫は軽減し始め，10日後には，カリウムは4.9 mEq/Lと正常化し，浮腫，重だるさや倦怠感などの軽快をみた。

薬剤による有害事象の治療は「疑わしきは罰せよ」で，まず薬剤を中止することが大切だ。その前にしっかり検査をしておこう。なお，カリウム補正剤の塩化カリウムは消化性潰瘍を合併しやすく，また消化管運動不全では禁忌となる。食欲低下のある症例では，注意深く投与する必要があります。

Dialogue 4　漢方薬の有害事象

漢方薬には副作用はなく安全だと思っていたので，ちょっとビックリしました。そう思っている患者も多いようですし……。

漢方薬も薬だから副作用，つまり有害事象は当然ある。漢方薬は最近よく使用されるようになってきたけど，その有害事象についてはあまり知られていないのでここで復習してみよう。有害事象は大きく2つに分類される。1つは中止すれば軽減するような軽度な身体症状。約61％が下痢や腹痛などの胃腸症状，約24％が薬疹などの皮膚症状，残りが動悸や不眠などの神経症状という結果がある。その出現率は，漢方専門医のデータによれば，100人のうち1～3人くらいのようだ。た

だ漢方専門医のデータだから，実際はもっと多いだろうね。出現時期は意外に早く，服用3日以内に78.0％，例外を除き10日以内にはほぼ全例が出現している。例外とは，適応状態の変化によるものです。

　もう1つは治療を必要とする重度なもの。1) 甘草の偽アルドステロン症，2) 附子中毒，3) 間質性肺炎，4) 肝機能障害などがある。この出現率は不明だがあまり多くなく，出現時期もまちまちのようだ。一番多いのは，経験的だが1)の甘草中毒だろう。

　書籍には，地黄，麻黄，附子，甘草，大黄などが入った漢方薬に副作用が出やすいと書いてありますが……。

　確かにこれらは副作用を起こしやすい。でも実際はこれら以外でも出現する。すべての漢方薬で起こる可能性があると考えるべきだろう。

　どんな状態で起こりやすいのですか？

　禁忌や不適応状態の投与で副作用が起こりやすくなる。先の調査でも約66％は不適応状態への投与だったということだ。特に注意が必要なのは，まず適応状態の変化。妊娠や感冒など不適応状態となったのに，そのまま投与し続けた場合だ。次は過剰投与。特に高齢者の薬物量には注意が必要だろう。小児の薬物量は加減しても，高齢者への配慮は忘れがちになるからね。次は薬物過敏体質者，アレルギー体質者，薬疹経験者などの体質によるもの。またアルコールとともに服用するなどのように，服用方法の誤りによるものもある。もちろん薬物の毒性によるものもある。まとめれば，「患者の状態」「服用方法」「薬物」という3つの要因で起こりやすくなるわけだ。これは西洋薬も同様と思うね。

　でも本症例では，漢方薬の効果があり，また少量なのに起こっています。

　なかなか鋭い指摘だ。有効だから有害事象が起こらない訳ではない。とかく有害事象は薬の量に比例すると思い込みやすい。常用

量や少量，有効例でも出現する可能性があることを知っておこう。常に有害事象は起こり得ることを念頭において診療することが大切だね。

　量ではなく質こそが問題ということですね。そういえば，私が皮膚科の研修中，体質改善のために民間薬を飲んだら皮疹が出た患者が来ました。業者に話したら，好転反応だから心配ないと言われたとのことでした。

　東洋医学の世界で好転反応は瞑眩と言われ，疾病が改善する前に一時的に悪化する状態をいう。確かにそのような現象はある。だが出現率は非常に少なく，漢方専門医でも判断は難しいと言われている。また巷間，民間治療家の中には，有害事象を好転反応だと取り繕う人もいるようだ。まずは有害事象を疑うべきだろうね。

　甘草以外の重症な有害事象について教えて下さい。

　まず附子中毒。附子にはアコニチンという神経毒が含まれている。中毒になるとまず皮膚，舌，唇などのしびれや疼痛，硬直などが起こり，次いで動悸，呼吸困難，下痢，そして呼吸困難から心停止に至る。初発症状としては，しびれが多いようだ。附子配合の漢方薬を処方する場合には，唇や舌がしびれたら中止して下さいとあらかじめ言っておくことが大切だ。もっとも戦後，附子配合漢方薬による死亡例は出てはいない。また野山にある附子やチョウセンアサガオ，キノコなどを，毒草と知らず食したための中毒も意外にあることを知っておこう。出現率は少ないが，一番恐いのは間質性肺炎だね。服用以後，乾性の咳嗽が出たら要注意だ。疑いがあれば，KL-6 などの血液検査と胸部単純 X 線写真を撮る必要がある。胸部単純 X 線写真ではスリガラス状の肺陰影が特徴だね。肝機能障害の場合は，自覚症状が出ないことも多いので，漢方薬処方後 2 ヶ月以内には採血して肝胆道系酵素を調べておくことが大切だ。

　将来，漢方薬も使いたいと思っていましたが，何だか不安になってきました。有害事象をどう防止したらよいのですか？

一番大切なことは，有害事象の実態を理解し，患者にも知らせておくことだ．漢方薬は安全と思っている方が非常に多いからね．患者の気付きが早期発見につながるんだ．そのためには患者との間で，何でも言いやすいような雰囲気を作っておくことが必要だと思う．医師に黙って漢方薬を服用している方も結構いるからね．最も大切なことは，漫然と投与しないできめ細かく観察していくことだね．「敵を知り己を知らば，百戦危うからず」という孫子の言葉がある．不安なのは知らないからであり，その実態を知っておけば大丈夫だよ．漢方薬の効果は高く，適応範囲も広く，西洋薬にはない長所もあり，今後ますます使われていくだろうね．

　漢方薬は，日本の伝統的治療薬なので，私もうまく使いこなしていきたいと思います．

Epilogue

診断：漢方生薬甘草による偽アルドステロン症

- 漢方薬にも有害事象はある．
- 甘草による偽アルドステロン症は，低カリウム血症，ミオパチー，高血圧を示す．
- 有害事象の発見は，その実態を理解し患者にも気付かせることが重要．

〔症例をご提供いただいた岡庭孝先生に感謝いたします．〕

◆ 参考文献

1) 三浦於菟：実践漢薬学．pp28-31, 医歯薬出版, 2004
2) 厚生労働省：偽アルドステロン症．厚生労働省：重篤副作用疾患別対応マニュアル．厚生労働省, 2006
3) 森本靖彦, 他：甘草製剤による偽アルドステロン症のわが国における現状．和漢医薬学会誌 8：1-22, 1991
4) 日野原重明：PO 臨床診断マニュアル．第7版, メディカル・サイエンス・インターナショナル, 2002
5) 黒川清：水・電解質と酸塩基平衡．改訂第2版, 南江堂, 2004

〈板倉英俊, 三浦於菟〉

CASE 10

76歳女性「糖尿病患者の発熱と腰痛」

Prologue

患者データ①（病歴）

現病歴：76歳女性。数十年来の糖尿病のため，近所の内科クリニックでインスリン（30単位/日）による治療を受けていた。2ヶ月ほど前から，特に誘因もなく何となく歩きづらい感じを自覚していた。次第に階段の昇降時の腰痛が強くなったため近くの整形外科を受診した。腰痛に対して処方された鎮痛薬を2週間内服したところいったん症状は軽減したが，内服を中止すると再び腰痛が出現した。1ヶ月前には，安静にしていても腰痛がみられるようになり，軽い倦怠感も加わった。糖尿病で通院している内科クリニックを受診したところ，37.4℃の微熱を指摘され感冒と診断された。しかし，処方された感冒薬を内服しても症状は改善せず，37℃台前半の微熱が続くため来院した。

既往歴：19歳に虫垂炎の手術，63歳に尿管結石。

生活歴：喫煙は1日30本を38年間，飲酒歴なし。母と姉に糖尿病の家族歴あり。常用薬はボグリボース（ベイスン®）0.6 mg/日 分3。ペットは飼っていない。最近の海外渡航歴はなく，発熱のある人との接触もなし。

Dialogue 1 着目すべき局所症状

🧑 今回は発熱を伴う腰痛の症例だよ。まずは病歴を聞いただけで，重症疾患が隠れている可能性が高いと感じるね。

👩 そうですね。この患者は高齢で，かつ長年の糖尿病のため易感染性の状態にあると考えられます。自覚症状としては，微熱，倦怠感，腰痛とありふれたものばかりで，どれも激しいものではありませんが，解熱鎮痛薬を内服しているため症状がマスクされている可能性が高

そうです。経過が長いのも気になります。よくある自然軽快する（self-limited）ウイルス性疾患は否定的です。

発熱の鑑別疾患では，頻度の点から，まず感染症を考えるのがルールだよね。その場合，患者の免疫状態を必ず把握しておかなければいけない。免疫不全状態であれば，感染症が重症化したり，特殊な感染症に罹患したりするからね。糖尿病，悪性疾患，HIV感染症といった基礎疾患がある場合や，ステロイド，免疫抑制剤，抗甲状腺薬を内服している場合は要注意だ。

抗甲状腺薬も免疫不全の原因になるんですか？

甲状腺機能亢進症の治療薬であるチアマゾール（メルカゾール®）は，1%弱の頻度で無顆粒球症を起こすんだ。特に投与初期に多いと言われているから，甲状腺機能亢進症の治療を始めたばかりの患者の発熱には注意しなければいけないよ。ちょっと，余談だったね。

いいえ，大変参考になりました。頻度が低いからこそ忘れないようにしなければいけませんね。

では，この症例を詳しく見ていこう。「3つのC」という観点からは，まず細菌感染症を考慮すべきだね。「3つのC」は知ってるね。

はい。Critical（重大）でCurable（治療可能）な疾患を見逃さず，Common（高頻度）な疾患から考えていくことです。

正解。発熱の場合は，CriticalでCurableな疾患は細菌感染症に多い。

細菌感染症を鑑別していく上では，感染のfocusを探すことが最重要ですよね。

その通り。細菌感染症であった場合，その80%以上で感染のfocusを示唆する局所の症状や徴候が認められるから，発熱以外の症状を正しく解釈しなければいけない。この症例では発熱以外にいくつかの症状があるけど，どう解釈する？

　発熱以外の症状は倦怠感と腰痛です。これらは発熱に伴う全身症状だと思います。診断の手がかりになるような局所症状は，はっきりしません。

　では，身体所見で客観的に局所徴候を探そう。

Dialogue 2　着目すべき局所所見

患者データ②（身体所見）

バイタルサイン：体温37.7℃, 血圧132/70 mmHg, 脈拍84回/min・整
身体所見：顔面は紅潮。項部硬直なし。咽頭・扁桃に発赤・腫脹・白苔付着なし。上顎洞・前頭洞に圧痛や叩打痛なし。頭頸部リンパ節触知せず。甲状腺腫大なし。胸部・心臓聴診異常なし。腹部は平坦で軟。右下腹部に手術痕を認めるが，どの部位にも圧痛なし。右肋骨脊柱角（CVA；costovertebral angle）の叩打痛を認めるが，脊椎自体の叩打痛は認めない。四肢体幹に皮疹なし。四肢の冷感なし。鼠径動脈，膝窩動脈，足背動脈の触知は良好で，左右差なし。下肢の浮腫なし。

　局所の徴候としては，右のCVA tendernessだけのようです。腎盂腎炎のパターンですね。

　確かに疑わしいね。でも，それにしては有熱期間が長すぎない？それに，発熱の前に「歩きづらさ」や腰痛を自覚していることも，ちょっと気になるね。

　感染症のテキストで，「糖尿病の患者は，膀胱炎と間違えやすい亜急性の腎盂腎炎を発症することが少なくない」ということを読んだことがあります。発熱前の歩行困難と腰痛は，単純に整形外科的な

腰痛だったのではないでしょうか？　階段の昇降などの体動で増悪するというのは，内科系疾患による痛みというよりは整形外科的な筋・骨格系由来の痛みだと思います．加齢に伴う関節の変性は一般的ですし．整形外科的疾患と発熱性疾患の罹患時期が重なったのは，偶然だったのではないでしょうか？　その後，腰痛が悪化しているのは，腎盂腎炎発症のためだと思います．

まあ，そうだね……．そういう考え方もあるね．では，検査結果が腎盂腎炎の診断を支持するかどうかを見てみよう．

Dialogue 3 診断アプローチ

患者データ③（検査所見）

- 担当医は，高齢者に多い感染症である呼吸器と尿路感染症を想定し，各種検査をオーダーした．
- CVA tenderness 陽性から腎盂腎炎を第一に疑い，尿路閉塞の有無を確認するために，外来で超音波検査を施行した．

血液検査	・WBC 8,400/μL ・Hb 11.1 g/dL ・Plt 24 × 10^4/μL	・ESR 129 mm/hr ・CRP 13.2 mg/dL	・随時血糖 128 mg/dL ・HbA1c 6.3%
尿検査	・糖（−） ・蛋白（−）	・潜血（±） ・アセトン（+）	・比重 1.020
尿沈渣	・RBC 0/HPF ・WBC 5〜9/HPF	・移行上皮（+） ・扁平上皮（+）	

肝機能，腎機能，電解質異常なし．
胸腹部 X 線写真：異常なし．
腹部超音波検査：腎腫大なし．水腎症なし．肝胆膵に異常なし．腹水なし．

- 担当医は診察所見と検査結果から腎盂腎炎と診断した．再度患者に問診し，排尿時痛，尿意切迫，残尿感などの膀胱刺激症状の有無を確認したが，そのような自覚はなかったとのことであった．糖尿病を有する高齢者であるため，入院して治療することになった．
- 細菌培養のため血液・尿検体を採取後，セフトリアキソン（ロセフィン®）の経静脈投与を開始．腰痛に対してはアセトアミノフェンを処方．

🧑‍⚕️ 担当医も腎盂腎炎と診断したようだね。

👩‍⚕️ やはり，そうですね。超音波検査で尿路閉塞が否定されたので，ドレナージが必要な緊急性の高い腎盂腎炎ではなさそうです。

🧑‍⚕️ でも，腎盂腎炎にしては尿中白血球が少ないことに違和感を感じるね。どうだい？

👩‍⚕️ それは，そうですが……。でも，一般的にWBC 5/HPF 以上は異常とされていますので，やはり尿路感染はあると思います。

🧑‍⚕️ では，そういうことにして，尿培養の結果が出るまで治療に対する反応を見ていこう。

患者データ④（治療経過1）

- 入院後，体温は36℃台後半に解熱した。第3病日に行われた血液検査では，CRPは10.5 mg/dLとわずかに低下していたが腰痛は持続していた。第5病日のCRPは8.2 mg/dLと低下傾向ではあるが，腰痛は改善せず患者はベッド上で過ごすことが多かった。
- 担当医はCRPの低下が軽度であることから治療に対する反応が悪いと判断し，腎膿瘍を疑って造影CT検査を予約した。腰痛に対しては整形外科的な疾患を考慮し，追加の問診と診察を行った。
- 排尿失禁や便失禁など膀胱直腸障害を示唆するような症状はない。下肢の脱力感やしびれの自覚なし。
- 脊椎の叩打痛は認めない。下肢の冷感や触覚・痛覚障害なし。下肢の徒手筋力テスト（腸腰筋，大腿四頭筋，大腿屈筋，前脛骨筋，腓腹筋）では，左下肢の筋力の低下は認められなかった。
- 右下肢は強い痛みのため腸腰筋と大腿四頭筋の評価はできなかったが，その他の筋力低下は認めなかった。膝蓋腱反射とアキレス腱の亢進・減弱なく，左右差もなし。バビンスキー反射陰性。
- 膀胱直腸障害や感覚障害を認めないことから，担当医は，神経障害を伴う重篤な腰痛ではないと判断し経過観察することにした。

🧑 抗菌薬治療に対する反応が悪いようだね。CRPの下がりも悪いけど，何といっても自覚症状である腰痛がよくなっていない。細菌感染症に対する抗菌薬効果が不十分な場合，原因としては何を考えますか？

👩 投与量や投与ルートの問題がありますが，これらは適切だと思います。抗菌スペクトラムが適切かどうかは，培養検査結果を待って判断すべきでしょう。もう1点，腎膿瘍形成も考慮したいと思います。

🧑 抗菌薬治療に対する反応が悪い時は，膿瘍の有無を調べることは大切だね。この症例のように，経過が長い時は特にね。でも，治療効果が不十分となる最も根本的な原因があるよ。それは診断ミスだよ。

患者データ⑤（治療経過2）

- 第7病日の腹部造影CT画像では，両腎臓に異常はなかったが，右の腸腰筋膿瘍が確認された（図1）。すぐに担当医は外科にコンサルトし，同日，経皮的にCTガイド下でドレーンが留置された。
- 第8病日，血液培養は陰性で尿培養は *E. coli.* が 10^2 cfu/mL（尿培養「陰性」）であることが判明した。

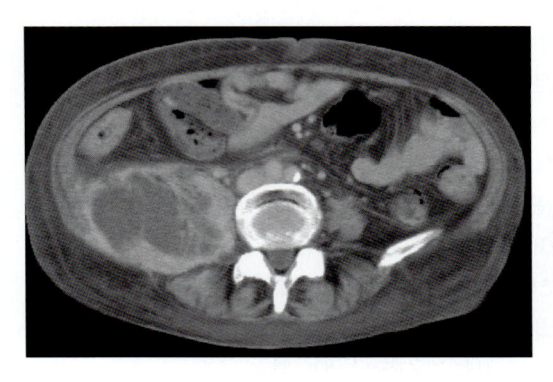

図1 腹部造影CT画像
右腸腰筋は腫大しており，内部の低吸収域と周囲のリングエンハンスメント効果が認められる。腸腰筋内の膿瘍である。

🧑 診断は腎盂腎炎ではなく腸腰筋膿瘍だね。腸腰筋膿瘍には，原発性と続発性があって，前者は糖尿病患者に多いと言われ，後者は

クローン病，腹膜炎，腎盂腎炎，腎周囲膿瘍，大腸や婦人科系の悪性腫瘍などが原因として挙げられるんだ．今回は抗菌治療前の尿培養が陰性であったことから，無菌性の膿尿であり，腎盂腎炎によるというよりも腸腰筋膿瘍による炎症の波及だったのかもしれないね．

👧 まさか腸腰筋膿瘍とは……．

👨 腸腰筋膿瘍は症状や身体所見だけでは腎盂腎炎と鑑別が難しいんだ．腸腰筋膿瘍は決して一般的な疾患ではないので，最初から鑑別診断に挙げる必要はないけれど，この症例では，もっと早く腸腰筋膿瘍と診断できたはずだ．

👧 すっかり腎盂腎炎だと思い込んでいました．

👨 誤診の過程を詳しく分析してみよう．まず，東先生は2ヶ月前に自覚された歩行困難と腰痛を整形外科的な症状だったと考えたよね．確かに，体動時に増悪する筋骨格系由来の痛みではあるけれども，それがすべて「整形外科的」疾患だと考えるのは短絡的だね．

👧 例外はあるけれど，原則としては，すべての症状を一元的に説明できるような疾患を考えなければいけないのですね．

👨 次に，いったん腎盂腎炎だと思い込んだら，その診断に当てはまりにくい点を軽く見なした点だね．2ヶ月前の腰痛を整形外科的疾患だと考え，入院前後の腰痛は腎盂腎炎のためだと，都合よく解釈したのもよくない．最初の診断仮説に固執し続けることを anchoring bias，自分の仮説に不都合な点を無視するのは confirmation bias といって，誤診を招く心理的要因なんだ（☞ Case 17，p163）．

👧 無意識のうちに，そんな心理が働くんですね．これから注意します．

最後に，問診と身体所見から腸腰筋の異常を疑うことができたのに，重視しなかったこと。問診から，歩行で増悪する腰痛であることは明らかだね。加えて，入院後に行った下肢の診察で，腸腰筋に運動ストレスをかけることが「腰痛」の誘因であったことが疑える。腸腰筋を評価する徒手筋力テストのやり方は，腸腰筋に波及した腹膜炎を調べる時に行う腸腰筋テストと同じなんだ（図2）。痛みのために徒手筋力テストができなかったということは，腸腰筋テスト陽性だったんだね。つまり，「腰痛」とは腸腰筋の炎症による痛みだったんだ（図3）。

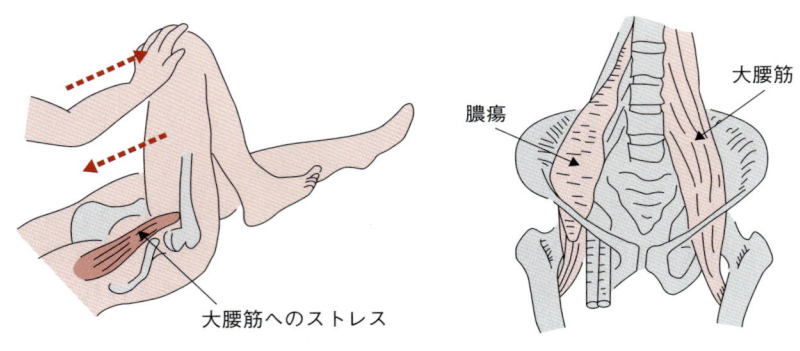

図2　徒手筋力テスト（腸腰筋）

図3　腸腰筋膿瘍

やはり，問診と診察は重要ですね。

患者データ ⑥（治療経過3）

- 持続ドレナージと抗菌薬治療にて腰痛は軽減し，血液検査上も炎症反応は改善した。
- CT画像で膿瘍の消失が確認され（図4），第28病日にドレーンが抜去された。
- 続発性腸腰筋膿瘍の原因検索のために，入院中に上部・下部内視鏡検査と婦人科による診察が行われたが，原発巣となるような疾患は認められなかった。
- 患者は第53病日に退院となった。

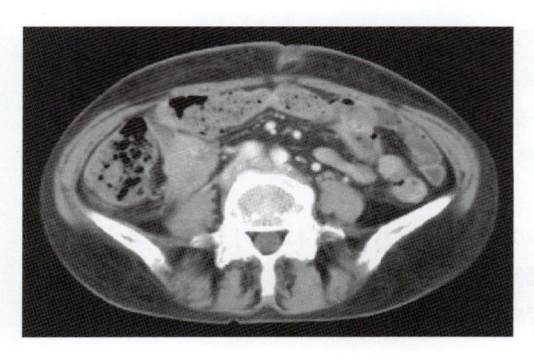

図4 治療後の腹部造影 CT画像
右腸腰筋膿瘍は消失している。

Dialogue 4 腰痛の鑑別

🧑 ここで，腰痛について少しコメントしておこう。腰痛は内科系研修医にとっては，苦手分野かもしれないからね。

👩 ぜひ，お願いします。

🧑 まず，腰痛はごくありふれた症状で，その95%以上は疲労性，加齢による椎間板・関節面の変性，椎間板ヘルニアといった機械的障害なんだ。

👩 腰痛のほとんどは，患者にとってはつらい症状であっても予後良好であるということですね。

🧑 逆に言えば，ごくまれな「危険な腰痛」は見逃されやすいということ。どんな症状であっても，3つのCのうちCriticalが最優先されるんだ。「危険な腰痛」の代表は大動脈解離，腹部大動脈瘤，腎梗塞，急性膵炎，十二指腸潰瘍穿孔といった内臓疾患が多いね。

👩 ということは，外来受診した腰痛の患者全員に対して，大動脈瘤を否定するために造影CT検査をやることになりませんか？

🧑 それは非現実的だ。だから，危険な腰痛である検査前確率を見積もって，確率が低くないと判断された場合のみ詳しい検査をして

いくことになるんだ。もちろん，デジタル的に◯◯％なんてわかるわけがないし，◯◯％以上であれば検査するといった厳密な基準はない。その点は主観的であいまいなんだけど，Critical で Curable な疾患を疑ったら積極的に検査する姿勢が必要だね。

でも，検査前確率の推定は難しいですね。例えば，「若い健康な男性が，重い物を急に持ち上げた時に，腰が痛くなった」というのであれば，常識的に見積もって，「危険な腰痛」である確率は極めて低いと考えますが……。

そこで，検査前確率を推定する際に役立つのが「危険信号」，いわゆる "Red Flag Signs" だね。腰痛の "Red Flag Signs" を表1に示そう。Red Flag が多いほど，危険な腰痛である検査前確率は高くなってくるよ。

表1　危険な腰痛の徴候（Red Flag Signs）

・発熱	・1ヶ月以上続いている
・年齢＞50歳	・治療で改善しない
・癌の既往	・安静・臥位でも改善しない
・原因不明の体重減少	・膀胱直腸障害
・免疫不全（腎不全，肝硬変，糖尿病，ステロイド，HIV 感染症など）	

今回の症例に当てはまる Red Flag が多いですね……。

腰痛の Red Flag Signs の中では，安静でも改善しなかったり，発熱を伴っている場合は要注意なんだ。腰痛に限らず，さまざまな症状別の Red Flag Signs を知っておくべきだね。

わかりました。ありがとうございました。

Epilogue

診断：腸腰筋膿瘍

- 腰痛の"Red Flag Signs"を認識しておく。
- すべての症状を一元的に説明できるような疾患を考えるように努める。

◆ 参考文献

1) 青木眞, 他(監訳)：感染症診療スタンダードマニュアル. 羊土社, 2007
2) 野口善令, 他：誰も教えてくれなかった診断学. 医学書院, 2008
3) 山中克郎, 他：UCSFに学ぶできる内科医への近道. 南山堂, 2009
4) Mallick IH, et al：Iliopsoas abscesses. Postgrad Med J 80：459-462, 2003
5) 井清司：救急外来腹部診療スキルアップ. シービーアール, 2006

（佐仲雅樹）

Monologue 7 鼠径ヘルニア偽還納

　標題の鼠径ヘルニア偽還納とは，「鼠径ヘルニアが嵌頓した状態でヘルニア嚢と一緒に腹膜前腔に戻った」状態をいう。

　一見「整復されたようにみえる」のだが，実際は絞扼が解除されていないため手術による整復が必要である。ヘルニアの整復後もイレウスや腹痛が継続する場合，還納したものが壊死腸管だった場合と，この「偽還納」の可能性がある（図）。医中誌の報告例は5例程度です。

（本田善子）

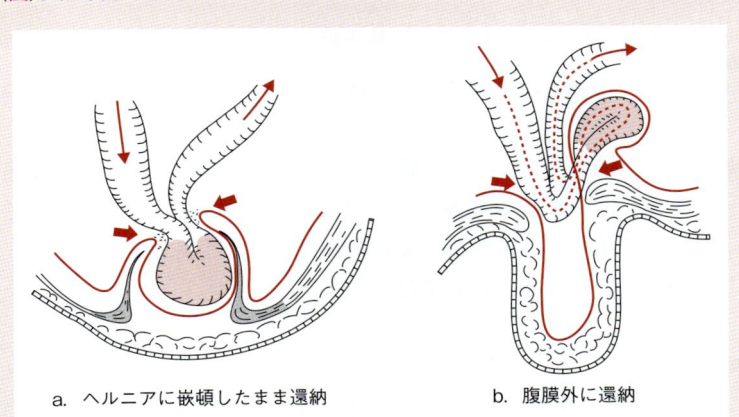

図　鼠径ヘルニア偽還納
a. ヘルニアに嵌頓したまま還納　　b. 腹膜外に還納

（佐々木巌：ヘルニア. 北島政樹(監)：標準外科学. 第12版, p479, 医学書院, 2010より一部改変して引用）

★★
CASE 11

58歳女性「3週間持続する発熱と左咽頭痛」

Prologue

患者データ①（病歴）

現病歴：58歳女性。約3週間前に38℃台の発熱，頭痛，喉の痛み，四肢の筋肉痛，関節痛を自覚した。近医を受診したところ感冒と診断され，解熱鎮痛薬（アセトアミノフェン）を処方された。その後3日間内服しても解熱しないため，同院を再受診し抗菌薬クラリスロマイシン（クラリス®）の追加処方を受けた。しかし，抗菌薬を内服したにもかかわらず38℃前後の発熱が継続し，他の症状も改善しないため来院。
既往歴：アレルギー疾患なし。その他，特記すべきことなし。
家族歴：特記すべきことなし。
その他：ペットは飼っていない。喫煙歴なし。機会飲酒。最近の海外渡航歴なし。

Dialogue 1 着目すべき局所症状

感冒様の発症だけれども，それにしてはちょっと経過が長いね。

この経過からすると，化膿性髄膜炎とか敗血症といった，急速に悪化して致死的な結果に至るような発熱疾患ではなさそうですね。無治療で治癒するような，よくあるウイルス性疾患でもなさそうですし。不明熱の鑑別が必要ですね。

研修医のみんながよく知っている古典的不明熱は，「3週間以上の発熱」と定義されているよね。これは，「多くの自然軽快する（self-limited）ウイルス性疾患は2週間程度で治癒する」という事実を踏まえて，このようなウイルス感染症を除外するためなんだ。ただし，この症例が「不明熱」だと言っているわけではないよ。ある症例を「不明熱」

とラベルすることには，臨床的にあまり意味はないんだ．あくまでも，問診，身体所見，基本的検査で診断の手がかりが得られない場合に限って，「不明熱」の原因疾患や診断手順を参考にしていけばいいことだからね．診断を絞り込むには，極力，問診と身体所見から診断の手がかりを探す努力が必要なんだ．

　安易に「不明熱」の定義を当てはめて，いろんなまれな疾患を疑って，やみくもに検査をしてはいけないんですね．まず，問診と身体所見ということを心に留めておきます．

　最初の診断が間違っていると思われる時には特にね．ところで，発熱性疾患の鑑別では，感染性疾患と非感染性疾患に分けて，頻度の高い前者を想定するのが一般的だね．だけど，感染であろうとなかろうと，問診で大切なのは発熱以外の症状なんだ．局所の症状から，障害されている臓器を想定し，その臓器を侵す疾患を考えていけばいいからね．では，この症例はどういうふうに考えますか？

　いろんな症状がありますが，「局所」という点から言えば，頭痛と咽頭痛でしょうか．副鼻腔炎のように耳鼻科的な疾患であれば，頭痛と咽頭痛が一次的な「局所症状」になりうると思います．でも，普通は，頭痛をきたす頭部疾患から二次的に咽頭痛が起こることはなさそうだから，咽頭痛が一次的な「局所症状」で，頭痛，四肢の痛み，関節痛は，発熱による随伴症状だと思います．いずれにしても，診断の手がかりとなる「局所症状」は咽頭痛だと考えられます．

　広い意味で「首より上」に focus がある亜急性から慢性の発熱性疾患を考える．特に喉を focus として疑うということだね．じゃあ，次に身体所見で局所の異常を探して見てみよう．

Dialogue 2 着目すべき局所所見

患者データ②（身体所見 1）

バイタルサイン：体温 37.9℃，血圧 110/60 mmHg，脈拍 108 回/min・整

> **身体所見**：項部硬直なし。頭部に圧痛点や皮疹なし。耳介の牽引痛や，耳介周囲の圧痛なし。顔面神経異常なし。咽頭・扁桃に発赤・腫脹・白苔付着なし。上顎洞・前頭洞に圧痛や叩打痛なし。頭頸部リンパ節触知せず。視診では甲状腺腫大を認めないが，触診上左葉はやや硬く腫大し圧痛を伴う。胸部・心臓聴診上異常なし。腹部異常所見なし。背部の叩打痛なし。四肢体幹に皮疹なし。下肢の浮腫なし。四肢の把握痛なし。関節の腫脹や圧痛なし。

　身体所見では，甲状腺の腫大と圧痛が認められますが，その他は頭頸部に皮疹，発赤・腫脹，圧痛や叩打痛はないようです。「首より上」では，甲状腺が局所の異常だと思います。問診から想定した局所症状は咽頭痛ですが……。あと，関節や四肢筋肉に他覚所見はないので，筋肉痛や関節痛は発熱の随伴症状だと思います。

　患者は，「喉が痛い」と訴えたんだよね。ところが，それは医学用語の「咽頭痛」ではなく，「喉」の位置にある甲状腺の痛みだった。おそらく，最初の担当医の頭の中に「喉の痛み＝咽頭痛」という図式がインプットされたんだろうね。だから，再診時にも甲状腺に目を向けなかったんじゃないかな。

　思い込みは危険ですね。患者は甲状腺の痛み，つまり首の痛みを喉の痛みと訴えたんですね。

　一般的には，患者の訴えを医学用語に変換することは大切なんだ。例えば，「階段を昇るとハーハーする」という症状を，「身体を動かすと息が切れる」→「労作時呼吸困難」と変換すれば，心不全や肺気腫といった鑑別疾患が簡単に浮かんでくるよね。けれども，この変換作業を不用意にやると，診断を誤ることがあるから注意が必要だ。この症例では，身体所見から初めて「咽頭痛」が「甲状腺の痛み」であるとわかったわけだけど，身体所見をとる意義の1つとして，問診で得られた主観的な症状を客観的に裏付けるということは大切だね。

Dialogue 3 問診と身体所見

👨 では，問診と身体所見から考えられる診断は？

👩 3週間持続する発熱と，圧痛を伴う甲状腺腫大から，亜急性甲状腺炎を疑いたいと思います。

👨 診断の根拠を補強するために，問診や身体所見で追加して知りたいことはない？

👩 甲状腺機能亢進を疑わせる症状や所見の有無ですね。

患者データ③（身体所見2）

- 発汗や手の震えは自覚しないが，労作に関係なく時々動悸を感じる。あまり食欲がなく，食べる量も減っている。体重が10日間で2 kg程減少した。
- 眼球突出，眼瞼遅延，眼瞼後退なし。四肢の皮膚は温かく湿っている。四肢の筋力低下なし。腱反射は正常。両手を伸展させると指先に細かい振戦を認める。

👩 甲状腺機能亢進を示唆する症状としては動悸くらいですね。体重減少は甲状腺中毒症状なのか，発熱による食欲低下のためなのかはわかりません。

👨 確かに，甲状腺機能亢進を示唆する明確な症状はないね。身体所見はどう？

👩 ええと……不勉強で申し訳ないのですが，眼瞼遅延と眼瞼後退というのはどういう所見ですか？

👨 あまり聞き覚えないかな。甲状腺の異常の診断には眼の所見が大切なのは知ってるよね。甲状腺機能亢進症の眼球突出とか，甲状腺機能低下症の眼瞼浮腫が有名だけど，それだけではないんだ。

🙍‍♀️ 詳しく教えて下さい。

🧑‍⚕️ 眼瞼遅延と眼瞼後退をわかりやすく言えば，眼裂が開きすぎた状態のこと。甲状腺機能亢進によって交感神経が興奮する結果，不随意眼瞼挙筋が過剰に収縮するためと考えられているんだ。具体的に説明しよう。患者に頭を動かさずに下を見てもらった時に，眼の下転に上眼瞼の追随が追いつかず，上眼瞼縁と角膜縁の間に白い強膜が見えれば眼瞼遅延あり。患者に正面を向いてもらった時に，上眼瞼縁と角膜縁の間に白い強膜が見えれば眼瞼後退あり。眼瞼遅延と眼瞼後退は，甲状腺機能亢進症の診断において，感度は 20〜30% と低いけど，特異度は 95% 以上でとても高いんだ。

🙍‍♀️ 眼球所見が陽性であれば診断確率がとても高くなるけれど，陰性であっても否定できないということですね。

🧑‍⚕️ 言い換えると，偽陽性は少ないけど偽陰性が多いということ。

🙍‍♀️ この症例では眼球所見はいずれも陰性ですね。とすると，甲状腺機能亢進を示唆する身体所見は，甲状腺腫大，頻脈，手指の振戦になります。

🧑‍⚕️ 身体所見の解釈について，少し補足しておこう。臨床診断仮説を立てる場合は，その仮説の採用や除外に役立つような身体所見を認識しておく必要があるね。甲状腺機能亢進症という診断仮説を立てた場合，診断を支持する身体所見を挙げると，眼瞼後退，眼瞼遅延，細かい手指振戦，皮膚の湿潤と温もり，頻脈など。逆に，甲状腺腫大，頻脈，手指振戦がないと診断に否定的な根拠となる。

🙍‍♀️ この症例の場合，甲状腺機能亢進症の診断を支持する所見が多いですね。否定する所見は見当たりません。やはり，甲状腺機能亢進状態だと思います。

では，この時点での臨床診断は，甲状腺機能亢進状態の亜急性甲状腺炎でいいかな。担当医も甲状腺の異常を疑って，血液検査をオーダーしているようだから，それらの結果を見てみよう。

Dialogue 4 診断アプローチ

患者データ④（検査所見）

血液検査	・WBC 6,000/μL ・Hb 12.2 g/dL ・Plt 22 × 10⁴/μL ・ESR 83 mm/hr ・CRP 2.9 mg/dL ・肝機能異常なし ・腎機能異常なし	・電解質異常なし ・TSH 0.03 μU/mL ・遊離 T4 4.6 ng/dL ・抗マイクロゾーム抗体（−） ・抗サイログロブリン抗体（−）	・甲状腺ペルオキシダーゼ抗体（−） ・抗 TSH 受容体抗体（−） ・サイログロブリン 520 ng/mL（基準値は 5〜30 ng/mL）

胸部単純 X 線写真：心胸郭比 45％，肺野に異常陰影なし，胸水なし。
心電図：心拍数 112 回/min 洞調律。

検査結果をまとめてみて下さい。

はい。軽度の炎症所見を伴う甲状腺ホルモン分泌過剰状態です。TSH は低値なので，甲状腺からの自律的なホルモン分泌亢進だと考えられます。各種自己抗体は陰性であり，自己免疫機序による甲状腺機能亢進は否定的です。検査所見も亜急性甲状腺炎に合致します。甲状腺機能亢進状態ですが，心房細動や肺うっ血はないし，心肺系に大きな悪影響はないようです。

最も考えられる診断は？

亜急性甲状腺炎だと思います。

確かにその可能性が高いね。でも，この段階では確定診断ではないよ。亜急性甲状腺炎の診断ガイドラインを参考にすると（表1），甲状腺超音波検査で疼痛部に一致した低エコー領域を確認する必要がある。

表1　亜急性甲状腺炎（急性期）の診断ガイドライン

a）臨床所見
　　有痛性甲状腺腫
b）検査所見
　1．CRP または赤沈高値
　2．遊離 T4 高値　TSH 低値（0.1 U/mL 以下）
　3．甲状腺超音波検査で疼痛部に一致した低エコー域

1）亜急性甲状腺炎
　　a）および b）のすべてを有するもの
2）亜急性甲状腺炎疑い
　　a）と b）の 1 および 2

除外規定
　橋本病の急性増悪，嚢胞への出血，急性化膿性甲状腺炎，未分化癌

付記
1．上記道感染症の前駆症状をしばしば疑い，高熱をみることもまれではない。
2．甲状腺の疼痛はしばしば反対側にも移動する。
3．抗甲状腺自己抗体は原則的に陰性であるが，経過中に弱陽性を示すことがある。
4．細胞診で多核巨細胞を認めるが，腫瘍細胞や橋本病に特異的な所見を認めない。
5．急性期は放射線ヨード（またはテクネシウム）甲状腺摂取率の低下を認める。

患者データ⑤（治療経過）

- 担当医は亜急性甲状腺炎を疑い，甲状腺の超音波検査を依頼し，非ステロイド性抗炎症薬（NSAIDs）を処方して経過観察とした。
- 甲状腺超音波検査が行われ，痛みを有する部位に組織破壊像を示唆する低エコー域が確認された。

　超音波検査の結果を踏まえると，亜急性甲状腺炎の診断が確定できます。

　亜急性甲状腺炎は感冒様症状の遷延や，感冒後に再び発熱する経過をとることが多いので，「かぜをこじらせた」として，見逃されやすいから注意しなければいけない。多くの場合自然軽快で，数ヶ月の経過で治癒するけれども，心房細動を起こしたり，後で甲状腺機能低下に至ることがあるから経過観察が必要だ。治療は対症療法が主体だよ。

Dialogue 5　見逃さないコツ

🙍‍♀️ 甲状腺疾患なんて，なかなか遭遇することがないので，とても勉強になりました。

🧑‍⚕️ ちょっと待って。甲状腺疾患は決してまれなものではないんだよ。ある調査報告によれば，甲状腺の専門医が診察すると，一般外来を受診する患者のうち約1割に甲状腺疾患が見つかるというくらいなんだ。

🙍‍♀️ えっ……本当ですか。では，通常の外来診療では多くの見逃し例があるということですか？　治療が遅れると大変なことになりませんか？

🧑‍⚕️ すべての甲状腺疾患が治療を必要とするわけではないんだ。でも，早期に発見して特異的治療をすべき疾患がある。それは，高度の甲状腺機能亢進症（甲状腺中毒症），身体に明らかな異常をきたしている甲状腺機能低下症，そして甲状腺癌の3つ。これら見逃し厳禁の甲状腺疾患頻度は，一般外来を受診する男性患者の1～2％，女性患者の2～3％にもなるんだよ。

🙍‍♀️ そうなんですか……。見逃さないためにはどんなことを注意すればいいですか？

🧑‍⚕️ 甲状腺機能異常による症状は非特異的なものが多いから，症状はあまり診断の役には立たない。特に，甲状腺機能低下症では多くの不定愁訴を訴えるから，患者はいろんな科を受診していることが少なくないんだ。やはり，まず疑うことが大切だね。甲状腺の診察を必ず行い，多彩な症状を訴える場合には血液検査でスクリーニングすることが重要だろうね。血液検査はTSHと遊離T4の組み合わせが最も効率的だとされているんだ。ただし，ルーチンに甲状腺疾患をスクリーニングすることが妥当であるかどうかは，エビデンスが確立しているわけではないけどね。

甲状腺癌については，何を注意すべきですか？　癌検診のように，どんどん血液検査や画像検査でスクリーニングすべきでしょうか？

とても専門的で難しい質問だね．でも，一般外来で最も大切なのは，甲状腺の触診を怠らずに，結節の有無を調べることだと思うよ．

そうですね．診察することは，患者に何の負担も与えないですからね．

Dialogue 6　尤度比

ところで，さっき，診断仮説の採用や除外に役立つような所見が大切だって話をしたよね．どれだけ所見が診断に有効かどうかを知るには，感度と特異度は最も基本的な情報だけど，その他に尤度比（LR；Likelihood Ratio）も大切だね．最近はLRが示されている文献が増えてきたから，これは知っておくべきだね．

何だか複雑そうですね．

簡単に言えば，LRというのは，ある所見が有病患者と無病患者で発生する比率のことなんだ．

とても簡単には聞こえません．

まあ，少し我慢して聞いてよ．詳しく説明しよう．最も基本的なこととして，1) LRは比率であるから正の値をとること，2) LRが1であれば，病気の有無にかかわらず所見の出る確率が同じということだから，その所見は診断にまったく寄与しないものだということ，3) LRには1より大きい「陽性」LRと，1より小さい「陰性」LRがあること，4) LRが1より大きければ大きいほど診断を強く支持すること，5) LRが1より小さければ小さいほど診断を強く否定すること，以上を覚えておかなければいけない．

ますますわからなくなってきました．

例えば、眼瞼後退は甲状腺機能亢進症の診断において、陽性LRは31.5で陰性LRは0.7なんだ。「陽性」LRの意味は、甲状腺機能亢進症のある患者は、それがない患者に比べて31.5倍も眼瞼後退を呈しやすいということ。つまり眼瞼後退「陽性」は、甲状腺機能亢進症という診断仮説を採択する強い根拠(31.5倍!)になるわけだ。一方で、「陰性」LRの意味は、甲状腺機能亢進症のある患者は、それがない患者に比べて眼瞼後退を欠く(=陰性)確率が0.7倍であるということ。この言い回しはちょっとややこしいけれど、反対に言えばわかりやすくなる。甲状腺機能亢進症がない患者は、機能亢進のある患者より眼瞼後退を1.4倍(=1/0.7)欠きやすいとなるね。つまり、眼瞼後退「陰性」は甲状腺機能亢進症という診断仮説を除外する弱い根拠(ほんの1.4倍)になるね。どう、わかった?

細かい理屈は抜きにして、直感的にはわかったような気がします。

甲状腺機能亢進症に関連した身体所見はいくつもあるけど、どれくらい効果的に診断の確定や除外に寄与するかは、所見によって異なるんだよ。その寄与の目安としてLRは有用なんだ。甲状腺機能亢進症における身体所見の尤度比として表2、甲状腺機能低下症における身体所見の尤度比として表3に挙げたようなものがあるよ。LRを考慮して、仮説を採択するか除外するかを総合判断しなければいけない。

表2 甲状腺機能亢進症における身体所見の尤度比

所見	陽性尤度比	陰性尤度比
脈拍数 ≧ 90/min	4.4	0.2
皮膚の湿潤と温もり	6.7	0.7
甲状腺の腫大	2.3	0.1
眼瞼後退	31.5	0.7
眼瞼遅延	17.6	0.8
微細な手指振戦	11.4	0.3

表3 甲状腺機能低下症における身体所見の尤度比

所見	陽性尤度比	陰性尤度比
ざらざらした皮膚	5.6	0.7
低温で乾燥した皮膚	4.7	0.9
手掌が冷たい	1.6	0.8
手掌が乾燥している	1.5	0.8
眼の周囲が腫れぼったい	2.8	0.6
手首が腫れぼったい	2.9	0.7
眉毛の脱毛	1.9	0.8
脈拍数 ≦ 70/min	4.1	0.8
甲状腺の腫大	2.8	0.6

ありがとうございました．これからは，身体所見の LR も考慮して診断していきたいと思います．

Epilogue

診断：亜急性甲状腺炎

- 患者は甲状腺の痛みを「喉の痛み」と訴えることがある．
- 一般外来における甲状腺疾患は高頻度である．
- 甲状腺はルーチンに診察する．

◆ 参考文献

1) 柴田寿彦（監訳）：マクギーの身体診断学．pp2-19, pp164-183, エルゼビア・ジャパン，2004
2) 長田薫：高熱の持続と咽頭痛で紹介となった51歳男性例．日本医事新報 4348：46-47, 2007
3) 浜田昇：甲状腺疾患発見の手がかり―何をもって疑うか．内科 100：814-819, 2007
4) 網野信行，他：甲状腺疾患の診断ガイドライン．内科 100：801-806, 2007

（佐仲雅樹）

Monologue 8　パルボウイルス B19 感染症

　パルボウイルス B19 感染症は一度経験すれば，診断はさほど難しくない．いろいろな症状，所見が出るが，全体を「1 つのウイルス感染症」と考えると，浮腫，関節痛，筋肉痛などかなり特徴的である．筆者も 1 例目を経験したら芋づる式に 1 年間で 6, 7 例も次々診断できた．しかし「ウイルス感染症」と考えるのが難しいほど発熱と皮疹以外の症状が目立つので，鑑別疾患の選択肢から漏れてしまいやすい．そして 1 つの症状，1 つの身体所見，あるいは 1 つの検査所見にとらわれると「臓器別」の世界にどんどんはまってしまう．小児科の医師たちは「まったく内科医はこんな簡単な疾患の診断もつけられないのか」と笑っているかもしれない……．

（永井洋子）

CASE 12

24歳女性「咽頭痛，発熱，頸部痛，全身倦怠感」

Prologue

患者データ①（病歴）

現病歴：24歳女性。生来健康。10日前から咽頭痛，発熱が出現。4日前に近医受診し，抗菌薬を処方されたが症状改善せず，38℃台の発熱が持続。同時期より頸部痛も出現し，全身倦怠感も強く認めるようになったため，精査加療目的にて紹介され来院した。

既往歴：特記すべきことなし。1年以内の抜歯歴なし。

生活歴：会社員。独身。喫煙歴なし。機会飲酒。常用薬なし。旅行歴はここ1年間なし。ペット飼育歴：実家で猫を飼っている。

システム・レビュー：呼吸器系，心血管系，精神神経系，生殖器系，皮膚などに特に自覚症状ないが，腹部に軽度膨満感を自覚。

Dialogue 1　主要な鑑別疾患

🧑 さて，今回は，咽頭痛と発熱を呈した症例について考えてみよう。まず，病歴からはどのような鑑別診断が考えられますか？

👩 そうですね。まず，抗菌薬に反応していないことから，ウイルス性の感染症を考えたいと思いますが，通常の感冒にしては咽頭痛，発熱の持続期間が少し長いと思います。渡航歴などはないので，ウイルス，細菌以外の非定型病原体は可能性が低そうです。症状の持続が長いことから非感染性疾患も考慮する必要があり，若年女性ということからはSLEなどの膠原病の可能性も考えられると思います。もし市販の感冒薬などを内服していたら，当初は通常の感冒で，後半の発熱は薬剤熱といった可能性も考えられますが，頸部痛というのが合わないかもしれません。髄膜炎を合併した可能性もあるかもしれませんが，頭痛は

みられていないようです。

　確かに経過が比較的長いね。ただし，抗菌薬に反応しないからといって，すぐに一般細菌を原因病原体の鑑別リストから外してはいけない。まず，抗菌薬の種類が何か，適切に起因菌をカバーしているか，量が十分であったか，抗菌薬移行性の良好な部位の感染症か，といったことは検討する必要があるね。紹介状によると，前医ではマクロライド系が通常量処方されていたようだよ。一般的な細菌性の咽頭炎にマクロライド系の効果はどうだろうか？

　ペニシリンアレルギーの患者には選択されるので，一応有効かと思っていますが……。

　そうだね。Case 28（☞ p280）でも勉強するように，咽頭炎はほとんどがウイルス性だけど5〜10％はA群レンサ球菌なんだ。A群レンサ球菌のペニシリン耐性はないけど，わが国ではマクロライド系には15％程度耐性なんだよ。肺炎球菌では85％程度が耐性とされているので，注意しないといけないね。また，膿瘍などを形成していると，抗菌薬の移行は不良だという可能性があるね。それでは，身体所見を見てみよう。

Dialogue 2　身体所見と検査所見

患者データ②（身体所見）

バイタルサイン：体温38.8℃，血圧120/60 mmHg，脈拍88回/min・整，呼吸数18回/min

身体所見：意識清明。顔から頸部にかけて皮疹あり。貧血，黄疸なし。白苔を伴う咽頭発赤あり。口腔内腫瘤病変なし。心音純・心雑音なし。呼吸音清，ラ音・喘鳴なし。腸雑音正常，心窩部〜右季肋部にかけて肝3横指触知，圧痛なし，弾性硬，辺縁鋭。下肢浮腫なし。神経学的異常なし。頸部に小豆〜大豆大リンパ節を多数（両側・前後頸部），腋窩・鼠径部に小豆大のものを2〜3個触知，圧痛なし，表面平滑，可動性あり。

発熱がみられる以外，バイタルサインは落ち着いています．身体所見では全身性リンパ節腫大を認め，白苔を伴う咽頭発赤があり，肝腫大を認めます．軽度の皮疹もあるようです．臨床経過と合わせて考えると，まず伝染性単核球症を思い浮かべます．

臨床像からは，かなり疑わしいね．ところで，リンパ節腫脹には，局所性の場合と全身性の場合があるけど，この症例では全身性に腫脹がみられているね．特に後頭部にリンパ節を触知することが重要だね．全身性リンパ節腫脹の鑑別診断にはどんなものがあるかな？

まず，全身性に感染が波及している病態と思うので，種々のウイルス感染症を想定します．EB ウイルス（EBV）と……．すみません，それ以上ウイルスの名前が出てきません．

ウイルス以外にも，種々の病原体が全身性リンパ節腫脹をきたすんだよ．あと，非感染性疾患でもみられることを忘れてはいけないね（表1）．

表1　全身性リンパ節腫脹の原因

感染性	非感染性
1. ウイルス性 　(1) 小児発疹性疾患：麻疹，風疹 　(2) インフルエンザ 　(3) EB ウイルス 　(4) HIV　など 2. 細菌性 　(1) 猩紅熱（A 群レンサ球菌） 　(2) 抗酸菌（特に粟粒結核） 　(3) 梅毒 　(4) レプトスピラ症 　(5) ブルセラ症　など 3. 真菌性 　輸入感染症が重要 　(1) ヒストプラズマ症 　(2) クリプトコックス症　など 4. その他 　(1) トキソプラズマ症 　(2) リケッチア感染症 　(3) 鼠径リンパ肉芽腫症（クラミジア）　など	1. 腫瘍性 　(1) リンパ腫 　(2) 骨髄増殖性疾患 　(3) リンパ増殖性疾患 　(4) 転移性腫瘍　など 2. 自己免疫疾患 　(1) 全身性エリテマトーデス 　(2) シェーグレン症候群 　(3) 成人スティル病　など 3. その他 　(1) 肉芽腫性疾患：サルコイドーシス 　(2) 薬剤性：抗てんかん薬，痛風治療薬，サルファ剤　など 　(3) 川崎病　など

それでは，検査所見を見てみよう。

患者データ③（検査所見1）

血算	・WBC 16,900/μL（Ba 0%, Eos 0%, Band 0%, Seg 5.5%, Ly 17.5%, Aty-Ly 76.5%, Mon 0.5%）		・RBC 497 × 10⁴/μL ・Hb 14.1 g/dL ・Plt 12.1 × 10⁴/μL
凝固系	特に異常なし。		
生化学	・CRP 1.2 mg/dL ・Na 136 mEq/L ・K 4.0 mEq/L ・Cl 104 mEq/L ・Fe 65 μg/dL ・UIBC 235 μg/dL ・TIBC 360 μg/dL	・T-P 7.7 g/dL ・Alb 4.0 g/dL ・T-Bil 0.8 mg/dL ・AST 389 IU/L ・ALT 542 IU/L ・LDH 1352 IU/L ・γ-GTP 373 IU/L	・UN 11 mg/dL ・Cr 0.8 mg/dL ・ChE 225 IU/L ・Amy 91 IU/L ・CK 48 IU/L ・T-Cho 143 mg/dL ・ESR 6 mm/hr

尿一般・沈渣：特に異常なし。
安静時12誘導心電図：特に異常なし。
胸部単純X線写真：特に異常なし。
腹部超音波検査：肝脾腫あり。傍大動脈リンパ節の腫脹あり。

WBCの増加を認めますが，白血球分画を見ると，左方移動は認められず，異型リンパ球が著明に増加していることによる白血球上昇と思われます。血小板の軽度減少も認めており，CRPは軽度上昇にとどまることから，ウイルス感染症，特に伝染性単核球症が疑わしいと思います。肝機能異常も認められていますが，蛋白合成能は障害されていないようですので，急性に発症した肝障害と思います。EBV感染症では肝機能異常が認められることがあるので，矛盾はないと思われます。

なかなか鋭い考察だね。では，異型リンパ球が上昇していればEBV感染症と診断してもよいのかな？

伝染性単核球症に特異的なもので，EBVがその原因と思っていましたが……。

c_1

伝染性単核球症は EBV が原因として有名だけど，他の病原体によることもあるんだよ。特に，最近では HIV 感染症を忘れてはいけない。HIV はわが国ではいまだに増加傾向にあるんだよ。HIV の急性期感染症は感染後 2 週前後で発症するけど，伝染性単球症様の症状を呈することがしばしばあるんだ。だから，EBV を疑って検査して結果が陰性だったら，HIV も考えなくてはならない。この時 HIV を診断するためにはどんな検査を施行すべきだと思う？

　HIV 抗体はまだ陰性かもしれないんですよね？　うーん，何の検査がいいかな……。

　感染初期の抗体陰性の時期を，window period と呼ぶんだよね。この時期は，HIV RNA を定量測定することで診断するんだ。

　わかりました。伝染性単核球症を疑って EB が否定された際には，HIV RNA を測定します。

　ところで，異型リンパ球はどんな特徴をもったリンパ球か知っているかな？

　形が変わったリンパ球のことでしょうか……。

　異型リンパ球とは，B リンパ球増殖に対して起こった CD 4 陽性細胞や，NK 細胞から産生されたサイトカインにより，CD 8 陽性 cytotoxic T lymphocyte（CTL）が活性化したものとされているんだよ（図1）。異型リンパ球が増加する病態は，EBV 感染症以外にも表2に示すような種々の病態があることを知っておいた方がいいね。

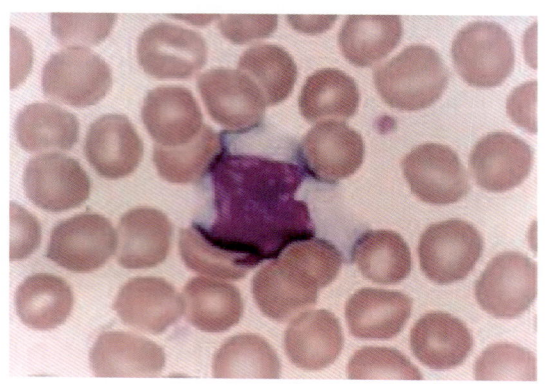

図1 異型リンパ球

表2 異型リンパ球の増加をきたす病態

- EBV感染症
- サイトメガロウイルス（CMV）感染症
- トキソプラズマ
- HIV
- 風疹
- 麻疹
- 流行性耳下腺炎
- HHV（human herpes virus）type 6
- ウイルス性肝炎（HAV, HBV）
- 薬剤副反応（フェニトイン, サルファ剤など）など

Dialogue 3 必要な検査

それでは，診断するためには次にどんな検査をしたらいいかな？

伝染性単核球症は最も疑わしいので，まずEBV抗体検査は外せません。ポール・バンネル試験もしたいと思います。肝障害が顕著なので，念のため肝炎ウイルスも検査したいですし，伝染性単核球症の原因としてEBVの次に多いサイトメガロウイルス（CMV）抗体も測定したいです。また，実家で猫を飼っているということから，念のためトキソプラズマ抗体価も測定します。

そうだね。それでは，血清学的検査所見を見てみようか。

患者データ④（検査所見2）

血清学的検査所見：EB抗VCA-IgG 80倍，EB抗VCA-IgM 20倍，EB抗VCA-IgA＜10倍，EB抗EA-DR IgG 80倍，EB抗EA-DR

IgA＜10倍，EBNA＜10倍，サイトメガロ IgG 20倍，抗サイトメガロ IgM＜10倍，HA IgM 抗体（－），HBs 抗原（－），HCV 抗体（－），抗トキソプラズマ IgM 0.1，抗トキソプラズマ IgG 113 IU/mL，ポール・バンネル試験 56倍（－），抗核抗体（－）

咽頭培養結果：常在細菌叢のみ検出。

たくさん検査されているね。これをどう解釈するかな？

EB 抗 VCA-IgG，抗 VCA-IgM の上昇がみられ，EBNA の上昇はまだみられず，初感染が疑わしい結果だと思います。他の感染は否定的ですが，CMV とトキソプラズマは既感染のようです。トキソプラズマ抗体陽性は，猫を飼っていたことに起因するかもしれません。

そうだね。ところでこの症例はポール・バンネル試験が陰性だね。これはどう解釈するかな。

うーん，わかりません。

EBV の初感染を受けた際に生体内では EBV に対する特異抗体が産生されるけど，この抗体とはまったく別に患者血清中にヒツジの RBC を凝集させる物質が一過性に出現するんだ。この事実を最初に見出したのは John Rodman Paul と Walls Willard Bunnell で，患者血清中に高いヒツジ赤血球凝集素価が見出されることからこの凝集素価検査，すなわちポール・バンネル試験が伝染性単核球症の診断に利用されるようになったんだ。患者の約90％で陽性になるとされ，診断確定の一助として行われるけど，近年は患者血清中の抗 EBV IgM 抗体価の上昇を証明すればよいのであまり行われなくなってきた。日本の伝染性単核球症の患者ではポール・バンネル試験陰性例が少なからず存在するとされているんだ。

なるほど，補助診断として利用するんですね。

この症例は，EB抗EA-DR抗体も測っているけど，これらの抗体の意義は知っているかな？

　　VCA抗体しか測ったことがないので，すべてのEBV抗体検査についてはあまり把握できていないです．種類がいろいろあって……．

　　EBVの抗体検査は，大きく分けて，VCA(viral capsid antigen；ウイルスカプシド抗原)，EA-DR(early antigen-diffuse and restrict complex；早期抗原)，EBNA(EBV nuclear antigen；EBV核内抗原)の3種類の抗原に対する抗体を測定する方法がある．この機会にそれぞれの特徴を知っておくといいね(表3)．

表3　EBウイルス抗体価検査

		VCA抗体			EA-DR抗体		EBNA抗体
		IgM	IgG	IgA	IgG	IgA	IgG
未感染者		−	−	−	−	−	−
伝染性単核球症	急性期	++	+	−	+	−	−
	回復期	−	++	−	+	−	−
	回復後	−	+	−	−	−	+
慢性EBV感染症		±	++	±	++	±	±
Burkittリンパ腫		−	++	±	++	−	+
上咽頭癌		−	++	++	++	+	++

・EBV初感染では，通常抗VCA・IgM抗体の上昇がみられ，ほぼ同時期から回復期にかけて抗VCA・IgG抗体が次第に上昇し，終生持続する．
・また，EA-DR IgGも急性期の終わりから回復期にEBNA抗体より早く検出され，数ヶ月の経過で陰性化するが，再活性化に伴い再び検出されるようになる．
・一方，抗VCA・IgA抗体はEBV関連の上咽頭癌や慢性活動性EBV感染症で検出されることが多いとされる．
・EBNA抗体は感染後数ヶ月経過してから検出されるため，急性期では陰性である．しかし，EA-DR IgGとは異なり，その後陽性が持続する．
・1回の抗体価測定のみでEBV感染症の病態を把握することは困難で，急性期と4〜6週後の回復期(ペア血清)，必要ならさらに数ヶ月後の複数の血清を用いて結果を判断する．

Dialogue 4 診断アプローチ

　　勉強になりました．するとこの症例は，EBVによる伝染性単核球症の急性期と診断できます．

そうだね。でも，可能であればペア血清で抗体の推移を確認するといいね。それでは，その後の経過を見てみようか。

患者データ⑤（治療経過）

- 安静と補液で経過観察したところ，第4病日には解熱と同時に倦怠感の改善がみられ，肝腫大も改善傾向となった。
- 第7病日には肝胆道系酵素の上昇も peak out を認め，頸部リンパ節も縮小傾向となり，第9病日に退院となった。
- 退院後は経過良好で，特に症状の再燃は認められなかった(表4)。

表4　検査所見の推移

	第1病日	第4病日	第7病日	退院10日後	退院1ヶ月後
AST(IU/L)	389	431	157	72	27
AST(IU/L)	542	686	359	92	26
WBC(10³/μL)	16.9	25.0	28.1	9.4	5.8
Aty-Ly(%)	76.5	69.5	85.5	17.0	0

経過中，EB抗VCA-IgM抗体は陰性化し，EB抗EA-DR IgG抗体は4分の1以下に減少しています。EBNAは数ヶ月してから陽性になっています(表5)。

表5　EBウイルス抗体価(倍)の推移

	入院時	1ヶ月後	2ヶ月後	5ヶ月後	8ヶ月後
EB抗VCA-IgG	80	320	160	80	80
EB抗VCA-IgM	20	20	<10	<10	<10
EB抗VCA-IgA	<10	<10	<10	<10	<10
EB抗EA-DR IgG	80	−	−	10	−
EB抗EA-DR IgA	<10	−	−	<10	−
EBNA	<10	<10	<10	<10	10

この抗体価の推移を見るだけでも，勉強になるね。例えば，もし今回のような典型的な臨床経過を知らずに，5ヶ月後のような抗体価を示す患者を診たら，どのように判断しますか？

そうですね。EB抗VCA-IgG抗体が陽性ですが，EB抗VCA-IgM抗体は陰性で，まだEBNAが陽性になっていないので，半年以内くらいのEBV感染と判断します。

だいぶ理解ができたね。これで伝染性単核球症の診断は大丈夫だね。

ありがとうございます。先生，EBVについて，もう少し教えて下さい。

EBVはヒトヘルペスウイルス4型（HHV-4）のことを指し，ヒトヘルペスウイルス科に属する2本鎖DNAウイルスだよ。B細胞に侵入し，アポトーシスの抑制などの種々の機序によりB細胞内に潜伏感染するんだ。主に唾液を介する感染経路が中心で，別名「kissing disease」と呼ばれる。成人罹患率は90〜95％とも言われているけど，約50％が5歳までにほとんど不顕性に感染するんだ。残りは主に10代後半から20代にかけて感染の契機がきて，その際に伝染性単核球症を発症する場合があるんだね。EBVによる伝染性単核球症の特徴を，もう一度まとめて覚えておこう（表6）。治療に関しては，保存的治療が基本だけど，アモキシシリン（サワシリン®）やアンピシリン（ビクシリンS®）を投与すると発疹（図2）が出現するため，投与禁忌となっているから注意しよう。

表6　EBウイルスによる伝染性単核球症の特徴

臨床的特徴	発熱 咽頭痛　｝3主徴 リンパ節腫大 肝脾腫 発疹	血清学的所見	EBV抗体価の上昇，ポール・バンネル試験陽性
血液生化学的所見	単球＞50％ 　もしくは 異型リンパ球＞10％ 軽度の血小板減少 肝機能異常	合併症	脾破裂（まれだが，発症後1ヶ月は激しいスポーツは避ける） 脳炎，髄膜炎 自己免疫性溶血性貧血（0.5〜3％） 慢性活動性EBウイルス感染症
		備考	アンピシリンもしくはアモキシシリン投与により斑状丘疹が出現（90〜100％，図2）

勉強になりました。どうもありがとうございました。

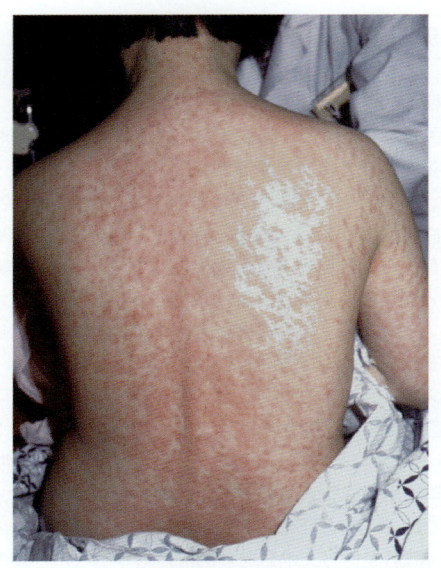

図2 アンピシリン投与後にみられた皮疹
〔写真の提供は山口惠三先生(東邦大学教授・微生物・感染症学)のご厚意による。〕

Epilogue

診断：EBウイルス(EBV)による伝染性単核球症

- 若年層に発症。発熱，咽頭痛，リンパ節腫脹が3主徴。
- 異型リンパ球が増加。軽度の血小板減少，肝障害がしばしばみられる。
- EBV抗体価を測定して診断する。

◆ 参考文献

1) Johannsen EC, et al：Epstein-Barr virus(infectious mononucleosis). In：Mandell, Douglas, and Bennett's Principles and Practice of Diseases, 5th ed. (Mandell GL, et al eds). New York：Elsevier/Churchill Livingstone, pp1801-1820, 2005
2) 伝染性単核症. IDWR；(2001年第20週), http://idsc.nih.go.jp/idwr/kansen/k02_g2/k02_46/k02_46.html
3) Macsween KF, et al：Epstein-Barr virus-recent advances. Lancet Infect Dis 3(3)：131-140, 2003

（吉澤定子）

Monologue 9 急性肺血栓塞栓症

　急性肺血栓塞栓症は，すべての診療科に関わる疾患である．その意味で，全科の医師に本疾患に対する認知，診断能力，治療能力が要求される．

　急性肺血栓症を診断する上で，まず本疾患を疑うことが第一歩である．病歴などの情報をきっかけに疑い始めることが重要だ．また，突発する急性肺血栓症の中には，悪性腫瘍の初発症状である場合も少なくないと言われており，明確な危険因子を有さない肺血栓塞栓症患者では全身の悪性腫瘍の検索を怠ってはいけない．ひと昔前は，「エコノミークラス症候群」と言われ，特に湿度が20%以下になっている乾燥している飛行機，とりわけ座席の狭いエコノミークラスで発症する確率が高いことから名付けられた．最近では飛行機で言えばファーストクラス，ビジネスクラス，さらに列車やバス，乗用車での発症も報告されている．このため旅行者血栓症やロングフライト血栓症（バスなどでの発症はまれなので）と呼ばれる場合もある．また，2004年の新潟県中越地震では，自動車の中で避難生活を送る人々に本疾患の疑いで死亡するケースが相次いだ．長時間同じ姿勢でいることが下肢血栓の形成を助長するため，予防対策としては体動（特に足の運動）を促し，水分を多めに摂取することが重要である．

（加藤博人）

CASE 13 ★★

21歳男性「突然発症した胸部違和感と胸痛」

Prologue

患者データ①（病歴）

現病歴：21歳男性。前日夕方，安静時から急激に息苦しさと胸部違和感が出現。痛みは持続的で特に深吸気時に胸部正中の強い痛みを自覚する。翌日になっても改善せず来院した。また，唾液を嚥下した時に喉の奥から前胸部にかけての重い痛みと違和感がある。発熱なし，咳嗽なし，咽頭痛なし（先行感染徴候なし）。
既往歴：ファロー四徴症にて小児期に根治術。
システム・レビュー：消化器系，皮膚において特に自覚症状なし。

Dialogue 1　主要な鑑別疾患

突然発症した咽頭痛と胸痛を訴える若年者の症例です。現病歴からどんな疾患を考えますか？

症状が急激に出現していること，深吸気で増強するというところから，まずは気胸を考えます。また，発熱はありませんが，胸膜炎や肺炎，心膜炎なども鑑別疾患として挙がるでしょう。肋間神経痛，肋骨，胸骨の損傷や帯状疱疹による痛みの可能性もあるでしょうか……。

痛みの発症様式と性状は特に重要ですね。急激な発症で，深呼吸時に痛みが増強する場合は胸膜，胸壁の病変に特徴的な症状ですね。心膜炎でも呼吸や体位で疼痛に変化がみられることがあるし，発熱がない胸膜炎，心膜炎もある。また，この患者の場合は，嚥下時に喉の奥の痛みも訴えているけど，これはどう考えますか？

🧑‍⚕️ 喉の奥から前胸部にかけての痛みということですから，放散痛でしょうか。消化管の症状も考えた方がいいのでしょうか……。

👨‍⚕️ ではもう少し詳細に患者の症状を聞いてみよう。

Dialogue 2　特徴的な身体所見

患者データ②（問診）
- 深呼吸時の胸部正中の痛みは，「特に深く息を吸った時に肺が膨張するようなズーンとした痛み」と表現された。今まで経験したことのない痛みだということであった。
- また，嚥下した時の違和感について詳しく聞いたところ，痛みとは別で，「喉がシュワシュワ」するような感じ，とのことだった。

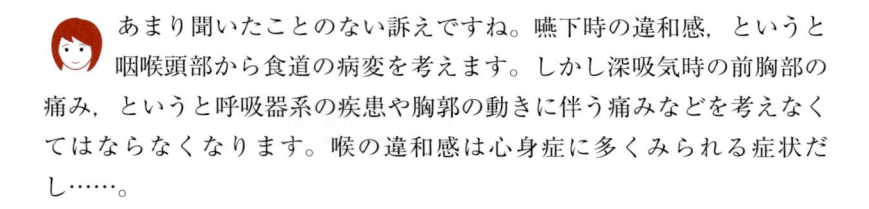

🧑‍⚕️ あまり聞いたことのない訴えですね。嚥下時の違和感，というと咽喉頭部から食道の病変を考えます。しかし深吸気時の前胸部の痛み，というと呼吸器系の疾患や胸郭の動きに伴う痛みなどを考えなくてはならなくなります。喉の違和感は心身症に多くみられる症状だし……。

👨‍⚕️ そうですね。喉の違和感と胸部の痛みが関連しているのかどうかによって考えられる疾患も変わります。では担当医の身体所見を見てみましょう。

患者データ③（身体所見）

バイタルサイン：血圧 90/60 mmHg，脈拍 76 回/min，呼吸数 12 回/min，体温 35.8℃，SpO₂ 98%

身体所見：チアノーゼなし。苦悶表情なし。貧血なし。黄疸なし。咽頭発赤なし。甲状腺腫大なし。圧痛なし。頸部リンパ節腫脹なし。外頸動脈怒張なし。心音純，呼吸音清，左右差なし。胸骨，肋骨の圧痛なし。皮疹なし。腹部異常所見なし。下肢浮腫なし。

🧑‍⚕️ 身体所見では異常がなかったわけですね。

🧑 そのようですね。ここで担当医は，診断のためのヒントとなるような身体所見が得られなかったわけです。その場合は，先ほど念頭においた鑑別疾患を除外していくしかない。東先生ならどんな検査を行いますか？

👩 胸部単純X線，心電図検査，血液検査，場合によっては頸部から胸部のCTを行います。

🧑 では，検査結果を見てみましょう。

Dialogue 3 診断アプローチ

患者データ④（検査所見）

心電図：正常洞調律　ST変化なし（図1）。
胸部単純X線写真：肺野に異常所見なし，胸水なし，心陰影縁に明らかな異常はなかった（図2）。
- ここで担当医は，検査結果に異常がなかったので肋間神経痛の可能性があることを患者に説明し，経過観察ということで帰宅させようとしたが，患者が深呼吸をした際に苦悶様顔貌で胸を痛がっている姿を見て，担当医はCTを施行することにした。

胸部CT画像：上縦隔を中心に縦隔気腫を認めた。肺野には異常所見はみられなかった。また，胸部単純X線写真で明らかでなかった皮下気腫を一部頸部に認めた（図3）。

👩 縦隔気腫だったのですか。なるほど。

🧑 そうですね。縦隔気腫が起きるとしたら，その原因としてはどのようなものがありますか？

👩 縦隔内に空気が漏れ出るわけですから，気道内圧が上昇して気管や気管支の損傷が起きたり，あるいは食道内圧が上がって外に空気が漏れ出るような状態を考えればよいわけですよね。思い浮かぶのは気管支喘息発作や嘔吐などによる食道破裂ですが，この患者さんは既往

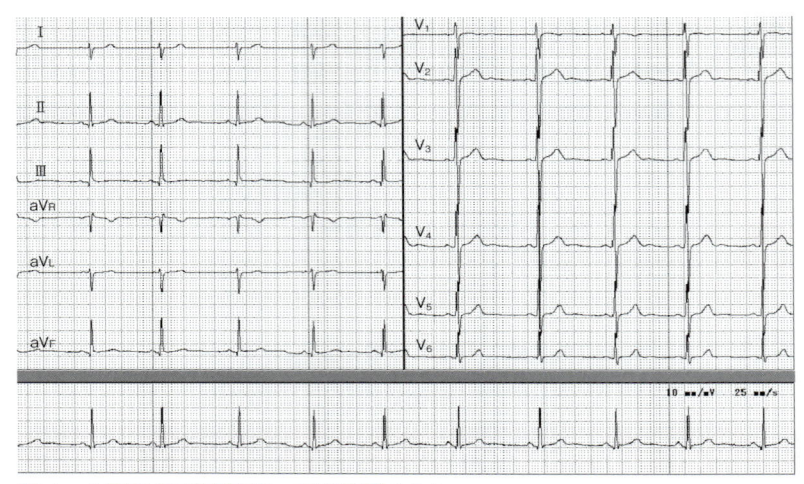

図1 心電図(正常洞調律,異常所見なし)

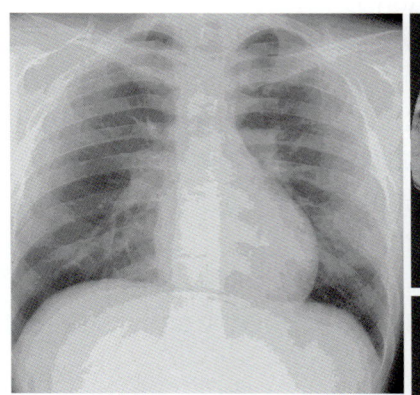

図2 胸部単純X線写真

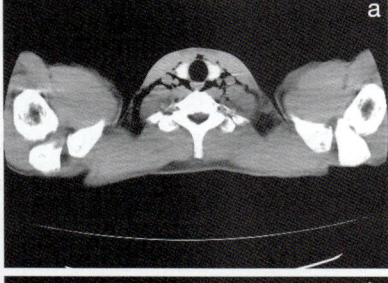

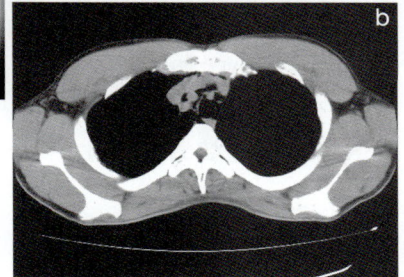

図3 胸部CT画像
aでは頸部皮下気腫と縦隔気腫を,bでは縦隔気腫を認める。

には気管支喘息の既往はないし，もちろん外傷のエピソードもありませんでした。それ以外の発生要因を考えることになります。痛みを自覚する直前に強く怒責(どせき)することがなかったか，あるいは嘔吐がなかったかなど，誘因になるようなエピソードの有無について，もう少し詳しく病歴を聞いてみる必要がありそうです。

Dialogue 4 診断までの問題点

患者データ⑤（治療経過）

- 患者に聞いたところ，胸痛が出現する少し前に炭酸飲料を飲んで大きなおくび（ゲップ）をしたとのことであった。
- 血液検査では CRP 0.2 mg/dL，WBC 5,100/μL と炎症所見はなく，現時点で縦隔炎を起こしている可能性は低いと考えられた。
- 入院にて絶食，補液，安静にて経過観察を行った。経過中に発熱はみられず症状は徐々に軽快した。上部内視鏡検査では明らかな食道裂傷は認めなかった。
- 3日後に施行した血液検査でも炎症反応はなく，再度胸部 CT を施行したところ縦隔の気腫像は改善傾向がみられ，第4病日に退院となった。

外傷以外で私たちが通常の臨床でみることのある縦隔気腫は，気管支喘息重積発作や人工呼吸器による気道内圧上昇などで起こるものだね。特に食道破裂による縦隔気腫は，多くの場合，暴飲暴食後の激しい嘔吐や怒責，咳嗽，排便などで腹圧が上昇した後に発生し，急性縦隔炎を起こす可能性があるから要注意だね。しかしその一方でまったく誘因が認められずに発生するものもあるんだよ。何らかの誘引により急激に気道内圧が上昇すると気管支血管鞘に接する肺胞が破裂し，漏出した空気が次第に肺血管周囲の結合織を剥離し，肺門に達して縦隔気腫となる。さらには縦隔内圧の上昇により空気が柔らかい結合織を通過して頸部に達し，皮下気腫を形成するというものなんだ。明らかな誘因なく発症するものを特発性縦隔気腫というんだ。

🧑‍🦰 緊張性気胸で胸腔内圧が上がったら縦隔気腫になりやすいでしょうか？

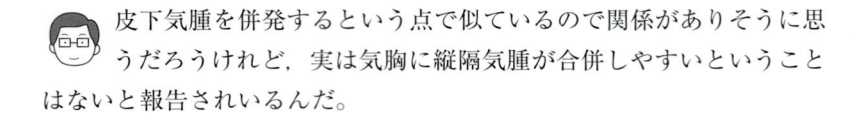

👨 皮下気腫を併発するという点で似ているので関係がありそうに思うだろうけれど，実は気胸に縦隔気腫が合併しやすいということはないと報告されいるんだ。

Dialogue 5 診断のコツ

🧑‍🦰 胸部単純 X 線写真ではなかなか診断のつかない縦隔気腫もあるのですね。

👨 一般には胸部単純 X 線写真では気管，心臓縁に空気と透亮像が確認できれば診断ができるんだけれど，縦隔に漏れ出した気体（空気）の量が少ない場合は CT でないと診断できない場合がある。この症例の胸部単純 X 線写真（図 2）をもう一度よく見てみよう。実は，気管と心陰影縁にわずかに透亮像が見えるんだけれどわかるかな？　この症例では胸部単純 X 線写真の正面像しか撮影しなかったようだけれど，縦隔気腫はむしろ側面像でより明らかになることがあるんだ。縦隔気腫のうち軽度のものは胸部単純 X 線写真で 30% 見逃されているという報告もあるんだよ。また，縦隔気腫の主たる症状は，胸痛，呼吸困難の他に，嚥下困難，咽喉頭痛，前胸部違和感などだね。無症状で画像上で診断される場合もまれにある。皮下気腫は約 60% に合併すると言われているけれど，これも軽度のものでは診察時に気がつかない場合があるんだ。聴診では胸骨下に心拍動に一致してバリバリといった捻髪音が聞れることがあり，これをハマン徴候というんだけれど実際にはわからないことも多い。また，頸部痛，嚥下困難，胸痛を縦隔気腫の 3 徴候というんだよ。

🧑‍🦰 患者が訴えていた嚥下時の喉の違和感や痛み，深吸気時の前胸部の痛みというのは，実は特徴的な症状だったのですね。

そうだね。頸部や喉の違和感を訴える患者は日常診療で頻繁に見かけるし，胸痛を訴える患者も頻繁に見かけるね。頸部の違和感は心身症でよく聞かれる症状だから，と担当医はあまり気にしなかったようだね。胸痛については，患者の年齢から担当医は気胸を考えたが，胸部単純X線写真で気胸がないので問題なし，と判断した。しかし，特徴的な患者の訴えに気がついていれば，鑑別疾患の1つとして縦隔気腫を挙げることができ，より注意深く診察し，わずかな皮下気腫に気がつけばより早く診断がついていたかもしれない。今回はCT検査をして初めて診断できた症例だったね。

ゲップをしたことが原因でしょうか？

内視鏡検査では食道に明らかな損傷がなかった，ということだから明らかな食道裂傷はなかったわけだけれど，炭酸飲料の一気飲みや派手なおくび（ゲップ）で食道内圧が急上昇し縦隔にミクロの気泡として空気が漏れ出た可能性はあるかもしれないね。ゲップや嘔吐などで食道内圧の急激な上昇により食道破裂が起きた場合は，激烈な胸痛，心窩部痛を伴い，急性縦隔炎を合併し重篤化することがあるんだけれど，その一方で特発性縦隔気腫は，一般に経過観察のみで3〜15日以内に軽快することが多い。誘因がなく発症するものを特発性縦隔気腫と定義するんだけれど，実際には何らかのエピソードがあることが多く，特発性か否かを厳密に区別できない症例も多いんだ。この症例では，深呼吸をした際に苦悶様顔貌で痛さを訴えていたことが気になりCTを撮ったので診断ができたわけだね。頸部痛，嚥下困難，胸痛の縦隔気腫の3徴候を知っていれば容易に思いついたかもしれないけれど，スクリーニング検査（胸部単純X線写真，心電図）で診断できないものも多い。それを知っていれば，念のためCTを撮ってみることで見落としを防げるね。

Epilogue

診断：縦隔気腫

- 若年の健常人が突然の胸痛，頸部痛を生じた際には鑑別疾患の1つとして縦隔気腫も念頭におく必要がある。

- 胸部単純Ｘ線写真では確認できない場合もある。
- 縦隔気腫を鑑別疾患として考えた場合には，単純Ｘ線写真で異常がなくてもCTを施行すべきである。

◆ 参考文献

1) Macklin CC：Transport of air along sheaths of pulmonic blood vessels from alveoli to mediastinum. Arch Inter Med 64：913-926, 1939
2) Hamman L：Spontaneous mediastinal emphysema. Bull Johns Hopkins Hosp 64：1-21, 1939
3) Rose WD, et al：Spontaneous pneumomediastinum as a cause of neck pain, dysphagia, and chest pain. Arch Intern Med 144：392-393, 1984
4) 小林花神, 他：特発性縦隔気腫の3例. 日呼吸会誌 44(4)：350-353, 2006

(原　規子)

Monologue 10　グラム染色を見る習慣

　Case 28(☞ p280)では，劇症型A群レンサ球菌感染症を紹介した。A群レンサ球菌は，急性咽頭炎以外に膿皮症，蜂巣炎，壊死性筋膜炎，リンパ節炎，STSSなど，多彩な病態をとることが知られているが，簡便な診断法として迅速抗原検査法が利用可能である(感度62～99%，特異度95～100%)。この検査は，現在咽頭拭い検体のみ保険適用となっているが，近年，咽頭以外の部位における検査の有用性も報告されてきている。自験例でも，Case 28のように蜂巣炎を呈した皮膚や，化膿性リンパ節炎の病変の穿刺液に迅速検査を施行し，診断と治療が迅速に行われた症例を経験している。

　一方，グラム染色も忘れてはならない迅速検査の1つである。グラム陽性菌が検出されたら，まず形態を観察し，連鎖状であるのかブドウ状であるのか判別するのは抗菌薬を選択する上において非常に重要である。ただし，グラム染色は慣れの問題もあり，普段から見慣れていないと菌の検出に難渋することがある。以前，当院でも倍率100倍で鏡検したWBCを菌と間違えた事例を経験している。基本的なところだが，顕微鏡の見方として，まず100倍で細胞分画を観察し(特に白血球浸潤の程度)，白血球浸潤の強いところを視野の中央に合わせ油浸をつけて1,000倍で菌の形状を観察する，といった流れをもう一度確認してほしい。日頃から，検査部に足を運んでグラム染色を見る習慣をつけることが大事である。

(吉澤定子)

CASE 14

35歳男性「胸部圧迫感」

Prologue

患者データ①（病歴）

現病歴：35歳男性。今までに特に大きな病気をしたことがない会社員。1週間前から感冒症状があり，ここ数日は咳が続いた。昨日から胸骨裏に圧迫感を自覚するようになった。本日になっても症状軽快なく，仕事が終わり救急外来に独歩にて来院した。
既往歴：なし。
生活歴：飲酒なし，喫煙20本／日，アレルギー歴なし。

Dialogue 1　主要な鑑別疾患

　本日は胸痛の勉強をしましょう。胸痛は腹痛に並んで頻度の高い症状ですね。胸痛の原因をどのように調べていくか？　これが今回のポイントです。

　わかりました。しかしこの病歴は内容が乏しいですね。

　おそらく救急外来の医師が急いでとったものだと思います。救急外来に限りませんが，最近は時間も人手も足らない医療現場に対して世間からの期待と責任は非常に高いです。効率よくかつ詳細な病歴が必要です。では東先生も知っているOPQRSTに沿って病歴を取り直しましょう。

　わかりました。それでは胸痛についてOPQRSTに沿って病歴を取り直します。

患者データ②（問診1）

O(onset)：昨日の午前中から自覚する。急激な発症ではない。

P(provocative/palliative)：発症誘因は労作性でない。増悪誘因はこれも労作性でなく，臥位や吸気・咳での増悪なし。軽快誘因は特にない。

Q(quality)：胸骨裏の圧迫されるような違和感であり，切迫感はなし。常に同じ違和感でなく強さに変動あり。しかし，まったくなくなることはない。

R(region/radiarion)：心窩部や顎への放散痛は認めない。時に背中から両肩に重い感じを覚えることがある。

S(associated symptom)：冷汗は伴わない。努力呼吸なし。重症度は高くない。

T(time course)：症状の持続時間は24時間以上。以前にはこのような自覚はない。

家族歴：虚血性心疾患なし，突然死なし，不整脈なし。

よくできました。病歴聴取がよくできるとほとんどの疾患は予想できます。詳細な病歴をとることは「急がば回れ」の考えから非常に重要です。ではこの問診でどのような疾患を考え，あるいは鑑別疾患に何を考えたかを説明して下さい。

はい，当然のことながら心筋梗塞などのACS（急性冠症候群；acute coronary syndrome）を最初に否定することが重要だと考えました。まず血管イベントのリスクがどのくらいあるか評価することが重要です。家族歴はないとのこと，また会社員ですから通常毎年の健診を受けていると思いますので，今までに糖尿病，高血圧，脂質異常症を指摘されたことがあるか確認する必要があります。それと，嗜好品では喫煙があります。

いいでしょう。まずACSなど血管イベントを除外することが重要です。今症例ではリスクは喫煙のみです。リスク評価ののち，今回の胸痛について考察します。では，病歴から鑑別してください。

まず，発症様式についてですが，急激ではない。これで心筋梗塞や動脈解離の可能性は低いと思います。また今までに労作などで胸痛を自覚したこともなく，不安定狭心症も否定的だと思います。症状は比較的緩徐であり心膜炎などが考えられます。次に誘因です。労作性でないことから，虚血性心疾患は否定的です。また臥位での増悪はなく，直立姿勢や前傾姿勢での軽快も認められません。これから心膜炎は否定的です。吸気による増悪もないことから胸膜炎も可能性は低いでしょう。痛みと食事との関連もなく消化管の疾患，例えば食道痙攣なども否定的です。放散痛で背中から両肩への痛みが理解不能ですが，これはいつも自覚するわけでなく判断は難しいと考えます。ウイルス性の感染症では肩などの筋肉痛を自覚することがあり，そうかもしれません。だいたい以上が私の思考経過です。

重要疾患を否定していくのはとても重要なことです。それでは，問診を次のようにまとめましょう。

患者データ③（問診2）

- 35歳男性。生来健康の会社員。毎年会社の健診を受けているが，高血圧，糖尿病，脂質異常症などを指摘されたことはない。喫煙歴あり。
- 約1週間前に微熱，咽頭痛，鼻水を自覚して，市販の感冒薬にて経過を見ていた。3日前から痰を伴わない咳を認めた。
- 前日午前のデスクワーク中から胸骨裏に圧迫されるような違和感を自覚した。激烈な痛みではない。体勢によっても痛みの変化はなく，深吸時も増悪はない。時々，胸痛とともに背部から両肩にかけて鈍痛を感じる。
- 違和感は少し楽になったかなと思う時もあるが持続しており，当日午後は前日よりも少し痛みが増した感じがする。仕事が終わって心配で救急外来を受診した。家族歴に虚血性心疾患，突然死，不整脈いずれもなし。

それではこの患者は仕事を終えて，なおかつ症状が持続しているので心配で救急外来を受診したということですね。準救急ですね。翌日の外来でもよかったのかな？　しかし，胸痛です。この患者さ

んも緊急性は低そうですが，救急外来で一見軽症に思える場合でも最終的に重症であった症例は0.5％ほどあると言われています。独歩で来て看護師のトリアージの段階でも重症感はないが最終的に集中治療室に入室した患者です。看護師からの情報だけに頼らずに重症疾患を考えて診察することが大事です。東先生はまずACSを鑑別の最初に挙げていましたが，胸痛の場合に危険な疾患はそれだけですか？

👩 他には動脈解離と肺塞栓もあるでしょうか……。

👨 胸痛の場合，4 killer chest painをまず除外しましょう。急性冠症候群（ACS），大動脈解離（AD；aortic dissection），肺塞栓（PE；pulmonary embolism），（緊張性）気胸（PTx；pneumothorax）の4疾患です。それぞれの問診上の特徴を理解して下さい。ここで注意してもらいたいのは，誰が見ても重症感がある患者に問診を長々としなさいと言っているのではなく，一見軽症に見える患者の中にも4 killer chest painの場合があるということです。まずは除外しましょう。

👩 わかりました。

👨 ではACSについて考えていこう。まず冠動脈疾患の有病率に関係すると認識されている質問は何でしょう？

👩 胸痛の持続時間ですか？

👨 残念だけど，違います。有意義とされているのは，次の3つの質問です。1)胸部不快感があるのが胸骨裏か否か，2)胸痛が労作による誘因があるかどうか，3)安静や亜硝酸薬によって胸痛が軽快するか否か？，です。ここで，2)の労作ということについて注意が必要です。労作を実際に，具体的に表現して下さい。

👩 階段を上がる，坂道を登る，などです。

🧑‍💼 NYHA機能分類，CCS分類など必ず覚えましょう。階段を上がる，上り坂を歩く，寒い所や風の強い所での歩行，食後か否か，感情的ストレスを伴うか，通常のペースより速く歩く……など，「労作」に関する質問の仕方について，具体的に知っておくべきことはいくつかあります。

👩 わかりました。

🧑‍💼 ではこの症例に当てはめてみると，1)は満たします。2)はどうでしょう？　労作について詳しく聞いていませんね。具体的に先ほどの例を挙げてそれらの時に胸痛の増悪がないかを確認する必要があります。胸痛は安静時も持続しているとのことで2)は違います。そして3)は関係ない。すなわちこの症例では胸骨裏というのが当てはまりますが他は違います。胸痛も持続的である。これらのことから年齢や男性ということを考慮しても冠動脈疾患の有病率は5〜15％前後と考えられます。

👩 すると冠動脈疾患の危険因子も喫煙しかなく，可能性は低いと思っていいでしょうか？

🧑‍💼 可能性は低いでしょう。しかし狭心症を起こすのは冠動脈疾患だけではないことは認識していますよね？　貧血，弁膜症，甲状腺機能亢進症では冠動脈疾患でなくても狭心痛を起こします。覚えておきましょう。では次に狭心症ではないとすると何を考えますか？

👩 胸骨裏とのことでGERD(逆流性食道炎)などの食道性の胸痛を考えます。

🧑‍💼 次にGERDですか？　まあいいでしょう。GERDは胸痛の原因として一般的であり考慮する必要はあります。しかし，重要なことは胸痛の診察においてGERDはあくまでも除外診断であると認識して下さい。その上でGERDを疑う問診上のポイントは何でしょうか？

👩 胸焼けや逆流感でしょうか？

胸焼け，逆流，嚥下困難がある場合，また慢性咳嗽や喘息がみられる場合はGERDの可能性は高いと思いますが，あくまで救急外来では除外診断です。GERDの症状を増悪させる因子は何でしょうか？

　　食後横になることです。

　　それもそうです。あと，大量の食事，特に脂肪分が多い食事です。また喫煙も増悪因子です。これらのことを踏まえて問診をとることは重要です。しかし，GERDは一般的な胸痛の原因ですから必ず重篤な疾患を除外してからプロトンポンプ阻害薬（PPI）などの処方をするようにして下さい。救急外来で胸痛の患者に何の検査もせず問診のみでGERDと診断してPPIを処方しないように。GERDに感度，特異度の100％の症状はありませんから。

　　4 killer chest painを除外することが重要であり，その上でGERDは除外診断だということですね。

　　他に胸骨裏の痛みは何でしょうか？

　　心膜炎や心筋炎でしょうか。

　　そうですね，本来はGERDを鑑別に挙げる前に急性心膜炎や心膜心筋炎などの鑑別が必要です。では急性心膜炎の問診上のポイントは何ですか？

　　前屈で軽快する胸痛です。

　　それもそうです。他にはどうでしょう？　胸骨裏で持続する，座位で軽快し臥位で増悪する，僧帽筋稜への放散痛，この3点は重要です。

　　なぜ僧帽筋稜に放散するのですか？

🧑‍⚕️ それは心膜が横隔神経の支配を受けているためです。放散痛の原理を思い出して下さい。僧帽筋も同じ横隔膜神経と同じ脊髄レベルの感覚神経の支配を受けていますよね。

👩 わかりました。放散痛とはそういうことですよね。

🧑‍⚕️ 放散痛とは，実際に原因の部位に痛みが起こるのではなく，その部位と同じ神経支配を受けている部分に自覚する痛みをいいます。すなわち放散痛は原因の部位とは違う部分に痛みを感じることで非常に紛らわしいことが多いです。腰痛による心筋梗塞例などこの部類に入ります。ではこの症例に僧帽筋稜への放散痛はありましたか？

👩 ええ，背部，特に両肩に時々痛みを自覚したそうです。これでしょうか？

🧑‍⚕️ 可能性はあります。するとこの症例は胸骨裏で持続する僧帽筋稜に放散する胸痛を認めているわけですね。急性心膜炎を考慮する必要が高いですね。では以上のことを考慮して身体所見に移りましょう。

Dialogue 2 特徴的な身体所見

患者データ④（身体所見）

- 身長 172 cm，体重 70 kg
- **バイタルサイン**：血圧 124/74 mmHg，脈拍 80 回/min・整，呼吸数 12 回/min・整，SpO_2 98%
- **身体所見**：意識清明，苦悶様表情なし，頸部は甲状腺触知せず，心音純，心雑音なし，呼吸音清，左右差なし，ラ音なし，腹部は平坦で軟，圧痛なし，下肢は浮腫なし。

🧑‍⚕️ 心膜摩擦音はどうでしょうか？

👩 認められません。

一般的に心膜炎では機関車様と形容される高調な表在性の心膜摩擦音が有名ですね。よく紙をひっかくような音をイメージするとよいと言われています。炎症を起こした臓側心膜と壁側心膜が擦れ合って発生する音です。典型例では心房収縮期，心室収縮期，心室急速充満期の3相で聴取されますが，1相のみの場合もあります。

　1度聞けば忘れない音のようですね。ところで心膜摩擦音の感度，特異度を教えていただけますか？

　所見をとるにあたってはその感度，特異度をおおまかに把握する必要があります。この心膜摩擦音の感度は低いです。50〜60％です。しかし，特異度はほぼ100％と思って下さい。したがってこれが聞けたら診断的価値は高いです。可能であれば前屈をさせて心膜面を胸骨に押し付けるのがよいでしょう。胸骨左縁第5肋間周辺が一番聞きやすい。他に聴診器を強く圧迫したり，深呼気時に聴取するなど工夫が必要です。ところで胸膜摩擦音は聞いたことがありますか？

　ありません。

　では，心膜摩擦音との区別はどうしますか？

　心膜摩擦音は呼吸を止めさせて聴診する……。

　そうです。他にこの所見で必要なことは何ですか？

　はい，頸静脈怒張についてです。

　その通りです。この症例は心膜炎の可能性がある。すると奇脈と頸部静脈の観察が重要となります。まず奇脈についてです。これは，通常の呼吸状態で吸気時に収縮期血圧が10 mmHg以上低下する現象をいいます。実際には呼吸をして，コルトコフ音が呼気時に聴取される点から呼気・吸気の両方で聴取される点の差を読み取ります。次に頸部静脈の観察です。静脈圧上昇の患者では何をチェックしたらいいで

しょうか？

🧑‍🦰 頸静脈圧ですね。

👨 そうです。頸静脈圧をチェックすることです。内頸静脈の拍動の高さ，すなわち頸静脈圧（JVP）は静脈圧（VP）を反映する。VPは通常右側の内頸静脈で評価されます。なぜなら，右内頸静脈と右心房は解剖学的に直接つながっているからです。ただし，内頸静脈は胸鎖乳突筋の下を走行し直視することができません，そこで注意深く頸動脈圧拍動と区別しつつ，体表皮膚に伝播される頸静脈拍動を同定することが大事です。浮腫のある患者を診察する場合，心不全患者などに非常に有用です。

🧑‍🦰 わかりました。実際に何を見ればいいですか？

👨 JVPの高さは内頸静脈が動揺（拍動）する頂上点を見ることが大事です。まず患者が30度の半座位になるようにベッドの角度を上げ，皮膚表面に伝播される頸静脈拍動を見つけます。循環血液量が減少した患者では，JVPは低下していると予想できるので，JVPの拍動がよく見えるようにベッドの角度を下げ，時には0度（仰臥位）にすることもあります。逆に循環血液量が増加している患者ではJVPは上昇していると予想できるので，ベッドの角度を上げて評価します。JVPは胸骨角からの垂直距離で計測されます。胸骨角は胸骨柄と胸骨体との結合部の骨性隆起で，第2肋骨が接合していて，患者の体位に関係なく，胸骨角は右心房から約5cm上方にあります。すべての体位で胸骨角は右心房から約5cm上方にあるわけです。胸骨角から計測した静脈圧の高さ（垂直距離）は，患者の体位によらず一定です。JVPが胸骨角から4cm以上あるいは右心房から9cm以上上方なら，静脈圧は上昇していると評価します。わかりましたか？

🧑‍🦰 今後に大変参考になりました。

Dialogue 3 特徴的な検査所見

🧑‍⚕️ それではまず心電図(図1)を見てみましょう。どうですか？

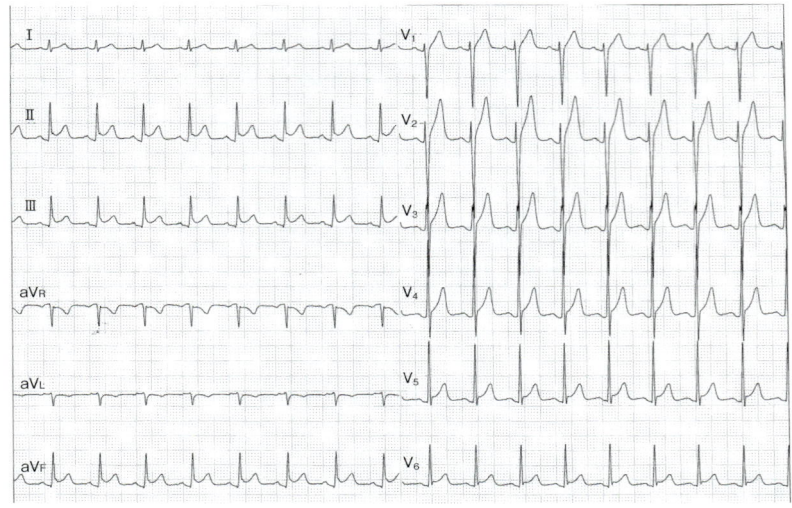

図1 心電図

👩 心電図ではSTが上昇しています。

🧑‍⚕️ ではST上昇の例を挙げて下さい。

👩 心筋梗塞，早期脱分極，心外膜炎，左室肥大，心室瘤，左脚ブロックです。

🧑‍⚕️ よくできました。ではこの症例では何を考えますか？

Dialogue 4 診断アプローチ

👩 冠動脈の支配領域とは異なる範囲でSTが上昇しているので心膜炎と考えます。

そうです。一般的に心膜炎の急性期にはaVRを除く広範囲の誘導で下に凸のST上昇をきたします。ここで下に凸という形がキーワードです。早期脱分極では上に凸です。冠動脈の支配領域とは異なることが心筋梗塞との鑑別点だということは常識ですが，必ず広範囲の誘導で変化があるということではありません。心膜炎も局所的に出ることがあるということです。したがって，心筋梗塞で重要なミラーイメージがでないことは心膜炎の診断では有意義です。また心房の炎症による再分極過程を反映してPR部分は低下することが多いです。特に下壁誘導でこの変化は現れやすく覚えておいて下さい。

次に血液検査ではどのような変化が予想されますか？

炎症を反映して白血球増多や血沈の亢進，CRP上昇が予想されます。

患者データ⑤（検査所見）

血液検査	・WBC 9,800/μL ・RBC 423 × 10⁴/μL ・Hb 13.7 g/dL ・Ht 40.5% ・CRP 2.3 mg/dL	・Na 138 mEq/L ・K 3.8 mEq/L ・Cl 98 mEq/L ・UN 14 mg/dL ・Cr 0.73 mg/dL	・AST 26 IU/L ・ALT 19 IU/L ・LDH 286 IU/L ・CK 87 IU/L ・トロポニン I 0.75 ng/mL

そうです。WBC 9,800/μL，CRP 2.3 mg/dLでした。しかしCKやトロポニンの上昇はなく心筋炎の合併はないと思います。この症例は心膜炎の比較的典型例かもしれません。また，心臓超音波上心嚢液も貯留はなく（図2），血液検査上もこのように炎症所見は軽度でした。実際安静のみで軽快しました。原因は不明でした。各種ウイルス抗体も調べましたが，結果が返ってきた頃にはよくなっていました。しかし，胸痛という観点からいろいろ勉強できましたね。

はい，ありがとうございました。

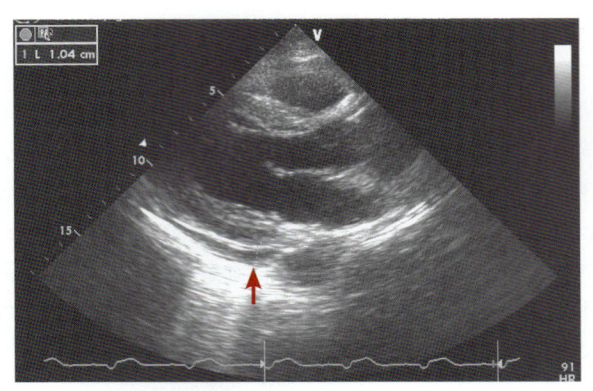

図2 心臓超音波画像
軽度心囊液が認められる(矢印)。

Epilogue

診断：心膜炎

- 胸痛では，ACS，AD，PE，PTx を除外する。
- GERD はあくまで除外診断。
- 頸静脈圧をチェックする。
- 心膜炎の心電図のポイントは，「ST 上昇が冠動脈支配領域か？」「上に凸型か凹型か？」「鏡面的な ST 低下があるか？」「PR の低下があるか？」

◆ 参考文献

1) 木内信太郎, 他：胸痛の鑑別診断. 救急医学 33：143-147, 2009
2) Spodick DH：Acute pericarditis：Current concepts and practice. JAMA 289：1150-1153, 2003

(中西員茂)

CASE 15

63歳男性「2ヶ月前からの心窩部痛」

Prologue

患者データ①（病歴）

現病歴：63歳男性。約5年前から糖尿病を指摘されたが，食事療法のみで通院していなかった。この2ヶ月ほど食後に心窩部の鈍痛を自覚することがあった。経過を見ていたが，昨日は食事とは関係なく，朝の通勤時に10分程度の心窩部痛を自覚した。当日会議中に突然心窩部にいつもより強い痛みを自覚し，一瞬意識が遠のく感じも伴った。疼痛は30分程度で軽くなったが心配になり独歩で来院した。

既往歴：糖尿病。

生活歴：飲酒なし，喫煙20本/日。

Dialogue 1　主要な鑑別疾患

今回は，糖尿病の患者で心窩部痛を主訴に受診した症例について考えてみましょう。

そうですね……。最近食後の心窩部痛があったとのことで，まず消化管の疾患を考えたいと思います。急性胃腸炎とか，あるいは出血性胃潰瘍とか，黒色便があったのか聞かないとだめですよね。

もちろん黒色便の有無は必要です。しかし，今回の痛みは食後ではありませんね。もちろん消化管疾患を考えることは重要だけど，そこだけに考えが集中してはいけません。まずは原則にのっとって，痛みの記述をしましょう。皆さんもご存知のOPQRSTです（☞ Case 14, p122）。

了解しました。OPQRST に沿って心窩部痛の性状を記載します。追加で問診をします。

患者データ②（問診1）

- 心窩部痛について
  O：突然の痛み。
  P：特に誘因を認めない。30分程度で安静にて自然に緩和した。
  Q：冷汗は伴わないが強い痛み。今までに経験のないような感じ。
  R：痛みは心窩部に認め，他の部位に痛みはなかった。
  S：意識が遠のく感じを伴った。意識消失はなかった。動悸を伴った。嘔気・嘔吐はなかった。
  T：約2ヶ月前から時々食後に1時間程度の心窩部不快感を自覚することがあったが，前日は朝歩行時に10分程度の心窩部痛を自覚した。

この問診1を見てみると，今回の心窩部痛は今までの食後に起こっていたものとは別に考えた方がいいと思われます。では，次に意識が遠のく感じについてもう少し考えてみましょう。

この一瞬の意識が遠のく感じは消化管出血による貧血で，立ちくらみによるものと思いましたが，どうでしょうか？

その考えは大変良いですね。出血時はまず起立性低血圧が生じ立ちくらみを訴える場合が多いのです。この症例は意識消失を認めませんが，失神の鑑別では男性の場合は消化管出血，女性の場合は子宮外妊娠による出血性ショックが重要です。

それでは，意識が遠のく感じが起立性であったかどうか聞きたいと思います。

患者データ③（問診2）

- この1週間ほどの心窩部痛は歩行時に多かった。2ヶ月前からの食後の痛みより強かった。また以前はもたれる感じもあったが最近はそれもなかった。

- 当日は会議中で椅子に座っている時に心窩部痛を自覚した。動悸と意識が遠のく感じがした。意識が遠のいたと感じた時は椅子に座ったままの姿勢だった。特に立ち上がった時ではない。
- 意識の消失はない。嘔気・嘔吐は伴わない。

　良いでしょう。それでは最初に戻って心窩部痛の鑑別はどうでしょうか？

　はい，心窩部痛の鑑別診断は，急性胃炎，胆囊炎，胃潰瘍，十二指腸潰瘍，急性膵炎などが挙げられます。

　まずまずでしょうか。臨床医として，まずは鑑別診断が挙げられないのは困ります。次に困るのは，状況に関係なく多くの鑑別疾患が出てくることです。目標とすべき段階は患者の状況にあった鑑別疾患が挙げられることです。今回の場合は腹部以外の疾患についても考えて下さい。

　えっと……。

　この患者は喫煙歴があり，程度はわかりませんが糖尿病があります。中年以降の男性ですから，心疾患についてはどうでしょう？リスクは高いですね。今までの痛みも労作と関係があるか聞く必要があります。

　なるほど，心疾患について考えていませんでした。リスクは男性，糖尿病，喫煙とあります。よく聞くと，以前の心窩部痛とは質が違う感じです。また，当日は会議でストレスを感じている時で動悸も伴ったようです。

　そうですね。動悸も伴っていることから，心血管イベントが起こった可能性はあります。だいたい，腹部の症状で来た場合はまず，腹部以外の疾患を鑑別することが重要です。これは，臨床の基本ですよ。では次に意識が遠のく感じについて考えましょう。この症例は意

識消失を伴っていませんが，意識消失を伴う場合は病歴で必要なことはありますか？

　先ほども述べましたが，起立性か否かは重要だと思います。他は……。

　一般的に労作時か，安静時か，トイレに行った時かなど，その時の状況が重要です。意識消失の場合，まず何をどのような疾患を考えて病歴を取りますか？

　TIA（一過性脳虚血発作）ですか？

　それは，勉強不足の研修医の典型的な返事ですよ。まず，意識障害はどういう機序で起こりますか？

　意識中枢の虚血です。

　正解です。脳幹の上行網様体，いわゆる意識中枢の障害と，もう1つは両側大脳の障害です。両側の大脳の障害がTIAで起こることは非常にまれで可能性は低いと思います。上行網様体の一過性の虚血で意識障害は起こりえますが，その時は脳低椎骨動脈領域のTIAですから，他の神経症状を伴うはずです。すなわち，小脳失調・複視・片麻痺などがあるか，見る必要があります。意識障害だけでTIAを考えるのは基本的にありません。もちろん例外はありますが，この症例では「意識が遠のく感じ」であり，TIAを鑑別の一番に挙げるべきではありません。脳血流の全体的な減少によって起こったと考えるべきですが，一般的にその原因は何でしょうか？

　不整脈など心臓由来，起立性低血圧などですか？

　そうですね。心血管性，出血・脱水・貧血などの起立性，この2点をまずは鑑別して下さい。そのためには問診上，心血管性意識消失を疑う注意点を挙げて下さい。

🧑‍🦰 心疾患のリスクのある患者などですか？

👨 そうです。他に，動悸や胸痛を伴うかどうかは重要なポイントです。その意味で，この症例では動悸と心窩部痛を伴っていたわけで心血管性の可能性が高いと考えられます。ではこの辺で身体所見を見てみましょう。

Dialogue 2　特徴的な身体所見

患者データ④（身体所見1）

バイタルサイン：血圧 162/98 mmHg，脈拍 96 回/min・整，呼吸 18 回/min，体温 36.8℃，SpO_2 93％

身体所見：意識清明，貧血・黄疸なし，咽頭・口腔内に異常を認めず，甲状腺腫大なし，外頸静脈の怒張なし，心音は純，雑音なし，過剰心音なし，呼吸音清で左右差なし，腹部は平坦で軟，圧痛なし，四肢浮腫なし。

👨 主訴は心窩部痛ですね。心窩部は腹部の9分割法の一部分です。この所見では圧痛がありませんね。胃潰瘍や十二指腸潰瘍では限局性の圧痛を認めることがよくあります。他に，肋骨骨折などでも認めますが，心窩部や左右の季肋部に一点限局性の圧痛を認めた場合は，胃潰瘍や十二指腸潰瘍の疑いが高いと考えます。

🧑‍🦰 なるほど，この症例では圧痛は認めていません。他はどうですか？

👨 どうでしょうか？　問診では急性冠症候群（ACS）などの血管イベントも考えられるとのことでしたが，他にとるべき身体所見はありますか？

🧑‍🦰 脈拍は96と速いですね。血圧の左右差や起立性の変化などが気になります。Tilt test（起立負荷試験）ですね。

患者データ⑤(身体所見2)

- 血圧左右差なく,下肢の血圧の低下もみられず。Tilt test も陰性であった。

では,次に行うべき検査は何でしょうか?

もちろん,心電図です。

Dialogue 3 特徴的な検査所見

患者データ⑥(検査所見1)

心電図:図1に示す。

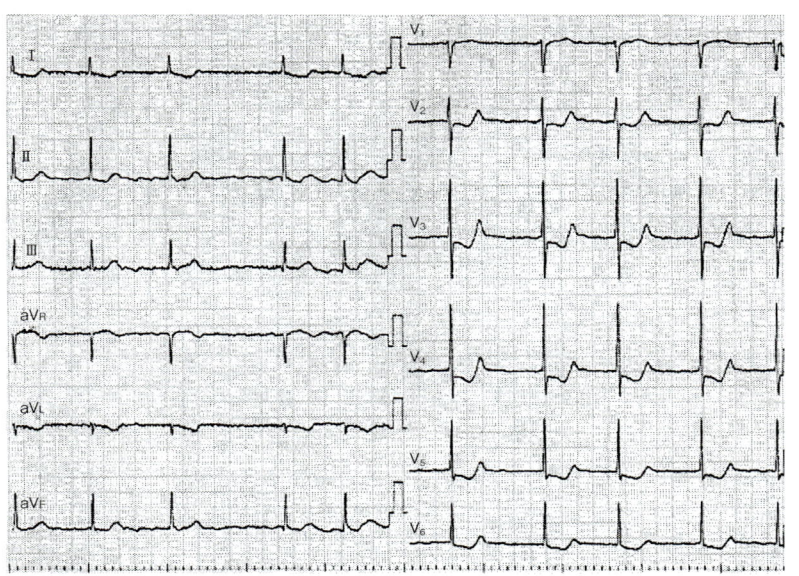

図1 心電図

👩 心電図上 II，III，aVF で ST の上昇が認められます。V₂, V₃ では ST 低下，T の陰性化がみられます。このような ST-T 変化が著明なので急性心筋梗塞を考えないといけません。至急血液検査を行います。

👨 心電図上，それに加えて完全房室ブロックが認められます。急性心筋梗塞に伴った完全房室ブロックが疑われます。至急精査し加療しましょう。

患者データ⑥（検査所見 2）

血液検査			
	・WBC 12,000/μL	・K 3.7 mEq/L	・LDH 154 IU/L
	・RBC 344 × 10⁴/μL	・Cl 96 mEq/L	・CK 73 IU/L
	・Hb 11.7 g/dL	・UN 15 mg/dL	・LDL-C 94 mg/dL
	・Ht 33.5%	・Cr 0.65 mg/dL	・BS 245 mg/dL
	・CRP 0.2 mg/dL	・AST 52 IU/L	・トロポニン I 0.85 ng/mL
	・Na 128 mEq/L	・ALT 48 IU/L	

👩 WBC は上昇していますが，CK は上がっていませんね。トロポニン I が少し上昇しています。

👨 この血液検査結果からは不安定狭心症，心筋梗塞などの ACS が疑われます。心電図と血液検査を合わせ下壁領域の ACS による房室ブロックと診断して，緊急に心臓カテーテル検査を行う必要があります。

患者データ⑦（検査所見 3）

緊急心臓カテーテル検査：結果（図 2）は，右冠動脈（RCA）80% stenosis in segment 1。左冠動脈前下行枝（LAD）high grade stenosis in D 1&D 2。同回旋枝（LCx）high grade stenosis in segment 13。

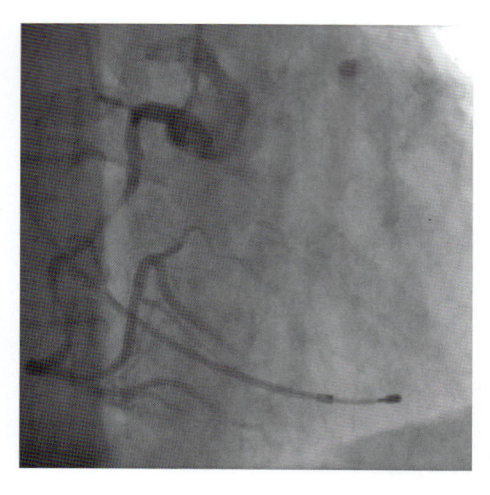

図2　心臓カテーテル検査

Dialogue 4　診断アプローチ

患者データ⑧（治療経過）

- 心臓カテーテル検査の結果，右冠動脈 segment 1 が責任血管による急性心筋梗塞と診断，それに伴う完全房室ブロックと診断された。PCI および一時的体外ペースメーカーの挿入を行った。
- 完全房室ブロックは治癒し，体外ペースメーカーは離脱できた。その後，心臓リハビリテーションを行い経過は良好であった。しかし，冠動脈3枝にわたり狭窄病変があるため，今後は心臓バイパス術を行う予定である。

この症例で大事な点は何でしょうか？　先ほども述べましたが，心窩部痛などの上腹部痛ではまず腹部以外の病気から鑑別する必要があります。血管リスクの有無を考慮して第一に血管イベントを考えます。1992年と古い文献ですが，心筋梗塞150例について発症時の主訴について集計した報告があります。それによると21％が上腹部痛でした。17％が背部痛であり，上腹部痛や背部痛であっても必要な場合は鑑別としてACSを挙げなければなりません。患者はACSでありながら消化器症状，呼吸器症状，整形外科的症状を訴えて受診する場合があることを，プライマリケアを担当する医師は肝に銘じておく必要があります。特にこの症例のように下壁の心筋梗塞の場合は上腹部痛を訴える

ことが多く，注意する必要があるのです。また，房室ブロックによって意識消失をきたして受診することもあります。右冠動脈は房室結節の支配血管であり，下壁の梗塞に伴う意識消失は特に要注意です。

しかし，上腹部痛や背部痛のすべてに心筋梗塞を鑑別に挙げる必要があるのでしょうか？

患者の状況に即した鑑別診断を挙げることが重要です。いわゆるツボを押さえた鑑別診断ができるかということです。したがって問診が重要視されてきます。今回の場合は労作性の上腹部痛ということがわかり，心血管リスクも高いことが問診だけでわかります。その場合心電図検査は必須です。一般的に言って初期研修の頃は重大性・緊急性疾患を常に頭に入れておくことが重要です。背部痛の患者全員に動脈解離を疑って造影CTを行うことは馬鹿げていますが，頭の片隅に常に心血管イベント（ACS，動脈解離など）を入れておく必要があります。

心電図でも一見ACSかどうかわからない例もありますよね。

ACSとは急性心筋虚血を呈する疾患群で，急性心筋梗塞や不安定狭心症から心臓突然死までを包括する広範な疾患概念です。ST-T上昇型急性心筋梗塞は今回のように心電図をとれば見逃すことはほぼありません。しかし，不安定狭心症や非ST上昇型急性心筋梗塞では心電図だけでは診断は難しいです。その場合は経時的に心電図を記録することや血液生化学検査（トロポニンなどの心筋障害マーカー）などを行い総合的に判断すべきです。

了解しました。心窩部痛の鑑別にACS，特に下壁梗塞を入れるということですね。他に心窩部痛で気をつける点はありますか？

そうですね，初期の虫垂炎を入れることが大事です。虫垂炎の場合，初めに虫垂の壁の浮腫や圧の上昇が起こり，この刺激が内臓神経から伝えられます。この神経が第10胸椎から脊髄へ入るために心窩部痛として捉えられるわけです。そして時間が経ち腹膜に炎症が起こ

れば右下腹部の限局した痛みになります。もちろん心窩部痛の段階では，たとえそれが虫垂炎であったとしても手術の適応はありません。しかし，大事なことは虫垂炎の初期の可能性を鑑別しているか否かです。

🧑 心窩部痛は勉強になりました。意識が遠のく感じは今回の場合房室ブロックということですね。

👨 そうです。心筋梗塞の場合，特に下壁梗塞の場合は先ほども述べた通り房室ブロックによる意識消失が主訴のことがあります。この例はまさにその症例です。心原性失神は重要な疾患です。最後に心窩部痛の原因を簡単に急性胃炎と診断しないこと。心筋梗塞や虫垂炎の初期の段階を忘れないようにということです。

🧑 非常に示唆に富む症例ですね。ありがとうございました。

Epilogue

診断：急性心筋梗塞

- 心窩部痛を主訴とする患者に安易な急性胃炎の診断をしないこと。
- 心血管イベントを常に忘れないこと。そのために病歴はもっとも重要である。
- 心窩部痛を主訴とする患者には，心筋梗塞や虫垂炎を鑑別すること。

◆ 参考文献

1) 沢山俊民, 他：気付きにくい急性心筋梗塞. 治療 74(4)：158-164, 1992
2) 山科章, 他：循環器病の診断と治療に関するガイドライン(2007-2008年度合同研究班報告). Circulation Journal 73：1044-1052, 2009

（中西員茂）

CASE 16 ★★

84歳女性「嘔吐と腹痛」

Prologue

患者データ①（病歴）

現病歴：84歳女性。5日前から上腹部痛と嘔吐が出現した。2日前から痛みがやや下腹部に移動し嘔吐が頻回となった。腹痛は間欠的で腹満感が徐々に強くなった。また，排ガスや排便もなくなった。近医に入院し点滴加療を行ったが，症状の改善がみられないため，精査加療目的で当院を紹介された。喫煙歴なし，機会飲酒。

既往歴：高血圧症。IgA腎症による慢性腎不全。開腹既往歴はない。

生活歴：医薬品アレルギーおよび食物アレルギーなし，特記すべき家族歴なし，海外渡航歴なし，ペットなし。

Dialogue 1　主要な鑑別疾患

🧑 今回は，腹痛と嘔吐を訴える高齢女性の患者です。症状としては，それ以外に排ガスや排便がなく腹部の膨満感がありますが，どのような病態が考えられますか？

👩 症状から推測すると，イレウス（腸閉塞）が疑われると思います。

🧑 そうですね。イレウスとは，「腸管内容の肛門側への輸送が障害されることによって生じる病態」と定義されています。その成因別にどのような分類があるか覚えていますか？

👩 まず，機械的イレウスと機能的イレウスに分類されます。機械的イレウスとは，腸管内腔が器質的病変により狭窄や閉塞をきたす場合で，機能的イレウスは腸管運動の麻痺や痙攣によって生じるイレウスです。また，機械的イレウスには，腸管内腔の閉塞のみをきたす単純

性（閉塞性）イレウスとさらに腸管壁の循環障害を伴う複雑性（絞扼性）イレウスに分類されています。

よくできました。イレウスは急性腹症の中でも頻度の高い疾患の1つですが，特に緊急手術を必要とする絞扼性イレウスを見落とさないことがもっとも重要ですね。ところで，「イレウス」という用語について説明しておきます。わが国では「腸閉塞」と同義的に使用していますが，欧米ではileus（機能的イレウス）とintestinal obstruction（腸閉塞：機械的イレウス）を区別して使用されていますので注意してください。今回は，イレウス＝腸閉塞としてお話しましょう。それでは身体所見を見てみましょう。

Dialogue 2 特徴的な身体所見

患者データ②（身体所見）

バイタルサイン：血圧140/86 mmHg，脈拍90回/min・整，呼吸数18回/min，体温37.8℃
身体所見：眼瞼結膜に貧血はなく，眼球結膜に黄染はなし，頸部・胸部に異常所見はなし，腹部は膨満，比較的軟で，腸蠕動音は周期的な亢進，臍周囲から下腹部を中心に圧痛あるが，ブルンベルグ徴候や筋性防御はなし。

ところで，症状や身体所見からみた単純性イレウスと絞扼性イレウスの鑑別点を簡単に説明して下さい。

まず腹痛ですが，単純性は周期的に繰り返す疝痛ですが，絞扼性では急激に発症し持続的な激痛が特徴的です。腸雑音は，単純性では周期的な亢進や金属性雑音が聴取されますが，絞扼性では減弱します。また，単純性では，腹部は膨隆しますが比較的軟らかく，腹膜刺激症状は認めませんが，絞扼性では，筋性防御などの腹膜刺激症状を認め，場合により絞扼された腸管が圧痛のある腫瘤として触れるフォン・ワール徴候が認められることもあります。

👨 この患者では，どちらのイレウスが疑われますか？

👩 おそらく単純性イレウスではないかと思います。

👨 そうですね，発熱がちょっと気になりますが，症状と身体所見から考えると単純性イレウスの可能性が高そうですね。ところで，機械的イレウスの中で，臨床上もっとも頻度の高いイレウスはどんなイレウスですか？

👩 やはり開腹術後などの癒着による単純性イレウスだと思います。

👨 そうです。機械的イレウスのうち60〜70％は，癒着性単純性イレウスです。でもこの患者には開腹既往歴はありませんね。腹部の手術歴や炎症，外傷などの既往歴がない場合のイレウスの原因にはどんなものが考えられますか？

👩 絞扼性イレウスでは，内ヘルニア嵌頓や腸軸捻転症が考えられますが，単純性イレウスだと何があるかな……。

👨 頻度の高いものとしては，腫瘍性イレウス，例えば大腸癌イレウスですね。小腸でも腫瘍によるイレウスはありますし，原発腫瘍だけでなく，転移性腫瘍によるものや癌性腹膜炎の播種によるイレウスなどもあります。また餅などの食物による食餌性イレウスやアニサキスなどの寄生虫が原因でイレウスをきたす場合もあります。

👩 原因にはたくさんあるんですね。

👨 それでは検査結果を見てみましょう。

Dialogue 3 特徴的な検査所見

患者データ③（検査所見1）

血算	・WBC 12,200/μL ・RBC 372×10⁴/μL	・Hb 12.3 g/dL ・Ht 36.2%	・Plt 32.5×10⁴/μL
生化学	・T-P 8.1 g/dL ・Alb 3.7 g/dL ・T-Bil 0.9 mg/dL ・AST 41 IU/L ・ALT 19 IU/L ・LDH 354 IU/L ・ALP 177 IU/L	・γ-GTP 11 IU/L ・CK 54 IU/L ・T-Cho 206 mg/dL ・TG 96 mg/dL ・UN 57 mg/dL ・Cr 2.79 mg/dL ・Amy 92 IU/L	・BS 118 mg/dL ・Na 130 mEq/L ・K 4.7 mEq/L ・Cl 96 mEq/L ・CRP 24.5 mg/dL

🧑 それではまず血液検査を簡単に説明して下さい。

👩 血液検査では，白血球の増多とCRPの上昇を認め炎症所見があります。また，腎機能障害もありますが，現在，腎不全で加療中らしいので，おそらく今回の腹痛とは直接関係していないのではと思われます。T-Pが年齢を考慮すると高いと思います。またNaとClがやや低いので，おそらくイレウスによる嘔吐で脱水状態と考えます。

🧑 それでは腹部単純X線写真（図1）はどうですか？

👩 立位の腹部X線写真では鏡面像（ニボー像）を認め，臥位で拡張した小腸を認めますので，やはり病態としてはイレウスと診断してよいと思います。それから，石灰化のような陰影が骨盤内にありますが，イレウスと関係があるのかどうかわかりません。

🧑 症状と腹部所見からは単純性イレウスと思われましたが，白血球が増多し，CRPも上昇しています。絞扼性イレウスの可能性はどうですか？

👩 うーん，そう言われると心配になってきます。

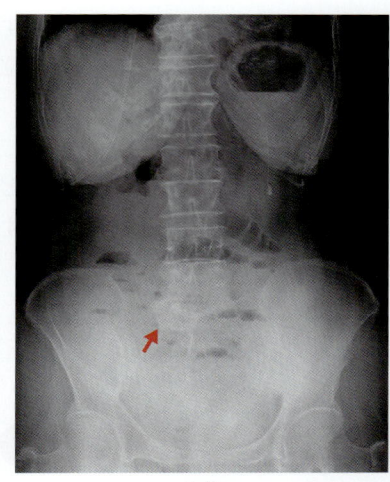

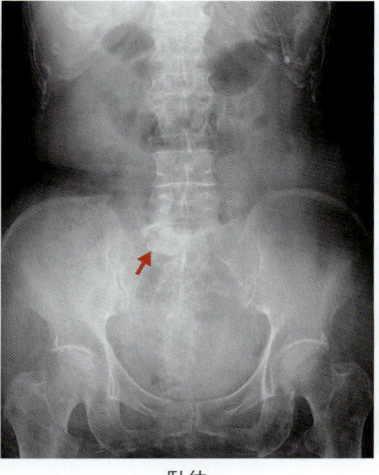

図1　腹部単純X線写真（↑：石灰化陰影）

　単純性イレウスの原因には，先ほど説明したように開腹術後の癒着障害をはじめとして，腫瘍，食物塊または異物による閉塞などが挙げられますが，基本的には腸管内腔の閉塞のみですので循環障害をきたす絞扼性イレウスと比べて炎症所見は軽度の場合が多いと考えられます。

　そうすると，炎症所見は，イレウスの病態そのもので上昇しているのではなく，別の原因が関与しているかもしれないということでしょうか？

　そうですね。単純性イレウスを引き起こしている原因として，何か炎症を伴っている疾患が関与している可能性が高いと考えられます。腹部単純X線写真ではイレウスであることは診断できますが，その部位や原因となる疾患についてはどうでしょうか？

　骨盤内の石灰化陰影がちょっと気になりますが……。

比較的大きな石灰化陰影ですね。女性であることと年齢を考慮すると，一般的に多いのが子宮筋腫による石灰化ですが，子宮の位置よりやや頭側すぎる印象があります。

石灰化陰影の位置の確認とイレウスの原因に関与しているのかどうか知りたいので，できれば腹部CT検査を施行したいのですが……。

わかりました。それでは腹部CTの画像を見てみましょう。

Dialogue 4 診断アプローチ

患者データ④（検査所見2）

腹部CT画像：図2に示す。

今回は腎障害があるので，造影剤は使用せず単純画像のみです。ちょっと補足ですが，イレウスの場合には絞扼性イレウスか否かが最も重要なポイントですので，造影CTが診断に極めて有用です。しかし，イレウス患者は，来院時には間違いなく脱水状態ですので，必ず補液とともに腎機能をチェックしてから造影を使用するかどうか決めて下さい。特にCrが2.0 mg/dL以上でしたら，造影剤は原則禁忌と考えた方が安全です。1.2 mg/dL未満では問題ありませんが，1.2〜2.0 mg/dL未満でしたら，輸液を行い利尿が確認できてから造影を行った方が安全ですね。その場合，使用する造影剤を減量するなどの配慮も必要です。一応Cr 1.5 mg/dL以上は，危険因子と認識しておいて下さい。ところでCT画像でイレウスの原因はわかりましたか？

まず，胃内容が貯留しており，小腸も拡張し腸液が貯留しています。イレウスは間違いないですね。拡張している小腸を肛門側にたどっていくと，腹部単純X線写真で写っていた石灰化陰影が，dのスライスで子宮とは関係なく小腸内にあります。これが閉塞の原因のようで，その肛門側の腸管は拡張していません。どうも腸管内の異物のようですが，何か飲み込んだのでしょうか？

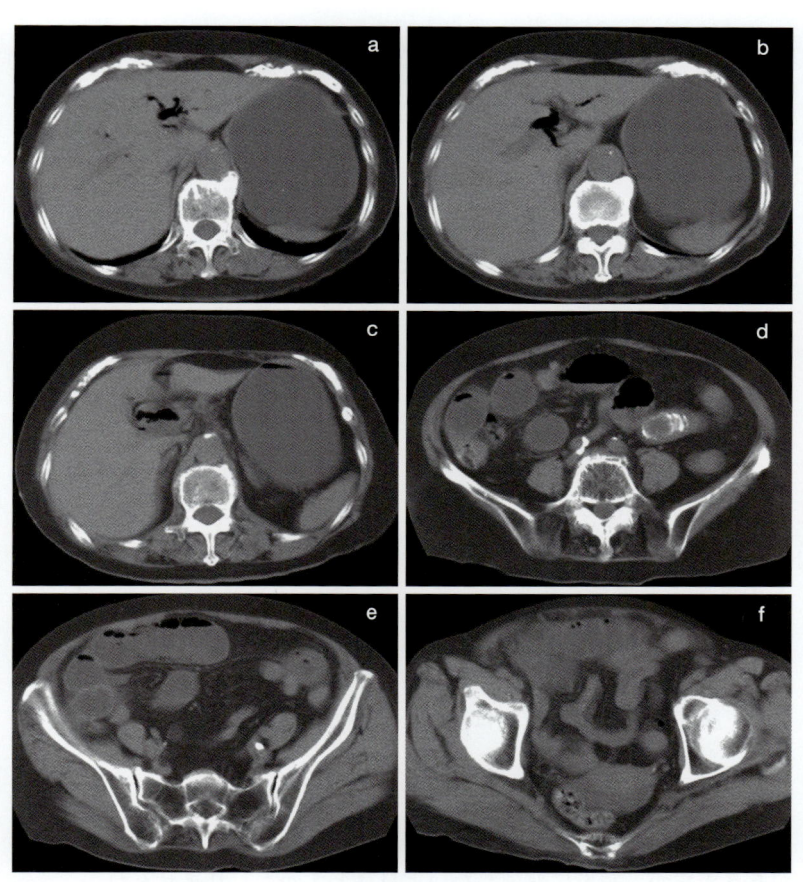

図2 腹部CT画像

　患者に確認しましたが，特に硬い大きなものは飲み込んでいないと言っています。ところでイレウス像以外に異常所見はありませんか？

　えーと……肝臓の肝門部付近にガス像があります。それから胆囊内にもガス像があるようですが……。

　そうですね。胆囊内とおそらく胆管内にガス像が認められます。これは明らかな異常所見ですが原因は何でしょうか？

胆嚢や胆管内にガス像があるということは，どこか消化管とつながっているのだと思います。例えば，胆嚢あるいは胆管と腸管が内瘻化しているということでしょうか？

そうです。よくわかりましたね。もし，胆嚢結石があり胆嚢と十二指腸が内瘻化したとしたら，結石はどうなりますか？

きっと結石は十二指腸に落下します。なるほど，この石灰化は腸管に落下した胆嚢結石ですね。それが肛門側に進んできて小腸の途中で腸管を閉塞してしまってイレウスを引き起こしていたのですね。

そうです。診断は胆石イレウスですね。結石による小腸の閉塞なので，病態としては単純性イレウスですが，その前の胆嚢と十二指腸付近の内瘻化が前提にあるので炎症所見が強くても不思議ではありません。

ところで腹部CTで胆道内にガス像がありましたが，この所見は腹部単純X線写真では写らないのでしょうか？

実は，肝門部付近を注意深く読影すればわかりますよ。この患者では立位の画像で右肋骨から肋軟骨付近にガス像を思わせる陰影がありますが，読影に熟練しないと見落とすかもしれませんね。

Dialogue 5 治療

それでは治療はどうしたらよいのでしょうか？

まず，イレウス管を挿入して保存的治療を行うか，あるいは緊急手術を行うか迷います。でも，結石が排出されないとイレウスはよくなりませんよね。

基本的には結石による単純性イレウスですので，絞扼性イレウスのような緊急手術の適応ではありません。結石の大きさが3cm

以下の場合は自然排出の可能性もありますが，この患者ではイレウス症状が出現してからの経過がやや長いことと，結石の大きさが画像上約4 cmありますので自然排出の可能性は極めて低いと判断されますから緊急手術が望ましいと思われます。

患者データ⑤（手術所見）

- 腹部正中に小切開を加え開腹した。結石はトライツ靭帯から約60 cm肛門側の空腸に嵌頓していた。小腸に小切開を加え結石を摘出した（図3）。
- 胆嚢周囲および十二指腸は大網などの周辺組織と強固に癒着していたため，年齢と全身状態を考慮し胆嚢摘出術および瘻孔閉鎖術は施行しなかった。

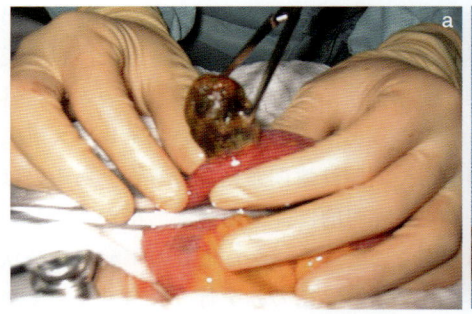

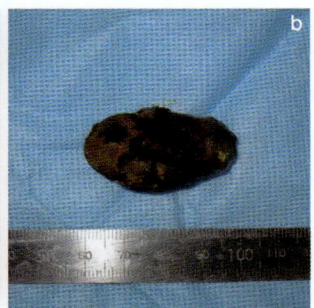

図3　術中写真（a）と摘出した結石（b）

やはり胆石イレウスでしたね。それに最大径が約4.0 cmもあり大きな結石です。

それでは，胆石イレウスについて，もう少し説明しましょう。胆石イレウスは比較的まれな疾患です。結石が胆道から腸管内に排出される経路は，胆嚢十二指腸瘻が84％と最も多く，結石が嵌頓する腸管は，回腸末端から口側100 cm以内の回腸に多いとされています。小さい結石であれば自然排出されますが，一般的には径2.5 cm以上の大きさであれば小腸に嵌頓する可能性があります。また，嵌頓してイレウスを併発しても，保存的治療で徐々に肛門側に移動し自然排出される場合もあります。患者の個体差にもよりますが，保存的治療の限界は径

3.0〜3.5 cmと報告されていますので，やはり3.0 cm以上であれば手術を考慮した方が安全ですね．この患者の場合は径約4.0 cmと大きいため，上部小腸の空腸で嵌頓してしまったのだと思います．

> **患者データ⑥（治療経過）**
> - 手術後の経過は良好で，術後第4病日に経口摂取を開始し，第14病日に退院となった．

 ところで，胆囊はそのままでも大丈夫なのでしょうか？

 いわゆる内胆汁瘻の問題ですが，胆道に遺残結石がなく胆道内圧が低下している場合は，内胆汁瘻が自然閉鎖することもあります．しかし，遺残結石がある場合は当然，胆石イレウスの再発の可能性が出てきます．また内胆汁瘻の存在がそのまま長期化すると，逆流性胆管炎や胆道悪性腫瘍の発生の危険性が増加するなどと報告されています．外科的治療としては，イレウス解除のみとするか，あるいはイレウス解除術と同時に，一期的に胆囊摘出術や内胆汁瘻閉鎖術を行うか，あるいは二期的に行うかが問題となります．理想的には一期的根治術が望ましいですが，基本的には緊急手術であること，それから患者の年齢や全身状態，開腹所見などを考慮し，イレウス解除術のみを行う場合も少なくありません．この患者も，高齢であり，腎障害の合併症をもっており，開腹所見で上腹部の高度な癒着を認めたため，無理をせずイレウス解除のみを行っていました．腸管内に嵌頓した胆石に対して，最近では開腹手術以外に体外衝撃波を用いた治療や内視鏡的截石術の報告もあります．

 なるほど，よくわかりました．ありがとうございました．

Epilogue

診断：胆石イレウス

- 高齢者で特に女性にみられるイレウスでは，鑑別疾患の1つとして念頭に置く．
- 腹部CT画像では，腸管内の結石陰影，腸閉塞，胆道内ガス像の3つが特徴である．
- 頻度は少ないが，一度経験したら忘れないイレウスである．

◆ 参考文献

1) 沖永功太，他：イレウスの原因とその病態．消化器外科 26：1059-1064，2003
2) 恩田昌彦，他：イレウスの全国集計 21,899例の概要．日腹部救急医会誌 20：629-636，2000
3) 波多野賢二，他：胆石イレウスの1例─自験例を含む本邦報告130例の検討．日臨外会誌 54：2150-2154，1993
4) Theodoros EP, et al：Management of gallstone ileus. J Hepatobiliary Pancreat Surg 10：299-302，2003
5) Delabrousse E, et al：Gallstone ileus：CT findings. Eur Radiol 10：938-940，2000

（島田長人）

Monologue 11　ジギタール

　わが国の医学用語にドイツ語が大きな影響を及ぼしたことは歴然とした事実だが，この直腸指診もその1つであろう．昭和の時代に医学教育を受けた世代であれば「ジギタール」という単語ですぐ「直腸指診」と連想するのだが，最近の研修医に「ジギタールはどうだった？」と聞くとほとんどは「ジギタールって何ですか？」という答えが返ってくる．筆者は意外な質問に唖然として，その先の話に進めないのである．

　「ジギタール」は言うまでもなく"digital untersuchung"のことで，この"digital"は現代を象徴するデジタル化社会の「デジタル」と同じ語源である．この直腸指診だが，内科系ではあまり行われなくなった．その要因として，他の画像検査の進歩や実施にあたって患者の羞恥心が伴うことも否定できないが，一歩前に踏み出して診療手技の1つとして実施するならば得るところは大きい．Case 2(☞ p8)のような症例でもこの直腸指診は大事なポイントであり，画像診断全盛の昨今，心にとどめてほしい診療手技の1つである．　　　**(中嶋　均)**

Monologue 12　胆道内ガスと門脈内ガス

　腹部単純Ｘ線写真で認められる胆石イレウスの所見は，胆道外（腸管内）結石，腸閉塞および胆道内ガス（pneumobilia）の３つが重要で，Rigler's triadと言われている。Case 16（☞ p143）も胆道内ガスは認められているが，腹部単純Ｘ線写真では注意深く見ないと見落とす可能性がある。その点，腹部CT検査は，結石の存在や位置，腸閉塞の有無のみならず，胆道内ガスの検出には極めて有効である。

　胆道内ガス像は，Case 16の胆石イレウスのような内瘻化以外に，内視鏡的乳頭括約筋切開術（EST；endoscopic sphincterotomy）や内視鏡的乳頭バルーン拡張術（EPBD；endoscopic papillary balloon dilatation）あるいは膵頭十二指腸切除術などの術後にも認められる。

　肝臓の中に認められるガス像として，もう１つ重要なのは門脈内ガス像（portal venous gas）である。腸管壊死に続発して認められる場合が多いが，最近では，腹部CTや超音波検査などの画像検査の普及により，腸管壊死以外の病態，例えば急性胃拡張，感染性腸炎，虚血性腸炎，内視鏡検査後などでも出現することが報告されている。

　この２つのガス像は，症例によっては鑑別が難しい場合もあるが，胆管内ガスは，基本的には肝門部付近に集まり，肝臓の辺縁には認めない。その理由は，胆汁の流れが肝辺縁から肝門部に向かっているためである。同様に，門脈内ガスの場合は，門脈血の流れが肝辺縁の末梢に向かうため，樹枝状の陰影となり，肝辺縁まで認められる（図）。肝辺縁から２cm以内の末梢にガス像が認められたら，門脈内ガスと考えた方がよい。また通常，腸管壊死が原因となり，腸管壁や上腸間膜静脈内腔にもガス像が認められるので，これらの所見を見落とさないようにしたい。

（島田長人）

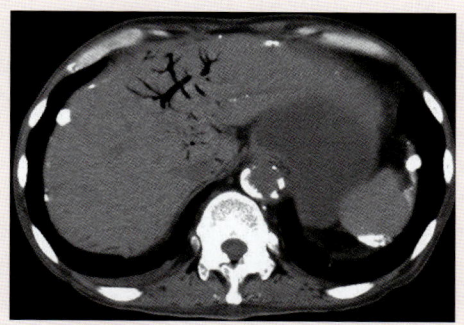

図　門脈内ガス
54歳男性。慢性腎不全で透析中。腸管壊死による門脈内ガス。

第Ⅲ章

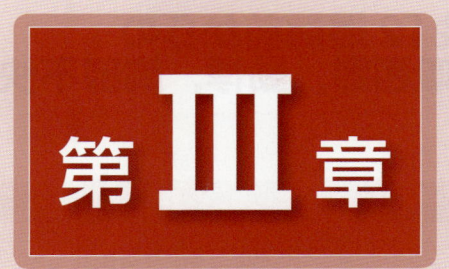

（難易度 ★★★）

CASE **17**	p156
CASE **18**	p166
CASE **19**	p177
CASE **20**	p187
CASE **21**	p200
CASE **22**	p209
CASE **23**	p221
CASE **24**	p232
CASE **25**	p244

CASE 17

51歳女性「2週間前からの労作時呼吸困難，動悸，胸部不快感」

Prologue

患者データ①（病歴）

現病歴：51歳女性。数年前に健診にて軽度の高血圧(150/90 mmHg程度との記憶)を指摘されていたが放置。喫煙は20歳から1日20本で，飲酒せず。特に内服薬の使用はない。今回は，2週間前から労作時呼吸困難，動悸，胸部不快感を自覚し，救急外来を受診した。症状は徐々に発症し，当初は駅の階段を登る時に呼吸困難，動悸，胸部不快感を自覚していたが，その後症状が徐々に進行し，平地の歩行でも同様の症状を自覚するようになった。また，時おり夜間睡眠時に，呼吸困難で途中で目覚めることもあった。今回は独歩にて来院した。上気道炎症状，冷汗，嘔吐，失神，めまいなどなし。

既往歴：20歳頃に虫垂炎の手術。その他，特記すべきことなし。薬剤アレルギーなし。

システム・レビュー：消化器系，精神神経系，生殖器系，筋骨格系，耳鼻咽喉系，眼科，皮膚などにおいて，特に自覚症状なし。

Dialogue 1 主要な鑑別疾患

今回は，労作時呼吸困難，動悸，胸部不快感を訴える症例について考えてみよう。まず，労作時呼吸困難をきたす鑑別疾患としては何が考えられるかな？

そうですね……。労作時の呼吸困難，動悸，胸部不快感という症状から，主要な鑑別診断として心不全を考えたいと思います。その他の鑑別として，喘息や慢性閉塞性肺疾患(COPD)なども挙がるでしょうか。心肺疾患以外では，貧血や甲状腺機能亢進症も考えたいです。

鑑別診断はそれで OK。喫煙歴があって，高血圧を指摘されながらも放置していた51歳の女性ということから，心血管疾患のリスクが高い症例であることがわかるね。

「夜間の睡眠時に，呼吸困難で途中で目覚める」というのはどう解釈したらよいのでしょうか？

この症状は発作性夜間呼吸困難（PND）が考えられるね。これは，左心不全でよく認められる重要な症状で，夜間就眠後1〜2時間後に突然に呼吸困難が出現するんだ。起座，立位になることで症状は改善するのも特徴です。PND発症のメカニズムは，「就寝における臥位では下肢からの心臓への血液の灌流量が徐々に増加するために心臓の負担が増え，あるレベルの静脈圧にまで上昇すると心臓がその負担に耐えきれず，結果として肺うっ血をきたして呼吸困難を生じる」というものだ。心不全を疑う場合には，その原因疾患を考えないといけないけど，どのように考えますか？

心不全の原因疾患ですよね。数年前から高血圧を指摘されるも放置していたという経緯があるので，まず高血圧性心疾患をまず考慮したいと思います。

そうだね。ただし，この症例の場合，胸部不快感もあるので，すでに起こった最近発症の心筋梗塞または狭心症も考慮した方がいいと思うよ。つまり，冠動脈疾患の関与についての可能性も考えるということ。喫煙歴と高血圧は冠動脈疾患の危険因子でもあるからね。また，急性冠症候群の場合には，緊急の処置を要するため，他の心疾患と比較して，冠動脈疾患の鑑別は「早急に」行う必要がある。冠動脈疾患の有無における鑑別の第一歩は，胸部症状についての詳細な病歴であることは覚えておこう。

わかりました。それでは，動悸についての病歴聴取のポイントを教えて下さい。

動悸を訴える患者をみたら，動悸の性状（リズム，頻度，脈の早さ，動悸を自覚する始まり方と終わり方）について詳細に病歴を聞いていく必要があるね。脈拍が極端に早くて始まり方と終わり方が「突然」である場合，頻脈性不整脈（発作性上室性頻拍や心室性頻拍など）の可能性があり，リズムが不整であれば心房細動の可能性を考慮しなければいけない。では追加の病歴を見てみよう。

Dialogue 2　特徴的な身体所見

患者データ②（問診）

- 胸部不快感については，「痛み」という感じではなく，「呼吸がしにくい」という感じとのことであった。吸気時に増強する胸痛もなし。
- 動悸は労作時において自覚しており，そのリズムに乱れはなく，整であり，心臓の拍動は早くなった自覚はあったとのこと。動悸を自覚する始まり方と終わり方については，「徐々に」であった。

この症例の胸部不快感は「呼吸がしにくい」という感じなんですね。

だけど，冠動脈疾患の場合には「歩くと呼吸が苦しい」などや「呼吸がしにくい」などという症状を訴える場合もあるから，胸痛がないからといって冠動脈疾患を否定することにはならない。特に，女性や糖尿病，高齢者などの場合には，非定型的な症状を呈することがあるんだ。糖尿病患者の場合には，無症状のこともある。また病歴から，この症例の動悸は労作時呼吸困難に伴うもので，頻脈性不整脈の可能性は低そうだね。じゃあ，救急担当医の身体所見を見てみよう。

患者データ③（身体所見）

バイタルサイン：血圧 158/92 mmHg，脈拍 110 回/min，呼吸数 18 回/min，体温 36.2℃，SpO_2 95%

身体所見：不安様表情あり。意識清明で，会話は良好に可能。貧血，黄疸なし。咽頭，口腔内に異常を認めず。甲状腺腫大なし。明らかな外頸静脈の怒張なし。心音は純で，雑音を認めず。Ⅲ音（−），Ⅳ音（＋）。呼吸音清で左右差なし。腹部は軟で圧痛なし。四肢に浮腫を認めず。

血圧は高く，頻脈もあります。しかし，Ⅲ音(−)，Ⅳ音(+)で，明らかな静脈圧の上昇はなく，呼吸音も正常，浮腫なし，という所見は心不全には合いません。他の鑑別疾患を考えるとすると，喫煙歴からCOPDでしょうか……。

Ⅲ音(−)，静脈圧と呼吸音が正常，浮腫なしということだけでは，まだ完全には心不全を除外できないでしょう。病歴による「検査前確率」がかなり高い場合，身体所見という「検査」で尤度比は低くても，身体検査後の「検査後確率」はまだ高い可能性もあるからね。だけど，この時点でCOPDを鑑別疾患として挙げたことはいいと思うよ。

それでは，心不全を完全には除外しないでおきますが，COPDに特徴的な身体所見を教えて下さい。

口すぼめ呼吸，気管短縮，呼吸補助筋の肥大，樽状胸郭，心尖拍動(または心拍最強点)の剣状突起下への移動などかな。COPDを考えた場合には，COPDに特徴的な身体所見について確認することも忘れないように。この症例では，このような所見は認められなかった。また，聴診上喘鳴もなかったね。では続いて，心電図と胸部単純X線写真の結果を見てみよう。

Dialogue 3 治療の問題点

患者データ④（検査所見）

- 救急担当医は早速，救急ナースに指示し，安静時12誘導心電図と胸部単純X線(2方向)の検査を行った(図1，図2)。

安静時12誘導心電図：洞調律，心拍数約75回/min，左側胸部誘導でR波の増高とT波の陰性化(ストレイン・パターン)を認め左室肥大を示唆するが，心筋梗塞を示唆する所見はなし

胸部単純X線写真(放射線科診断医の迅速読影)：軽度の心拡大(心胸郭比60%)。肺うっ血は認めず。肺野に異常陰影や胸水などなし。緊急項目の採血検査では，血算，生化学，一般検尿では異常なし。貧血なし。CRP上昇なし。

難易度 ★★★

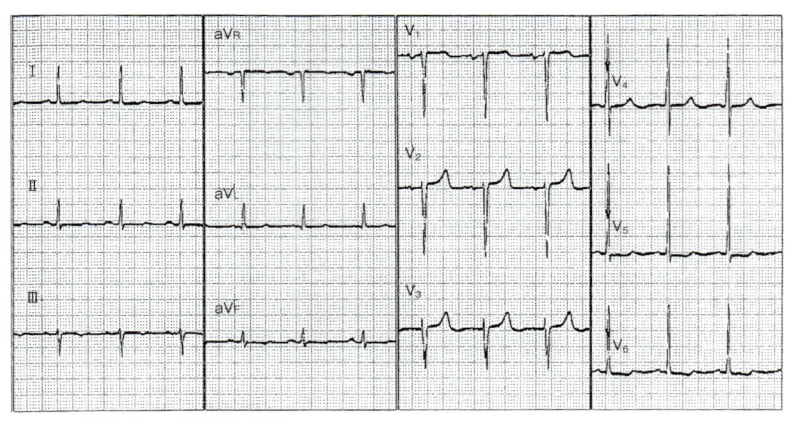

図1 安静時12誘導心電図

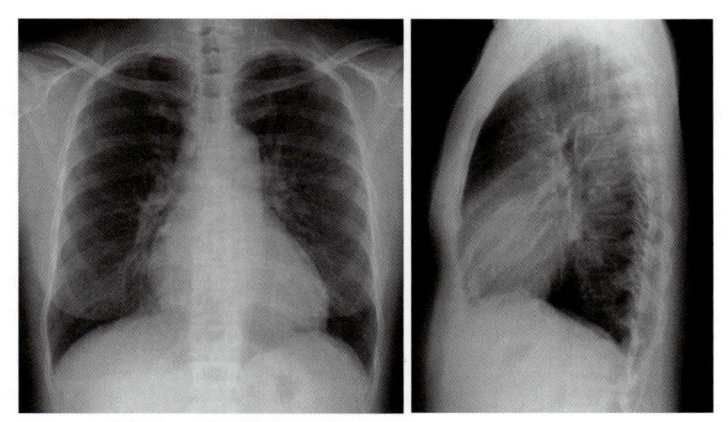

図2 胸部単純X線写真(2方向)

患者データ⑤(治療経過1)

- 初診担当医は救急受診から2時間後の時点で胸膜炎を疑い,非ステロイド性抗炎症薬(NSAIDs)の1種であるロキソプロフェン(ロキソニン®)を処方し,フォローの予約を1週間後に取って帰宅させた。

担当医は胸膜炎を疑ったようです。

担当医は,「心不全患者は必ず胸部単純 X 線写真にて肺うっ血の所見を認める」ということを固く信じていたために,心不全を否定したようだね。胸膜炎は病歴と身体所見からは考えにくい疾患だ。確かに胸膜炎の場合,早期には胸部単純 X 線写真で胸水を認めないこともあるけど,その場合は病歴が重要になるんだ。胸膜炎では,吸気時に増強する胸痛(胸膜痛)が特徴だけど,症例ではそのような症状は認めていない。また,呼吸音の聴診で胸膜摩擦音を聴取することがあるけど,これもないね。

患者データ⑥(治療経過 2)

- 予約通りに患者は 1 週間後の外来を再診した。ただし症状はまったく改善しておらず,逆にひどくなっていた。
- NSAIDs も指示通りに服用していたが無効であった。この時,1 週間前に初診の救急外来で提出していた検査結果(外注検査なので数日後に結果が判明)で B 型ナトリウム利尿ペプチド BNP が 550 pg/mL で高値であることが判明した。甲状腺機能検査に異常は認めなかった。
- 担当医はそれでも,「心不全」は考えにくいと思い,COPD などの呼吸器疾患を考え,翌日に「呼吸機能検査」をオーダーしていた。
- また,担当医は心因性の症状を考え,ベンゾジアゼピン系の抗不安薬クロチアゼパム(リーゼ®)を処方し再度帰宅させた。フォロー外来は 3 日後に予約されていた。

「無理があるなぁ……」と思う点はない?

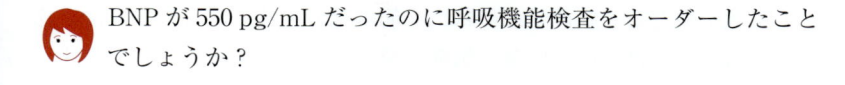

BNP が 550 pg/mL だったのに呼吸機能検査をオーダーしたことでしょうか?

そうだね。初診時の「心不全はない」という思い込みに固執してしまっている。このような間違った判断はバイアスという概念で捉えると分析しやすい。これについては *Dialogue 5*(☞ p163)で説明するね。

Dialogue 4 診断アプローチ

患者データ⑦（治療経過3）

- 翌日の夜中，患者は救急外来を再診した。呼吸困難と動悸が増悪したためであった。抗不安薬を服用しても症状はよくならないとのことだった。
- 救急外来で施行された心臓超音波検査の結果，心臓の収縮力は駆出率が20％と著明に低下（びまん性の壁運動低下）しており，拡張型心筋症に一致する所見であった。
- 救急室からそのまま入院となり，心不全に対する治療（ACE阻害薬，利尿薬など）が開始され，その後に症状の著明な改善をみた。
- 今回の入院中に，虚血性心疾患の関与がないかどうか冠動脈造影検査などが行われる予定である。

🙍 なるほど，胸部単純X線写真で肺うっ血がなくても心不全は除外できないのですね。勉強になりました。ところで，診断のついた拡張型心筋症について聞いてもいいですか？

👨 拡張型心筋症とは，心室内腔の拡大を伴った心拡大と収縮力の低下を基本病態とする心筋疾患の総称だね。心不全が慢性的に進行していき，若年から中年者に生じることが多い。原因は，ウイルス性心筋炎，アルコール多飲，虚血性心疾患，糖尿病などで，特に原因不明のものを特発性拡張型心筋症と呼ぶんだ。心室の収縮不全によって早期から心拍出量が減少し，心不全となり，収縮期末期の容積は増大し，徐々に心拡大を生じる。病理学的には，心筋細胞の変性と間質の線維化を認める。臨床的には，呼吸困難や胸痛で発症することが多いけど，しばしば自覚症状を欠いたまま進行し，心拡大にて発見されることもある。身体所見上は交互脈や，心音所見でⅢ音とⅣ音，聴診にて肺のクラックル音が聴かれることがあるんだ。胸部単純X線写真では心拡大を認め，心電図では左室肥大や不整脈の所見がみられることがある。

🙍 拡張型心筋症の治療は難しいようですよね？

通常，心不全に対する治療（減塩，ACE阻害薬またはARB，スピロノラクトン，β遮断薬など）が行われるね。進行例に対する外科療法としては，左室縮小形成術，バティスタ術，心臓移植などがある。

Dialogue 5 バイアス

さきほど「バイアス」という概念についておっしゃっていましたが，これにはどのような種類があるのですか？

一般に，「診断エラー」はその根本原因により，単なる「知識の欠如」とは別に，さまざまなバイアス（間違ったヒューリスティック〔failed heuristics〕とも言う）が関与していることが多いと言われているんだ。「診断エラー」の分野におけるこれらのバイアスには，こんな種類がある。

- anchoring bias…最初に考えた診断に固執して考えを改めない。
- availability bias…最近遭遇した類似症例と同じ疾患を考える。
- confirmation bias…自分の仮説に不適合なデータを無視する。
- hassle bias…自分が最も楽に処理できるような仮説のみを考える。
- overconfidence bias…前医の意見に盲目的に従う。
- rule bias…通常は正しいルールであるが過信するとミスリードされる。

なるほど，どれも陥りがちですね。

この症例における初診医はまず，rule biasがあったね。「心不全患者は必ず胸部単純X線写真にて肺うっ血を認める」というこの初診医の考えは，通常は正しいが，「必ず」通用するルールではない。最近の論文でも，救急外来における心不全患者のうち，5人に1人は胸部単純X線写真にて肺うっ血を認めないということが報告されている。つまり，このルールは心不全患者の8割では正しいが，2割では「正しくない」んだ。また，この救急医はanchoring biasがあり，最初の仮説「心臓疾患以外の疾患」に固執していた可能性が高いよね。

呼吸器疾患を考えて呼吸機能検査を追加オーダーしたり，心因性疾患（不安神経症など）を考えて，ベンゾジアゼピン系の抗不安薬を処方した点ですね。

そう。また confirmation bias もあるよね。BNP が 500 pg/mL 以上は，「ほとんどの場合，心不全を考慮すべきである」という簡単なルールをも無視している。さらに，この救急医には hassle bias も認められる。翌日に呼吸機能検査をオーダーしていたことより，「重篤な疾患を考慮して即日にワークアップする」という鉄則を無意識に避けていた可能性もある。以前からよく医師の間で，「診療で手を抜くと危ない」という金言のようなものがあるが，これは「hassle bias に気をつけろ」と言い換えられる。「このようなバイアスが常に存在する」ということを考慮すると，診断エラーの出現頻度を減らす効果があるという研究成果もあるんだ。今回の症例を基にして，代表的なバイアスについて学習するとより安全で正確な臨床診断を下せることができるでしょう。

ありがとうございました。

Epilogue

診断：拡張型心筋症

- 心不全症例には肺うっ血を認めない場合がある（20％）。
- 心不全の診断では，単一の所見で判断せず，病歴，身体所見，検査所見のすべてを総合的に評価して判断する。
- 代表的なバイアスについて，理解を深めておく。

◆ 参考文献

1) Eugene B(ed)：Heart Disease：A Textbook of Cardiovascular Medicine. 6th edition, WB Saunders, 2001
2) Croskerry P：The importance of cognitive errors in diagnosis and strategies to minimize them. Acad Med 78(8)：775-780, 2003
3) Collins SP, et al：Prevalence of negative chest radiography results in the emergency department patient with decompensated heart failure. Ann Emerg Med 47(1)：13-18, 2006

（徳田安春）

Monologue 13　ギルバート症候群

　体質性黄疸には4型あり，そのうち高ビリルビン血症が間接型優位のものにギルバート症候群とクリグラー・ナジャー症候群があり，直接型優位のものにデュビン・ジョンソン症候群，ローター症候群がある。最近ビリルビン代謝の研究の進歩により各型の原因遺伝子が解明されてきた。

　ビリルビン代謝を復習すると，間接ビリルビンは血中ではアルブミンと結合した状態で存在し，肝臓に運ばれ，肝細胞内に取り込まれると，マイクロゾームにあるUDPグルクロノシルトランスフェラーゼ(UGT1A1)によってグルクロン酸抱合を受けた後，胆汁中に排泄される。肝臓で抱合を受けたビリルビンは水溶性であり，ジアゾ試薬で直接発色するため直接ビリルビンと呼ばれ，抱合される前のビリルビンは脂溶性であり，ジアゾ試薬で直接発色せず，メタノールなどの存在下で発色することから間接ビリルビンと呼ばれる。

　最近クリグラー・ナジャー症候群とギルバート症候群はUGT1A1の遺伝子変異によることが明らかにされた。クリグラー・ナジャー症候群はUGT1A1の欠損によって新生児から幼小児期に高度な黄疸を示すまれな疾患で，予後不良である。成人に認めることは少ない。一方，ギルバート症候群はUGT1A1活性が30%程度に減少しているために軽度の黄疸を示すが，予後良好である。一般人口に占める割合は2〜7%とされ，女性より男性に多い。総ビリルビン値は高くても5 mg/dL程度で，多くは2〜3 mg/dLである。このため，幼小児期には黄疸に気づかれず，10歳を過ぎて診断される。

　ギルバート症候群は空腹時に間接型ビリルビンが上昇するため，低カロリー試験が診断に用いられる。健診では空腹の状態で採血されることが多いため，健診時に軽度の高ビリルビン血症を指摘され，それが診断の契機になる。間接型優位の軽度の高ビリルビン血症で，貧血を認めない場合は，まず本症候群と考えられる。特に治療を必要としないが，UGT1A1で代謝される薬物を使用した際に代謝遅延による副作用の増強が問題になる。絶食の他，疲労，激しい運動などで黄疸が増強することが知られている。

　　　　　　　　　　　　　　　　　　　　　　　　　　　　(杉本元信)

CASE 18

47歳女性「下腹部痛」

Prologue

患者データ①（病歴）

現病歴：47歳女性。数年前から1年に1回程度，臍周囲の腹痛・下痢が生じ，近医受診して腸炎の診断を受けていた。3日前に38℃の発熱があり，臍周辺部に疼痛を自覚したため来院した。疼痛は差し込むような痛みであり間欠的であった。嘔気・嘔吐はなかった。昨日から1日に1回水様便が生じていた。排尿時下腹部痛があった。

既往歴：手術歴なし。薬剤アレルギーなし。

システム・レビュー：精神神経系，筋骨格系，耳鼻咽喉系，眼科系，皮膚科などにおいて，特に自覚症状なし。

Dialogue 1　主要な鑑別疾患

　今回は，間欠的な腹痛を訴える症例について考えてみよう。まず，腹痛はその発生機序から一般的にどのように分けられるかな？

　内臓痛と体性痛です。

　そうだね。この症例の場合は，「間欠的な腹痛」なので，症状からは「内臓痛」，もしくは内臓痛が非常に強くなっている「関連痛」であることが予想されるね。内臓痛について説明して下さい。

　はい，内臓痛は管腔臓器の虚血や炎症などに由来する攣縮や拡張，実質臓器の牽引や腫脹による被膜伸展によって生じます。多くは局在性が乏しい鈍痛が特徴的です。悪心，嘔吐，頻脈，発汗などの自律神経症状を伴うことが多く，体動によって軽減することが多いです。

👨 内臓痛の理解は十分だね．体性痛はどうかな？

👩 はい，体性痛は壁側腹膜，腸間膜，横隔膜の炎症，物理的・化学的な刺激によって発生します．突き刺すような鋭い痛みが特徴的です．持続的で限局性であり，体動によって増強することが多いです．

👨 そうだね．それに体性痛は緊急手術の適応になることが多いね．内臓痛が強くなると脊髄後根で同一脳脊髄神経側に刺激が漏れてその神経分節に属する皮膚領域の痛みとして感じることが多いんだ．これが関連痛だね．皮膚の知覚過敏帯や腹壁の筋肉の緊張（筋性防御）も関連痛に含まれる．関連痛は限局性の明確な痛みとして感じられるので，臓器によってその発生部位はほとんど決まっているんだ．
　臨床ではこれらの痛みが単独ではなくて，組み合わさって出現することの方が圧倒的に多い．それでもどの痛みが最も優位であるかを問診で確認することが鑑別診断や治療方針の上では重要になるね．

👩 腹痛について，問診のポイントを教えて下さい．

👨 まず痛みの部位だね．あと，先ほど述べた痛みの性状，鋭い痛みと鈍い痛み，持続的か間欠的か，放散痛を伴うかだね．痛みの発生の仕方，増悪もしくは改善させる因子，随伴症状（発熱，悪心嘔吐，下痢など），既往歴などもきちんと聞かないといけないね．それでは問診の続きを見てみよう．

Dialogue 2　特徴的な身体所見

患者データ②（問診）

- 腹痛が生じる3日前に自宅でイカの刺身を食べた．それ以外に生の物は摂取していない．同じ物を食べた家族の中で同様の症状が出現した人はいなかった．
- 最終月経は昨日から始まっていた．最近は不規則になっており，2日間のみの出血のこともあった．妊娠の可能性はない．

🧑‍🦰 「イカの刺身」ですか。下痢症状もあります。感染性腸炎の可能性はどうでしょうか？

👨 どうかな。そうだとするとイカの刺身から考えられる腸炎の原因菌は何だろう？

🧑‍🦰 アニサキスとか，サルモネラ，ビブリオでしょうか。

👨 それらの一般的な発症までの期間と，この症例はどうだろうか？

🧑‍🦰 アニサキスは，一般的に激痛があります。サルモネラは3日ぐらい，ビブリオは確か非常に早くて6から12時間ぐらいだったと思います。

👨 そうだね。摂取から発症までの期間からはサルモネラが疑わしいけれど，一緒に食べた家族には同様の症状の人はいないようだね。感染性腸炎のことは保留にしておいて，次に担当医の身体所見を見てみよう。

患者データ③（身体所見）

バイタルサイン：血圧107/77 mmHg，脈拍100回/min，呼吸数12回/min，体温38℃

身体所見：意識清明。眼瞼結膜貧血なし，眼球結膜黄染なし。胸部ラ音・心雑音聴取せず。腹部軽度膨隆，腸蠕動音亢進。下腹部に圧痛あり，中央に筋性防御を認める。左側背部叩打痛あり。下肢浮腫を認めず。

🧑‍🦰 下腹部中央に筋性防御があったのですね。発熱もあります。腹膜炎になっているのでしょうか？

👨 限局性の腹膜炎はありそうだね。腹痛の局在から何が考えられるだろう？

🧑 腹膜に炎症が波及していると考えると，この症例では右側に限局してはいないですが，急性虫垂炎を含めた腸管の炎症性疾患も考慮した方が良いと思われます。メッケル憩室炎や大腸憩室炎なども筋性防御をきたすと思われます。女性の場合，下腹部痛は骨盤腹膜炎も考慮した方が良いと思われます。

👨 一般的な疾患としての虫垂炎の圧痛点からみるとどうだろう？

🧑 虫垂炎の圧痛点ではこの場合は下腹部のようなので，マックバーニー点というよりもランツ点が陽性だと考えられます。

👨 ランツ点を説明して下さい。

🧑 はい，ランツ点は左右の前腸骨棘を結ぶ棘間線を3等分した場合の右外側1/3の点で，虫垂根部に相当します。

👨 そのとおりだね。腹部症状などの臨床症状から急性虫垂炎と骨盤内炎症性疾患と鑑別するアルゴリズムもあるよ（図1）。腹痛が移

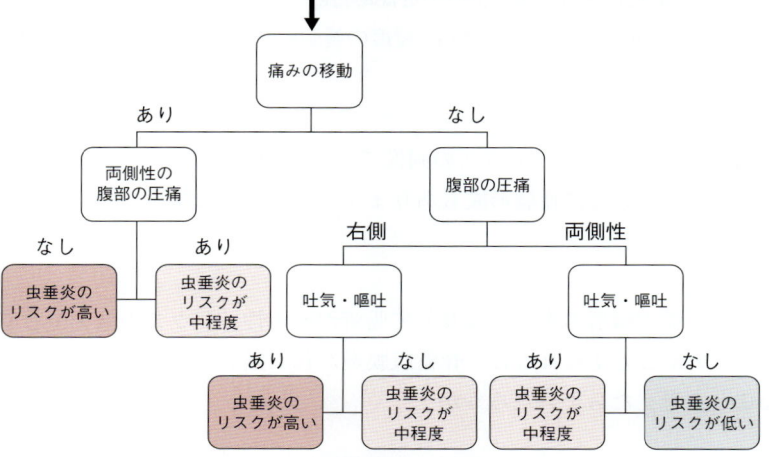

```
妊娠可能年齢の女性患者の急性腹痛
    虫垂炎か骨盤内炎症性疾患か
              ↓
         [痛みの移動]
         /         \
       あり          なし
        |            |
   [両側性の       [腹部の圧痛]
    腹部の圧痛]      /      \
    /     \      右側      両側性
   なし   あり     |         |
    |     |   [吐気・嘔吐]  [吐気・嘔吐]
 [虫垂炎の [虫垂炎の  /   \      /   \
  リスクが  リスクが あり  なし   あり  なし
  高い]    中程度]  |    |     |    |
              [虫垂炎の [虫垂炎の [虫垂炎の [虫垂炎の
               リスクが  リスクが  リスクが  リスクが
               高い]    中程度]  中程度]  低い]
```

図1　急性虫垂炎を腹部症状などの臨床症状から鑑別するアルゴリズム

動するかどうか，両側の下腹部痛かどうか，嘔気・嘔吐があるかを鑑別の根拠としている。この症例では腹痛が移動しない，嘔気・嘔吐がないことから急性虫垂炎は臨床的に否定的だね。診断のために次にどのような検査を行った方がよいかな？

画像診断を行いたいです。腹部単純X線，造影CT検査や腹部超音波検査です。虫垂炎の場合はそれらの検査で腫脹した虫垂や虫垂内の糞石がわかると思います。虫垂が穿孔している場合は虫垂自体の腫脹は認められないかもしれませんが，腹水などがわかると思います。

そうだね。それでは画像検査を見てみよう。

Dialogue 3 特徴的な検査所見

患者データ④（検査所見）

腹部単純X線検査：立位（図2）でニボー像を，臥位（図3）で小腸ガスの拡張像を認めた。
腹部CT検査：造影CT（図4），造影CT矢状断（図5），造影CT冠状断（図6）。骨盤腔の小腸の拡張像と拡張腸管周囲のdirty fat signを認めた。左卵管に腫瘤形成（白矢印）を認めた。
腹部超音波検査：左卵管の4cm程度の腫脹とその周囲に拡張腸管を認めた。

腹部X線ではイレウスの画像です。CT検査でもイレウスの画像で，左卵管に腫瘤形成もあります。どのように関連しているのでしょうか？

骨盤内臓器の炎症が波及して腸管が麻痺性イレウスの像を呈していると考えられるね。骨盤腹膜炎だね。鑑別診断としてどのようなことを考えたらよいだろうか？

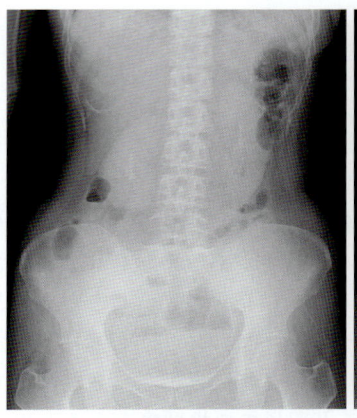

図2　腹部X線写真（立位）　　図3　腹部X線写真（臥位）

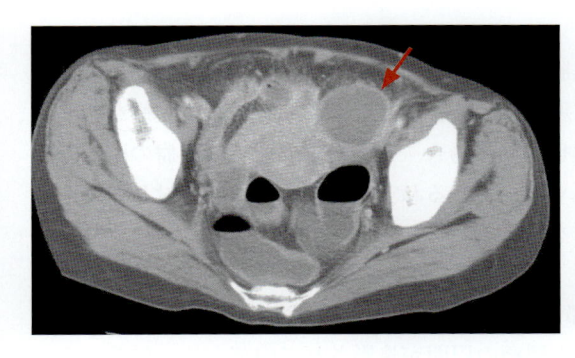

図4　腹部造影CT画像
矢印は腫瘤像を示す。

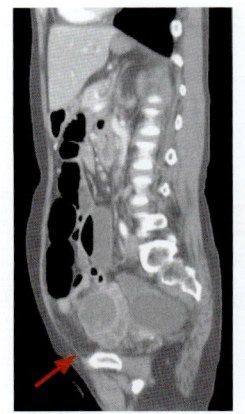

図5　腹部造影CT画像（矢状断）
矢印は腫瘤像を示す。

図6　腹部造影CT画像（冠状断）
矢印は腫瘤像を示す。

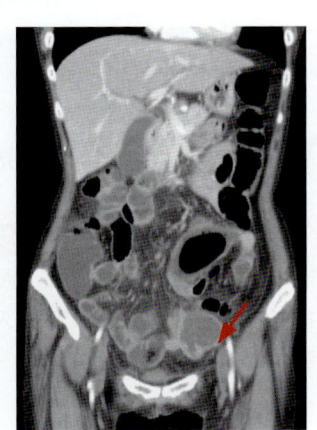

🧑‍🦰 はい，画像上腫瘤を認めることから卵巣腫瘍は鑑別した方がよいと思われます。

👨 鑑別の方法としてはどうだろうか？

🧑‍🦰 卵巣腫瘍は囊胞などの良性腫瘍なら，腹部単純CT検査で周囲は薄く，内部が均一に低輝度になることがあると思われます。悪性腫瘍なら腹部造影CT検査で内部が不均一に造影されることがあると思います。他の検査では腫瘍の病理検査が必要です。しかし腟部からの細胞診では結果が出にくいような気がします。あと，卵巣の悪性腫瘍では腫瘍マーカーでCA125が上昇すること卵巣の悪性腫瘍があると思います。

👨 そうだね。卵巣腫瘍は画像で腫瘍を形成する疾患としては悪性・良性を含めた腫瘍以外に，膿瘍という炎症をきたす腫瘤を考えなければいけないね。膿瘍形成の場合，造影CT検査では腫瘤の壁が腫瘤の内部と比較すると厚く濃染されるね。腫瘤の壁の状態に対して内部は比較的均一で低輝度になる。

🧑‍🦰 腫瘤の壁と内部の対比のためにも造影CT検査が必要なのですね。この症例でも腫瘤の周囲が造影されて内部が均一に低輝度を呈しています。膿瘍の可能性を考慮すると採血で炎症反応などはどうなのでしょうか？

👨 それでは血液検査結果を見てみよう。

患者データ⑤（治療経過1）

血液検査：CRP 21.5 mg/dL　WBC 10,000/μL
- 担当医は腹膜炎の診断で同日入院として絶飲食，補液，セフェム系抗菌薬を用いて治療を開始した。

🧑‍🦰 抗菌薬加療が開始されているので，これで痛みは改善するのでしょうか？

どうだろうか。骨盤内に完全な膿瘍を形成している場合は抗菌薬治療だけでは効果が不十分なこともある。本当に膿瘍なのか，他に卵巣の腫瘍の可能性がないかどうかを骨盤内臓器の専門である婦人科に診てもらおう。

Dialogue 4 診断アプローチ

患者データ⑥（治療経過2）

- 婦人科での診察で内診時に子宮移動痛を認めた。
- 婦人科からの依頼で下腹部 MRI 検査を行った（図7：腹部 MRI の T_1 強調画像，図8：腹部 MRI の T_2 強調画像，図9：腹部 MRI の T_2 冠状断画像）。
- MRI の T_2 強調画像で左卵管に high intensity な mass を認めた。

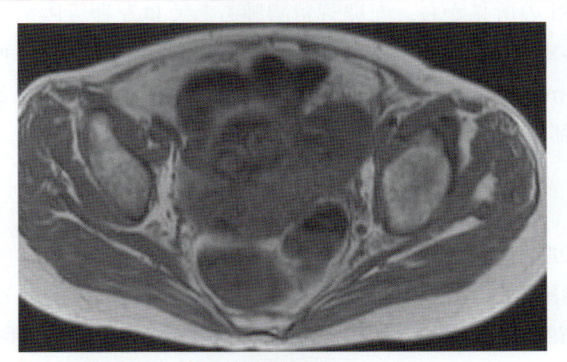

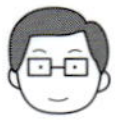

図7　腹部 MRI の T_1 強調画像

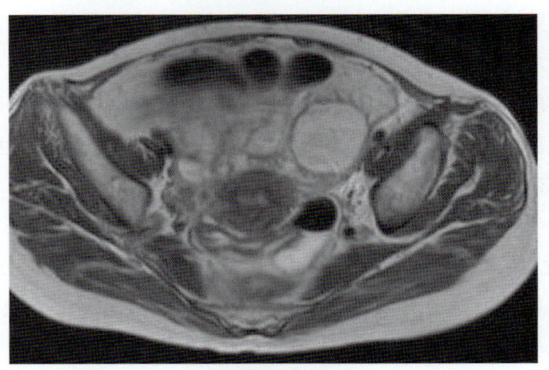

図8　腹部 MRI の T_2 強調画像

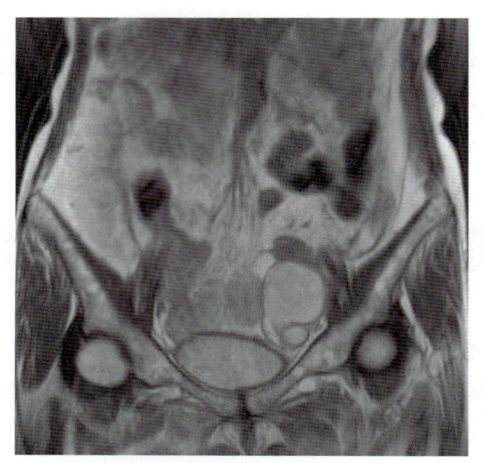

図9　腹部MRIのT₂冠状断画像

　MRIの所見から，左卵管留膿腫もしくは左卵管膿瘍の可能性が高いね。膿瘍の壁が厚くて抗菌薬は内部に届かない可能性が高い。systemicな抗菌薬治療だけでは治療効果が不十分になると思われるため内部のドレナージが必要だね。

患者データ⑦（治療経過3）

- 翌日の血液検査で炎症反応は低下していなかった。
- 腹部は膨隆し，腹部診察で鼓音を呈していた。圧痛は遷延していた。
- 卵管留膿腫もしくは卵管膿瘍の診断で入院後2日目に開腹手術施行した。
- 術中所見では血性腹水を認めた。左卵管留膿腫があり，これが穿孔し子宮・大網に癒着していた。小腸は著明に拡張していた。
- 左卵巣を卵管を含めて切除し，腹腔内洗浄しドレーンを挿入した。
- 腹水培養から *Escherichia coli.* が検出された。病理結果では化膿性卵管炎であった。

　最近は特にクラミジアなどによる骨盤内炎症性疾患が多いので，少し解説しよう。女性器の感染は，腟や子宮頸部の炎症から上行性に進展して，子宮腔内，卵管，卵巣，骨盤腹膜へと拡がり骨盤腹膜炎（pelvic peritonitis）となります。付属器炎（卵管炎，卵巣炎）とその進展

した骨盤内膿瘍疾患を骨盤内炎症性疾患(PID；pelvic inflammatory disease)といいます。女性の骨盤腔は，腟，子宮，卵管を通じて外界と交通性を有するため，解剖学的にPIDを発症する可能性があります。実際には腟内のデーデルライン桿菌や子宮頸管粘液などによって感染防御機構が働いており，それらが破綻をきたした場合にPIDに至ると考えられています。

PIDの診断で重要なことは付属器を中心とした炎症所見の確認であり，症状としては発熱，下腹部痛，付属器の圧痛，子宮腟部の移動痛などがあります。検査所見では白血球増加などの炎症性変化を認めます。治療は，抗菌薬の投与で軽症の多くが治癒しますが，卵巣と卵管が腫瘍性に一塊となった卵管・卵巣膿瘍(tubo-ovarian abscess)やダグラス窩膿瘍を形成すると，抗菌薬投与のみでは改善しないことが多く，開腹術による病巣の切除やドレナージによる排膿が必要となります。PIDの治療のためには，単純に抗菌薬の治療を行うだけではなく，画像診断で膿瘍形成がないかどうかを確認することが必要です。

画像診断のポイントはありますか？

これも解説しよう。PIDの画像診断ですが，まず超音波画像では発症の早期には明らかな異常所見は不明瞭です。子宮頸管炎から上行性感染で卵管内の炎症が生じると卵管炎になります。卵管炎からさらに拡大して腹腔内に炎症が生じ，卵管采に炎症が及ぶと，炎症のためにこの部分が閉鎖してしまうことがあります。閉鎖した後もさらに炎症が進むと炎症性分泌物が卵管内に貯留し卵管は腫脹します。卵管内の貯留液が膿の場合，卵管留膿腫とよばれます。卵管内の貯留液が水様性に変化した場合は卵管留水腫とよばれます。卵管留膿腫を形成した例では，卵管は閉塞しているために丸く，壁は厚く，内容は高エコーを示し，また充実性エコー様に見える場合もあります。慢性経過を呈したPIDでは卵管の壁は薄く，内容は低エコーで卵管留水腫を呈します。卵管留膿腫が周囲組織と一塊となった例では，膿が偽囊胞を形成し，複雑な像を呈する場合があり，悪性腫瘍との鑑別に注意を要します。

次に腹部CT画像ですが，腹部CT検査では造影の画像が重要になります。卵管壁の肥厚像，ダグラス窩の液体貯留，骨盤臓器辺縁の不明瞭

化，仙骨子宮靭帯の肥厚，腸管壁の肥厚像などを呈します。

最後に腹部 MRI 画像ですが，PID の炎症や浮腫は，T_1 強調画像で低信号，T_2 強調画像では高信号を呈します。これは水分量を反映しています。造影 MRI では，炎症や浮腫は中等度の造影効果を示します。卵巣に膿瘍が生じると膿瘍部は T_2 強調像で高信号を示します。重要なことは，女性の場合は特に PID を疑うことです。

わかりました。今回は腹痛の診かたと PID について勉強できました。

Epilogue

診断：卵管膿瘍

- 女性で腹膜炎を呈する疾患のひとつとして PID を認識する。
- PID の場合，抗菌薬治療だけではなく手術治療が必要な場合もある。膿瘍形成の有無を調べるために画像診断を検討する。

◆ 参考文献

1) Morishita K, et al：Clinical prediction rule to distinguish pelvic inflammatory disease from acute appendicitis in women of childbearing age. Am J Emerg Med 25：152-157，2007
2) 間崎和夫，他：Pelvic Inflammatory Disease の腹部画像診断．日本医事新報 4347：53-56，2007

（本田善子）

Monologue 14　副鼻腔炎に対する治療法

　副鼻腔炎の外科的治療というと，一般的に非常に怖いイメージをもたれがちであった。つまり，上口唇の裏側を剥離して，上顎骨から頬骨にかけて露出してここに開口部を形成し，ドレナージするというものである。この手技が患者には大きな不安を抱かせることになり，ひいては蓄膿症の治療を忌避することにもなりかねなかった。しかし，最近はこの分野にも剥離をしないで最小限の侵襲で済ませる内視鏡治療が広がっている。これまで恐れられていた口唇上部をはがすことなく，鼻孔から軟性の内視鏡を挿入し，内視鏡的に上顎洞内の貯留物を除去するというものである。さらに鼻腔との交通路が狭小化している場合には拡張する処置を行う。

（中嶋　均）

CASE 19

37歳男性「右下腹部と頸部痛」

Prologue

患者データ①（病歴）

現病歴：37歳男性。起床時に突然，右下腹部の蹴り上げられたような痛みが出現した。痛みを我慢して仕事をしていたが，痛みが増強するため来院。食欲やや低下しているが，嘔気なし。タール便，血尿も自覚していない。やや軟便で，朝から3回の排便があった。歩くと痛みは右睾丸に響く。当日朝は37.1℃と微熱がみられた。
既往歴：特記事項なし。

Dialogue 1 主要な鑑別疾患

🧑 今回は右下腹部痛で受診した症例です。軽度の下痢と発熱があり，日常よく遭遇する症状だね。頻度の高い疾患として，何が考えられるかな？

👩 右下腹部ということで，急性虫垂炎，急性胃腸炎，憩室炎などが考えられます。

🧑 そうだね。そうすると何に注意が必要かな？

👩 腹膜刺激症状の有無を確認する必要があります。

🧑 そうだね。

Dialogue 2　特徴的な身体所見

患者データ②（身体所見）

バイタルサイン：体温 37.4℃，血圧 110/68 mmHg，脈拍 72 回/min。
身体所見：眼瞼結膜貧血なし，眼球結膜黄染なし。表在リンパ節腫大なし。心雑音なし，呼吸音清。腹部ではマックバーニー圧痛点に圧痛あり，反跳痛あり。筋性防御なし。右背部に叩打痛あり。

👩 虫垂炎として矛盾しない所見がそろっています。

👨 マックバーニー圧痛点に反跳痛もみられており，虫垂炎をまず考えるよね。

👩 ただ，右背部に叩打痛がみられるので，尿路疾患も検索する必要があると思います。

👨 では腹部 X 線写真と腹部 CT を見てみよう。

Dialogue 3　特徴的な検査所見

患者データ③（検査所見）

- 担当医は早速，腹部単純 X 線と腹部造影 CT の検査を行い（図 1，2），さらに血液尿検査を行った。

腹部単純 X 線写真：異常なガス貯留はなく，腹腔内遊離ガス像もみられない。ニボー形成もみられなかった。

腹部単純 CT：虫垂腫大は明らかではなく，憩室も明らかではなかった。腎盂の拡張もなく，尿路に結石はみられなかった。

検査所見：尿蛋白（−），潜血（−）であったが，WBC 9,200/μL，CRP 0.5 mg/dL と炎症反応の軽度上昇がみられた。肝機能，腎機能に異常は認められなかった。

👨 担当医も尿路結石と虫垂炎を疑って検査を進めたようだね。軽度の炎症所見はあり，右下腹部に炎症を示唆する症状があるのに画

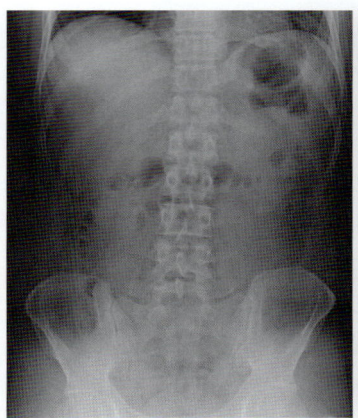

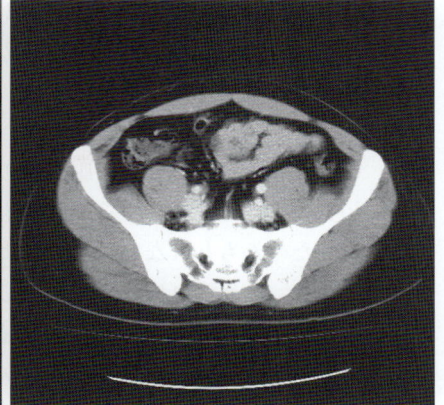

図1　腹部単純X線写真（立位）　　**図2　腹部造影CT画像**

像では明らかではない。どうすればいいかな？

🧑 虫垂炎とすると，緊急手術が必要な画像ではなさそうです。尿所見からも，CTからも尿路結石は考えにくいです。

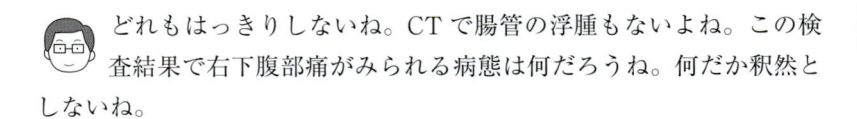

👨 どれもはっきりしないね。CTで腸管の浮腫もないよね。この検査結果で右下腹部痛がみられる病態は何だろうね。何だか釈然としないね。

Dialogue 4　診断アプローチ

患者データ④（治療経過1）

- 担当医は持続性の右下腹部痛，軽度の炎症反応があることから，画像診断では炎症部位は明らかでないが，セフェム系抗菌薬と鎮痛薬を1日分処方して帰宅させ，翌日の外来を予約した。
- 就寝時から右耳の下が腫れてきた。また，翌日の外来受診時，右下腹部よりも右睾丸の痛みが著明となってきた。
- そこで担当医は，睾丸炎を合併した耳下腺炎を強く疑い，再度血液検査を施行したところ，血清アミラーゼ226 IU/Lとやや高値であった。すぐに泌尿器科へ依頼したところ，精巣上体炎と診断された。

👩 右下腹部痛は，よく聞くと確かに変な訴えでしたよね。「蹴り上げられたような痛み」という表現は，あまり虫垂炎の患者から聞いたことがありません。

👨 そうだね。どうして右下腹部痛の時「蹴り上げられたような痛み」と表現したんだろうね。これは睾丸を蹴られたような痛みを遠回しに表現したのかもしれないね。それよりも，鼠径部をきちんと診察すべきだったね。そうすれば，痛みの中心が腹腔外であることがわかったかもしれない。場所が場所だけに，患者も言いづらかったんだろうね。マックバーニー圧痛や反跳痛は精巣炎が波及した所見だったんだろう。

👩 耳下腺炎の症状が翌日出てきて，典型的なムンプス睾丸炎と診断されているようですが，睾丸炎の症状が先に出現することが多いのですか？

👨 通常は耳下腺発症後8日以内に生じ，3～7日間症状が持続すると言われています。多数例の検討で平均5.7日後に発症するという報告もあるから，今回のように睾丸炎の症状が先行するのは少ないよね。

👩 流行性耳下腺炎（おたふく風邪）としては，不顕性感染であったと考えればよいのでしょうか？

👨 確かにそう考えればストーリーはできあがるね。ただ，不顕性感染は30～40％と比較的多いものの，一般に低年齢ほど高率にみられることも知られているんだ。

Dialogue 5 診断のコツ

患者データ⑤（治療経過2）

- 泌尿器科で精巣上体炎と診断され，セフェム系抗菌薬と鎮痛薬が処方された。4日後に再度受診。
- その日の朝に40℃の発熱があり，頭痛，右睾丸痛があったが，耳下腺

の痛みは軽快していた。来院前に鎮痛解熱薬の坐薬を使用したところ，受診時には軽快していた。
- 4日前に提出した血清ムンプス抗体価はELISA法でIgG 7.5（正常2.0未満），IgM 10.7（正常0.8未満）と上昇していた。

耳下腺が腫れて4日目なのに40℃の熱が出るのは，自然経過としてはおかしい気がします。他の合併症も考慮する必要があると思います。

ムンプスの合併症としては，無菌性髄膜炎が有名だよね。この症例は頭痛も訴えているし，注意が必要だね。

無菌性髄膜炎の合併は多いのですか？

2〜10％に合併すると報告されているけど，10歳以下の小児が多い。なぜか男児が3〜5倍多いとされている。今回のように成人例ではまれだよね。一般に，耳下腺炎発症から3〜5日で発症することが多い点では，この症例は一致しており，ちょっと嫌な感じだね。

でも，この症例の頭痛はすぐ良くなっていますよね。無菌性髄膜炎としては症状が軽すぎるのではないですか？

ムンプスによる無菌性髄膜炎は，以外に多くて，髄膜刺激症状がなくても，髄液検査を行うと50％以上に細胞数増多が認められることが報告されているんだ。病初期にはほとんどの例で髄液からウイルスが分離され，髄液IgM抗体も上昇するんだ。でも予後は良好で2週間程度で完治してしまうから，あまり恐れる必要はないかもしれないね。

この症例も髄液検査を行っていれば，細胞数が増加していたかもしれませんね。

十分可能性はあると思うよ。

🧑 血清ウイルス抗体ですが，IgG と IgM が同時に検出されることはあるんですか？

👨 ELISA では IgG 抗体は初めの週に出現し，3 週後にピークとなり，生涯を通して陽性となるんだよ。IgM 抗体は数週間から数ヶ月間高値となる。耳下腺腫脹が出現した時には，この症例のように IgM 抗体高値を示すとともに，IgG 抗体も検出されることが多いんだ。

🧑 では IgM 抗体が上昇していたことから，ムンプス感染と診断してよいわけですね。

👨 そうだね。でも逆は必ずしも真ではないんだ。ワクチン接種を受けていた場合には，IgM 上昇を認めないこともあり，IgM（－）でも感染を否定することはできないんだ。また，パラインフルエンザウイルスとの交叉反応を示すことがあり，偽陽性に注意が必要だね。

🧑 ELISA 法の他に，CF 法（補体結合反応），HI 法（赤血球凝集抑制反応），NT 法（中和反応）などが知られていますが，臨床ではよく用いられているんですか？

👨 IgM を検出できるのは ELISA だけなので，ほとんどが ELISA 法で行われていると思うよ。HI，CF，NT 法では 2 週間以上あけて採血し，急性期と回復期での血清で 4 倍以上の上昇があった場合に有意とすることはよく知られている。でも実際に回復期に受診してくれる患者はほとんどいないのが実情だね。

患者データ⑥（治療経過3）

- 3 日後に来院した時には，平熱になっており，耳下腺の痛みもほぼ消失していた。右睾丸の痛みは残存していたが，ピークの 1/10 程度であった。
- 血液検査では WBC 8,900/μL，Amy 420 IU/L，p-Amy 34 IU/L，CRP 0.9 mg/dL であり，炎症反応はほぼ横ばいでわずかに上昇する程度であったが，血清アミラーゼは高値のままであった。

- 担当医は症状が改善していることから，鎮痛薬の投与を中止したが，血清アミラーゼ高値のため，1週後に予約を入れた。

担当医は耳下腺部痛がほぼ消失してもアミラーゼが高値であったため，膵炎の合併も心配していたようだ。

確かに来院時に右背部に叩打痛もみられています。でも膵由来のアミラーゼは最後まで低値ですから，膵炎の合併は否定的だと思います。それにしても，どうしてムンプスは睾丸炎や膵炎を合併しやすいのですか？

ムンプスウイルスは蛋白分解酵素に対して高い感受性を有しているため，耳下腺以外にも膵臓，卵巣，精巣，甲状腺，乳腺，腎などに炎症を起こしやすいんだ。また，神経親和性であるため，髄膜炎や蝸牛前庭神経障害による聴力障害も合併しやすいんだね。

患者データ⑦（治療経過4）
- 1週後に来院した時は，睾丸痛，耳下腺部痛とも消失していた。血清Amy 87 IU/Lと低下しており，終診となった。

基本的に治療は対症療法なんですね。

そう。だから感染予防が大事なんだ。この症例はムンプスワクチンは接種していないようだね。この患者は1982年生まれであり，わが国では1982〜83年，85〜86年，88〜89年の流行が報告されているね。日本では1981年にムンプスワクチンが認可され任意で接種できるようになり，この症例も接種可能であったわけだ。1989年にはMMRワクチンとして定期接種が導入され，ムンプスの流行は規模が縮小したんだ。でも，1993年4月にワクチン接種例に無菌性髄膜炎が多発したためMMRワクチンが中止されると，1993年後半から1994年に流行がみられるようになったんだ。その後も1996〜1998年，2000〜2002年と3〜4年間隔でムンプス流行が起きているから，やはりワクチンが最も有効だと思うよね。

🧑 海外ではどうなんですか？

👨 アメリカでは12〜15ヶ月に1回目の接種を行い，4〜6歳時に2回目の接種をする定期接種が行われているんだ。そのため，アメリカでムンプスは非常にまれな疾患となっている。他の欧米諸国でも接種率は90％以上なのに，わが国では40％足らずなんだ。どうしてだろうね。

🧑 やはり学校での集団接種が行われなくなったからでしょうか？

👨 確かに，共働きの家庭が多くなり，ワクチン接種のため，子どもを医療機関に連れて行きにくくなっているね。それに，有料化されたこともあるだろうね。

🧑 有効率は高いワクチンなんですか？

👨 わが国で用いられている鳥居株，星野株，宮原株はいずれも抗体陽転率90〜95％と報告されているよ。でも，年数の経過によって抗体価が減衰することは避けられないだろうね。でも1回定期接種している国では発症者が88〜98％減少し，2回接種している国では99％以上減少しているんだ。

🧑 有効性は明らかなのに，麻疹と異なり，ムンプスは神経質になるような重症な感染症ではないという認識もあるかもしれません。私もそうでした。副作用で一度中止されたワクチンであるという点も，任意接種率が低迷している原因のような気がします。今は，副作用は大丈夫なんですか？

👨 最も多い副反応は耳下腺腫脹で，3％にみられる。最も心配な無菌性髄膜炎は0.1〜0.01％と報告されているんだ。幸い，睾丸炎，卵巣炎，乳腺炎の合併の報告はほとんどない。自然感染に比較すると，副反応の頻度は少なく，発症したとしても軽症なんだ。

🧑‍🦰 なるほど。メリットは大ですね。

👨‍⚕️ 現在の日本では任意接種で，1歳以上が対象なので，保育園や幼稚園での集団生活に入る前に接種することが望ましいと思うよ。もちろん，成人は重症化するリスクが高いので，特に医療従事者は接種が勧められるね。

🧑‍🦰 もし，家族や同級生にムンプスが発症したらどうすればいいですか？ このご家族も困ったと思うんです。

👨‍⚕️ 家族内曝露直後のワクチン接種は有効率57％という報告がある。これを有効とするか，効果なしと判定するかは，難しいところだね。ただ，翌日や翌々日の接種では発症予防ができないことも同時に示されているんだ。

🧑‍🦰 潜伏期や不顕性感染例を考慮すると，慌てて接種する必要はないような気がします。

👨‍⚕️ 同感だね。ただ，学校保健安全法施行規則では第2種の感染症であり，腫脹が消失するまで登校停止となっているから，小児期にワクチン接種することが肝要だよね。

Epilogue

診断：ムンプス感染による睾丸炎

- 自然感染による耳下腺炎は70％，30％は無症候性。
- 無菌性髄膜炎は3～10％だが，髄液の細胞増多は50％に認められる。
- 睾丸炎は思春期以降の25％で右側に多い。両側の腫脹は10％程度。
- 卵巣炎は思春期以降の5％，膵炎は4％，乳腺炎は15～30％。
- 難聴は1/400～1/20,000の頻度であるが，片側性の高度感音難聴で，耳下腺炎を伴わない場合もある。

◆ 参考文献

1) 川村信夫，他：ムンプス精巣炎 32 例の集計．泌尿器外科 19：557-559，2006
2) 有馬聖永，他：流行性耳下腺炎．検査と技術 36：12-15，2008
3) Baum CG, et al：Mumps virus. In：Mandell GL, et al(eds)：Principles and practice of infectious diseases. p2003, Churchill Livingstone, 2005
4) 感染症情報センター：流行性耳下腺炎(おたふくかぜ)1993-2002 年．病原微生物検出情報 24：103-104，2003
5) 庵原俊昭：おたふくかぜワクチン．小児科 45：871-875，2004
6) Galazka AM, et al：Mumps and mumps vaccines. Bull WHO 77：3-14，1999
7) 庵原俊昭：ムンプス(Mumps)．臨床とウイルス 30：1-28，2002

（瓜田純久）

Monologue 15　心拍出量

Case 36(☞ p373)では，スワン・ガンツ・カテーテル(SG カテ)による心機能の定量的診断，治療に対する変化が明確に示されている。

心拍出量を計測する方法で代表的な方法には，フィックの原理に基づく方法，心臓超音波検査で 1 回左心拍出量を求め計算する方法，最近では動脈圧波形解析による連続で測定などがあるが，熱希釈法を用いる SG カテで計測するのが正確で一般的であろう。SG カテで重要なのは，右心系の情報を得ていることで，心拍出量も右心で計測しているということである。

右室と左室拍出量では，左心拍出量が 3~5％多いが，心拍出量を 1 分に 5 L とすると 4％で 200 mL，1 時間に 12 L にも相当します。その血液はどこへ行ってしまうのだろうか。下行大動脈から出る気管支動脈は，気管などに分布した後，肺静脈に還流，すなわち右心でなく左心系に還流するため，左心拍出量は多い。このような血流のことを，生理学的シャントと言う。このことを知った上で，左右心室からの拍出量はほぼ等しいとして下さい。

しかし，病的状態では心拍出量はほぼ等しいとは限らない。肺血流量が体血流量の 2 倍も 3 倍もある疾患がある。中心性シャントの疾患では例えば VSC や ASD であり，後天的にも心筋梗塞では心室中隔穿孔(VSP)の合併症がある。VSP 時の SG カテ所見は，心拍出量は増加して，肺動脈圧，喫入圧は高値で，体血圧は低下し，末梢は冷たく，蒼白で，左心拍出量低下，LOS(low output syndrome)，ショック状態を呈する。心筋梗塞という疾患こそ，検査結果や画像診断に加えて，理学的所見が必要になる。フォレスター分類ばかりでなく胸部聴診の重要性をキリップ分類とともに理解し，聴診器を耳に当てれば，早く荒い呼吸音に隠された II 音の亢進とエルブ領域の収縮期雑音の出現に，気づくはずである。

（吉原克則）

CASE 20

32歳女性「体動時に増強する右上腹部痛」

Prologue

患者データ①（病歴）

現病歴：32歳女性。2週間前から左下腹部痛が出現し，その後，帯下が増量してきた。4日後に近医の産婦人科を受診したが，特に異常は指摘されなかった。5日前から右季肋部から右側腹部にかけて，グッと刺しこむような痛みが出現してきた。やや下痢気味であったが，嘔気や嘔吐はなかった。食事摂取による痛みの増強や軽減はなかったが，深呼吸をした時や体を動かした時に痛みが増強した。2日前から38℃の発熱も出現し，右上腹部の痛みが増強したため，救急車にて来院した。喫煙は20本/日，機会飲酒。
既往歴：特記すべきことなし。
生活歴：母親が高血圧と胆石症，薬・食物アレルギーなし，海外渡航歴なし，ペットなし。

Dialogue 1　主要な鑑別疾患

　今回は，右上腹部痛を訴える症例について考えてみよう。まず，右上腹部痛をきたす鑑別疾患としては何を考えますか？

　胆嚢炎や胆石の発作，それから胃潰瘍や十二指腸潰瘍もあります。

　そうですね。臓器としては胃・十二指腸や肝・胆・膵領域の疾患が重要です。それから，大腸の憩室炎や腎盂腎炎，尿管結石のこともありますし，胸膜炎や帯状疱疹なども忘れないようにしましょう。

　右上腹部痛をきたす疾患もたくさんありますね。

🧑 それでは，この患者の腹痛の特徴を挙げてみましょうか。

👩 まず，食事との関係がないことと，深呼吸をした時や体を動かした時に痛みが強くなることが挙げられるかと思います。

🧑 必ずと言うわけではないですが，一般的に，胃潰瘍では食後の痛み，十二指腸潰瘍では空腹時の痛みを訴える場合が多いです。また，胆囊結石の疝痛発作も，脂肪の多い食事の後に出現することが多いですね。

👩 この患者の痛みは，食事とは無関係で，やや下痢気味のようですが，嘔気や嘔吐などの消化器症状が乏しいです。救急車で来院されていますので，相当痛みが強かったのだと思いますが，痛みは体動時だけなのでしょうか？　安静にしている時の自発痛の程度はどれくらいでしょうか？

🧑 担当医に確認しましたら，安静時にも痛みはありますが，何とか我慢できるくらいだそうです。痛みの増悪因子は深呼吸や体動のようですね。

👩 深呼吸で痛みが増悪するということから，胸膜炎も考えたいです。それから体動時の痛みというと，整形外科的な筋骨格系疾患も考えないといけないでしょうか？

🧑 それではまず，担当医の身体所見を見てみましょう。

Dialogue 2　特徴的な身体所見

患者データ②（身体所見）

バイタルサイン：血圧 126/80 mmHg，脈拍 80 回/min・整，呼吸数 16 回/min，体温 37.8℃

身体所見：眼瞼結膜に貧血なし，眼球結膜に黄染なし。頸部に異常所見なし。胸部は心音純，呼吸音清で胸膜摩擦音もなし。腹部は平坦で腸雑音は正常。右季肋部から右側腹部にかけて著明な圧痛を認めるが，

腹膜刺激症状はなし。肝の叩打痛が著明で，右CVAの叩打診で右側腹部に放散する痛みあり。マーフィー徴候は陽性。四肢浮腫はなし。

　胸膜炎を疑わせる摩擦音はないようです。右上腹部の圧痛や肝の叩打痛，マーフィー徴候もあり，発熱もあるので，整形外科領域や腹壁性腹痛ではなく，やはり肝・胆道系疾患でしょうか？　右CVAの叩打痛もありそうなので尿路系もチェックですね。

　ところで腹痛の原因が筋肉や骨などの腹壁にある腹壁性腹痛と腹腔内臓器による腹痛を鑑別する身体診察を知っていますか？

　確かカールネット試験だったと思います。

　よくできました。カールネット試験の方法を説明しましょう。患者には，仰臥位で両腕を組んで胸に置いてもらいます。その状態で腹部の圧痛点を確認します。次に頭部と両肩を軽く浮く程度に挙上してもらいます。この腹部の筋肉が緊張した状態で，圧痛点の痛みの変化を確認します。自発痛が増強，あるいは圧痛が増強もしくは不変の場合は「陽性」と判定し，腹壁性腹痛の可能性が示唆されます。一方，圧痛が減弱した場合は「陰性」と判定し，腹腔内臓器による痛みが示唆されることになります。

　この患者では，カールネット試験はどうだったのでしょうか？

　担当医に聞きましたが，判定に困ったようです。体動時に痛みが増強するとのことでしたが，頭部と両肩を挙上してもらっただけで，痛みが強くなったようで，判定を陽性とするのかどうか迷ったそうです。

　もしカールネット試験陽性だとすると，腹壁性腹痛も鑑別疾患に入ってきます。ますますわからなくなってきました。

　それでは，検査所見を見てみましょうか。

Dialogue 3 特徴的な検査所見

患者データ③（検査所見1）

- 白血球数は 9,800/μL とやや増多し，CRP は 11.0 mg/dL と軽度上昇していたが，それ以外には明らかな異常所見はなかった。また，尿所見も明らかな異常は認めなかった。

血算	・WBC 9,800/μL ・RBC 410 × 10⁴/μL	・Hb 13.5 g/dL ・Ht 39.9%	・Plt 37.8 × 10⁴/μL
生化学	・T-P 7.9 g/dL ・Alb 3.9 g/dL ・T-Bil 0.5 mg/dL ・AST 24 IU/L ・ALT 31 IU/L ・LDH 303 IU/L ・ALP 233 IU/L	・γ-GTP 14 IU/L ・Amy 28 IU/L ・CK 44 IU/L ・T-Cho 188 mg/dL ・TG 69 mg/dL ・UN 7 mg/dL ・Cr 0.63 mg/dL	・BS 92 mg/dL ・Na 140 mEq/L ・K 4.0 mEq/L ・Cl 103 mEq/L ・CRP 11.0 mg/dL
尿	・比重 1.015 ・pH 6.0 ・蛋白（±）	・糖（−） ・潜血（±） ・アセトン（−）	・ビリルビン（−） ・ウロビリノーゲン（±）
尿沈渣	・RBC 3〜5/F	・WBC 3〜5/F	

胸部単純 X 線写真：両肺野に異常所見はなく，胸水貯留像はない。また，横隔膜下の遊離ガス像もない（図1）。

腹部単純 X 線写真：腸管ガス像には拡張像や鏡面像などの明らかな異常所見はなく，左右の腰筋線は鮮明で，胆嚢結石や虫垂結石，尿管結石を疑わせる陰影もない。

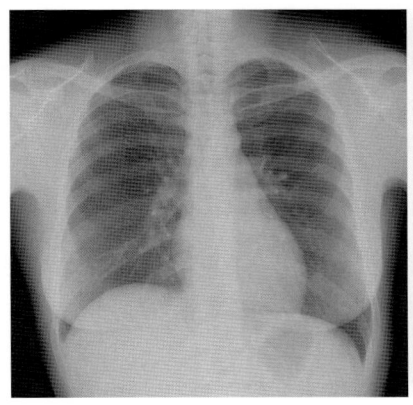

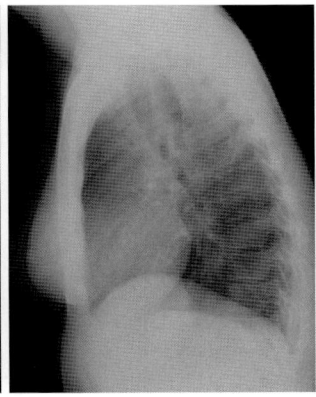

図1 胸部 X 線検査

🧑‍⚕️ 血液・尿検査と胸部単純X線写真からどのようなことがわかりますか？

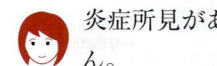

👩 炎症所見がありますが，それ以外に明らかな異常所見がありません。

胸部単純X線写真では胸膜炎はなさそうです。遊離ガス像もないので，とりあえず消化管穿孔などの可能性は低そうです。腹部所見では，肝の叩打痛とマーフィー徴候が陽性でしたので，肝炎や胆囊炎も鑑別疾患に入れましたが，血液検査では肝・胆道系酵素はすべて正常範囲です。また，右CVAの叩打痛もありそうでしたが，尿所見では異常はないですね。もし，腹壁の痛みだとすると，炎症所見の説明が難しいな。

🧑‍⚕️ どうも腹痛の原因になっている臓器の正体がはっきりしませんね。それでは，今までの症状や身体所見，一般検査所見を簡単にまとめてみましょう。

- 深呼吸や体動時に増強する右上腹部痛と発熱。
- 右上腹部圧痛，マーフィー徴候陽性，カールネット試験陽性？
- 白血球数軽度増多，CRP上昇。

🧑‍⚕️ 胸膜炎などの胸部疾患でもなく，胃・十二指腸潰瘍などの消化管疾患でもないようですし，肝・胆・膵領域の疾患もちょっと考えにくいでしょうか。それから，尿管結石や腎盂腎炎も否定的ですね。それでは診断を絞り込むために，次のステップの検査はどうしましょう？

👩 一応，肝・胆・膵領域，特に胆石胆囊炎がないかどうかを確認するためにもまず腹部超音波検査を行います。それで異常所見がなかったら，腹部CT検査や上部消化管内視鏡検査も考えます。

🧑‍⚕️ わかりました。それでは超音波検査の画像を見てみましょう。

Dialogue 4 診断アプローチ

患者データ④（検査所見2）

腹部超音波画像：肝臓には異常所見はなく，胆嚢にも結石や壁肥厚はない．膵臓，脾臓，両側腎臓にも明らかな異常所見はなかった（図2）．

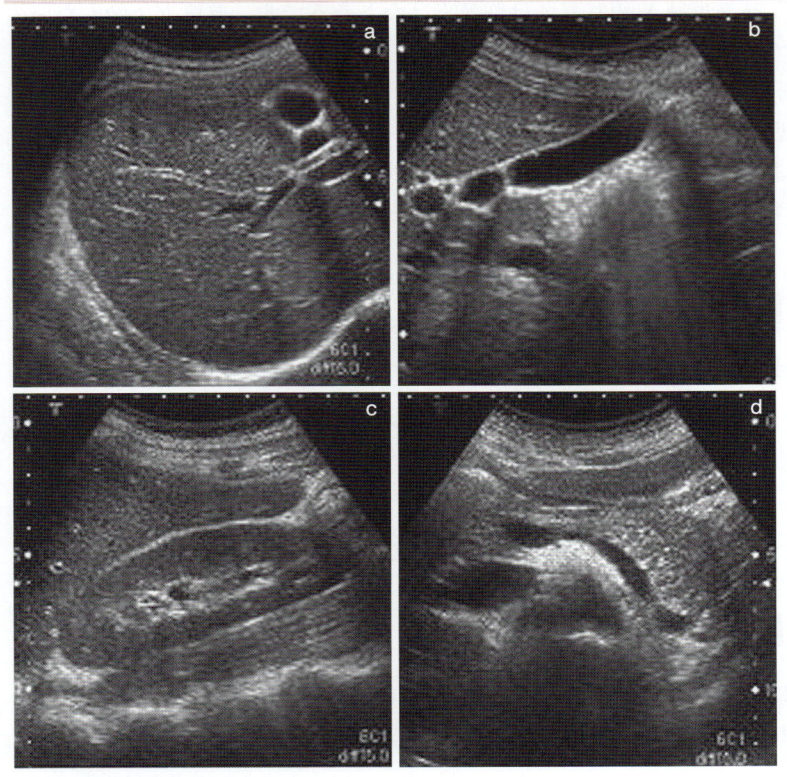

図2 腹部超音波画像
a. 肝臓，b. 胆嚢，c. 右腎臓，d. 膵臓

　超音波検査では，肝臓の腫大はないですし，胆嚢炎や胆石症，胆管の拡張像もないですね．それから急性膵炎もなさそうですね．腎臓も観察していますが，明らかな痛みの原因になる所見に乏しいですね．

　うーん．困りました．腹部CT検査を追加したいと思いますが……．

CASE 20 32歳女性「体動時に増強する右上腹部痛」

🧑‍⚕️ それでは腹部CTの画像も見てみましょうか。

患者データ⑤（検査所見3）

腹部単純CT：肝臓，胆囊，膵臓，脾臓，両側腎臓，腸管にも明らかな異常所見はなかった（図3）。

腹部造影CT早期相：肝臓の外側区前面や内側区前面あるいは右葉外側面の肝被膜に濃染像（矢印）を認めた（図4）。

腹部造影CT平衡相：造影の早期相で認められた肝被膜濃染像は，やや不鮮明になっていた。また，ダグラス窩に少量の腹水貯留を認めた，（図5）。

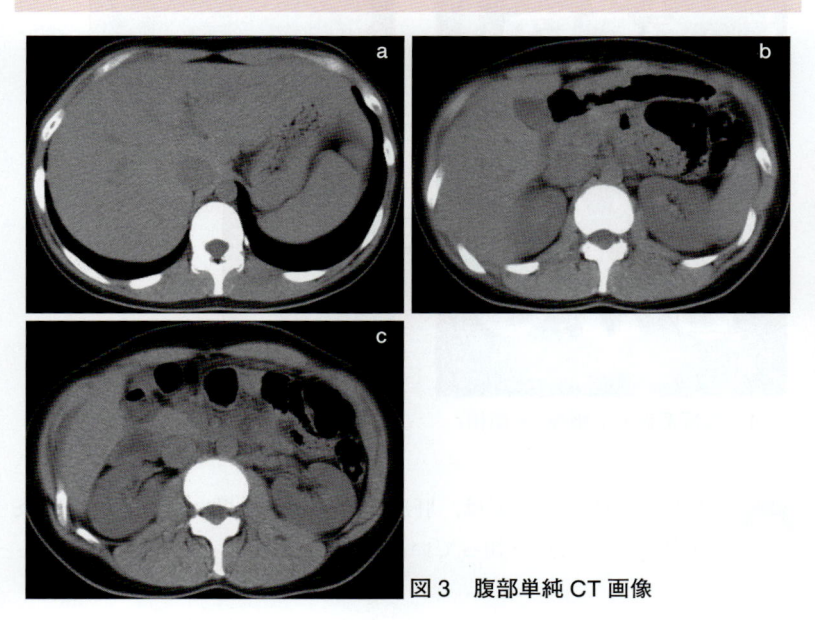

図3　腹部単純CT画像

👩 腹部単純CTでは，明らかな異常所見はなさそうですが，造影CTで，肝臓の表面に所見がありそうですね。

🧑‍⚕️ どうも肝臓の表面だけが造影効果が高いようですね。造影効果があるということは血流が増加していると思われますが……。

👩 肝臓の表面に炎症があるということは肝周囲炎なのでしょうか？

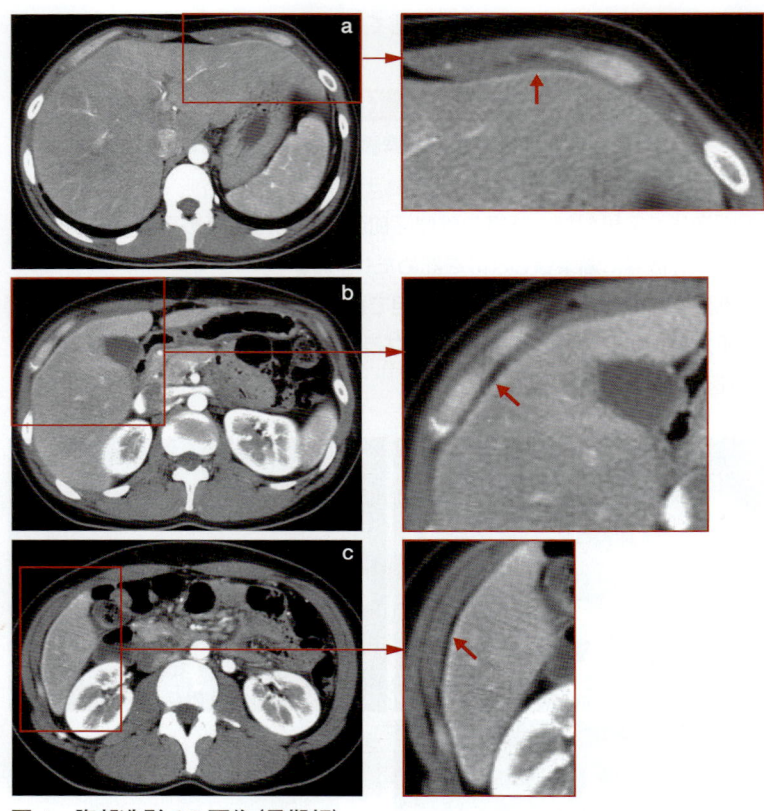

図4 腹部造影CT画像（早期相）

　CT画像の所見としては，肝周囲炎でよいと思います。肝周囲炎の原因となる疾患を知っていますか？

　確かクラミジア・トラコマティス感染症で肝周囲炎をきたすとことがあると，本で読んだことがあります。

　そうですね。クラミジア・トラコマティスや淋菌の性感染症で時々，肝周囲炎を引き起こす場合があり，フィッツ・ヒュー・カーティス症候群（FHCS）と呼ばれています。FHCSの病態は，肝被膜の炎症なので画像検査ではその異常所見を捉えにくいのですが，造影CT，特に早期相で肝被膜が濃染されるのが特徴です。感染の急性期は，肝被

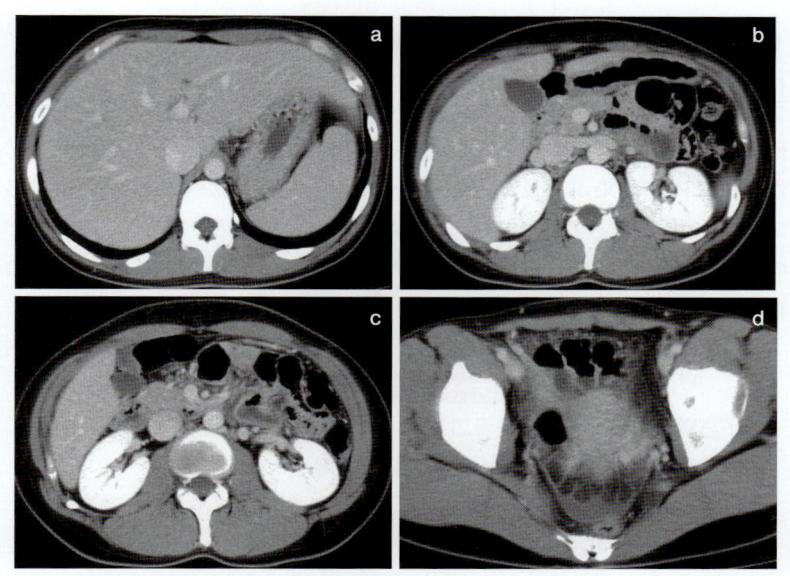

図5 腹部造影CT画像（平衡相）

膜の充血や点状出血および線維素性滲出を伴っていますが，慢性期になると肝臓と腹壁の間にバンド状の線維性癒着（violin string adhesion）が認められるようになると言われています。

なるほど。これで，症状の経過や身体所見の疑問点が解決できそうです。2週間前からの左下腹部痛や帯下の増量は，骨盤内炎症性疾患（PID；pelvic inflammatory disease）を疑わせる症状で，その後に右上腹部痛が出現し，肝臓の周囲に炎症が広がったというわけですね。痛みも食事とは無関係で，体動時に痛いというのは，肝表面と壁側腹膜の摩擦による痛みということですね。

そうです。マーフィー徴候は通常，胆嚢炎を示唆する所見ですが，肝周囲に炎症をきたすFHCSでも陽性になる場合があります。カールネット試験の判定が難しかったようですが，上半身を挙上する動作そのものが肝被膜を刺激し，腹痛を増悪させるため偽陽性になると言われています。

ところで，FHCS の確定診断には，原因となる病原体の検出が必要となりますが，臨床的には，淋菌に比較して，クラミジア・トラコマティスの方が頻度としては多いです。診断は，子宮頸管分泌液や擦過検体の PCR 法で同定が可能で，検出されれば診断はより確実ですが，腹腔内に感染が波及している場合には子宮頸管からすでに菌が検出できない場合もありますので，血清クラミジア IgM や IgA，IgG などの抗体検査を同時に行っておく必要があります。それでは，この症例の検査結果を見てみましょう。

患者データ⑥（検査所見 4）
- 子宮頸管クラミジア・トラコマティス抗原検査：陽性
- クラミジア・トラコマティス血清抗体：陽性
- IgM 抗体：1.65(0.90 未満陰性)，IgA 抗体：2.88(0.90 未満陰性)，IgG 抗体：5.46(0.90 未満陰性)

やはりクラミジア・トラコマティス感染症のようですね。

それでは，クラミジア・トラコマティスによる FHCS について，もう少し説明しましょう。性器クラミジア感染症は，男性では，尿道炎や精巣上体炎を発症しますが，女性の場合は，子宮頸管炎から子宮内膜，卵管炎と進展し，卵管口から腹腔内に浸透し，子宮付属器炎や骨盤腹膜炎などの PID を発症します。さらに，腹腔内の感染が肝周囲に拡がると，激烈な右上腹部痛で発症する FHCS を発症する場合があります。

FHCS は，1930 年に Curtis，1934 年にフィッツ・ヒューが淋菌性卵管炎に肝周囲炎を合併した症例を報告して以来，淋菌性骨盤内感染症に肝周囲炎を合併した疾患の呼称とされていましたが，現在ではクラミジア・トラコマティスが肝周囲炎の主な病原菌と考えられています。主訴が激しい上腹部痛のため，婦人科ではなく，内科や外科の救急外来を受診する場合が多いのも FHCS の特徴の 1 つです。

発症年齢層は，20〜30 歳代の若い女性ですが，最近では 10 歳代後半女性の報告もあります。初期症状として，PID を疑わせる帯下の増量感や下腹部痛，性交痛などの症状が先行し，その後に右上腹部痛が出現す

る場合が多いのですが，この上腹部痛に特徴があります．この症例にみられたように，食事とは比較的無関係で，体動時や深呼吸で痛みが増強し，時には歩行困難となる場合もあります．

Dialogue 5　治療

　それでは治療はどうしたらよいでしょうか？

　感染症なので抗菌薬の投与が必要ですが，適切な薬剤の選択について教えて下さい．

　クラミジアは細菌ですが，エネルギー産生系を持たないため，宿主の細胞内寄生菌です．セフェム系などのβ-ラクタム系抗菌薬は効果を発揮しないといわれていますので，テトラサイクリン系やマクロライド系，フルオロキノロン系の抗菌薬が用いられます．クラミジアは増殖期間が長いので，抗菌薬の投与期間は7日間から場合により14日間程度治療を継続する必要がありますが，マクロライド系のアジスロマイシン（ジスロマック®）は1,000 mg 単回投与で治療が可能であり有用な抗菌薬と思われます．しかし，初療時は起因菌が不明な場合がほとんどですので，症状の重篤な PID や FHCS が疑わしい場合は，大腸菌や淋菌にも感受性のあるセフェム系抗菌薬と2剤併用の治療も考慮した方がよいでしょう．

患者データ⑦（治療経過）

- 臨床経過や腹部所見，腹部 CT 画像から FHCS を疑い，アジスロマイシン（ジスロマック®）500 mg/日/3日間の内服を開始したところ，4日目には腹痛はほとんど消失してきた．
- その後，クラミジア・トラコマティス抗原検査や血清抗体検査の結果が判明し，クラミジア・トラコマティスが原因となった FHCS と診断した．

　ところで，病態は腹膜炎ですので，外科的な治療が必要となる場合があるのでしょうか？

FHCS は診断が比較的難しい疾患です．外科領域では急性腹症として，腹腔鏡や試験開腹で診断される場合も少なくありません．でも，治療の基本は保存的治療であり適切な抗菌薬で治癒できる疾患です．無用な試験開腹を避ける上でも FHCS の特徴を熟知しておいた方がよいですね．それから，診断目的ではなく治療として手術が必要となることも少なからずあります．例えば，肝臓と腹壁や周囲臓器とバンド状の線維性癒着により痛みが持続する場合や，バンドが原因となりイレウスを併発する場合もあります．このような症例では，開腹あるいは腹腔鏡下による癒着剥離術が必要となります．

ありがとうございました．

Epilogue

診断：フィッツ・ヒュー・カーティス症候群

- 若い女性の上腹部痛患者では，常にフィッツ・ヒュー・カーティス症候群を念頭に置く必要がある．
- 骨盤内炎症疾患を疑わせる帯下の増量や下腹部痛，性交痛などが先行し，後に右上腹部痛が出現する場合が多い．
- 腹痛の増悪因子は体動や深呼吸である．

◆ 参考文献

1) 高田俊彦，他：総合外来における腹痛マネジメント．治療 90：2430-2436, 2008
2) Lopes-Zeno JA, et al：The Fitz-Hugh-Curtis syndrome revisited. Changing perspectives after half a century. J Reprod Med 30：567-582, 1985
3) 吉武忠正，他：Fitz-Hugh-Curtis syndrome：CT 所見の検討．日本医放会誌 63：303-307, 2003
4) Nishie A, et al：Fitz-Hugh-Curtis Syndrome. Radiologic manifestation. J Comput Assist Tomogr 27：786-791, 2003
5) 山口惠三，他(編)：専門医を目指すケース・メソッド・アプローチ感染症．第4版, pp220-227, 日本医事新報社, 2006

（島田長人）

Monologue 16　閉鎖孔ヘルニアの治療法

　閉鎖孔ヘルニアの治療法は手術的根治療法が第1選択であるが，術式に関しては現在のところ定型的なものは確立されていない。ヘルニア門への到達法は開腹法，鼠径法，大腿法があり，最近は腹腔鏡下での手術も行われている。開腹法，腹腔鏡では閉鎖孔両側の確認ができるが，高齢者に全身麻酔の手術というリスクを負わせる形となり，個々の症例に対しての手術選択が必要と考えられる。ヘルニア門の処置に関しては，無処置，腹膜縫縮，骨盤内臓器の縫着，人工膜使用などがある。無処置の場合約7％の再発率があるといわれている。人工膜使用は，嵌頓腸管の切除を要した場合では感染が生じる危険性が高いため推奨されていない。しかし，一般的には使用頻度は増加している。迅速な診断と手術決定により腸管切除が回避できる可能性が高くなることは，手術後の再発率を低下させることにもつながる。
（本田善子）

Monologue 17　大人とロタウイルス感染

　ロタウイルス感染というと小児の冬季に多発する嘔吐下痢症を連想させるぐらい小児の感染症としてよく知られている。生後6ヶ月から2歳の期間にほとんどの小児が罹患し，その下痢便は白色を呈することが特徴的である。では大人ではないのだろうか？　そんなことはない。筆者らが調べたところでは健常な成人においても急性下痢症のうち約14％でこのロタウイルスが原因となっていることが明らかとなった。これは小児期に1回罹患しても，防御抗体はできず成人になってもまた感染が成立してしまうからである。ロタウイルス抗原検査は保険収載されている検査項目で，下痢便の検査で感染の有無が確認できるので，疑わしい例では調べてみるよとよい。俗に言う「お腹のかぜでしょう」と済ますことは少なくなる可能性がある。
　（ここで言うロタウイルスとはA型ロタウイルスのこと。ヒトに病原性が確認されているタイプとしては他にBとCの2型が知られており，単にロタウイルスという場合はA型を指す）
（中嶋　均）

CASE 21

40歳男性「突然の項部から後頭部の痛み」

Prologue

患者データ①（病歴）

現病歴：40歳男性。前日の晩ビールジョッキ4杯ほど飲酒して就寝した。朝から気分不快で頭痛があり、二日酔いと思い会社に出かけて仕事をしていたが、19時頃突然、項部〜後頭部痛が出現して動けなくなったため、救急車にて来院した。意識はほぼ清明であり、失見当識は認めない。
既往歴：特記すべきことなし。
生活歴：特記すべきことなし。

Dialogue 1 主要な鑑別疾患

今回の頭痛は非常に激しい頭痛です。頭痛をきたす疾患を鑑別するために重要な問診のポイントは何でしょうか？

はい。まず「どういう状況で頭痛が発生したか？」「痛みの程度、持続時間、性質は？」「随伴症状はあるか？」「何か誘因はあるか？」「家族歴や既往歴は？」などを聞く必要があります。意識はほぼ清明で、失見当識も認めませんから、もう少し詳しく問診してみます。

患者データ②（問診）

- 来院当日、仕事中にパソコンで文書を作成中に突然項部から後頭部にかけて雷が落ちたような頭痛を感じ、嘔気・嘔吐もあり動けなくなった。
- 職場の同僚がすぐに救急車を要請してくれた。意識障害は生じなかった。今までに経験したことがないくらい強い頭痛で、病院に来るまで痛みは続いている。
- 家族歴や既往歴には特記すべきことはない。

さあ，頭痛の原因疾患は何でしょうか？

これらの病歴から，今までに経験のないほどの激しい頭痛です。「パソコンで文書を作成中に」と発症時間が何時何分くらいまで特定できるくらいの突発性のもので，意識障害は認めませんが嘔気・嘔吐もあるのでクモ膜下出血を考えます。

はい，突発する頭痛で，今までに経験のないような痛みを伴い，嘔気・嘔吐を合併することから，クモ膜下出血を疑います。すぐにCT検査を行いたいところですが，その前にバイタルサインを確認することが大変重要です。脳卒中でも，クモ膜下出血は特に発症後24時間以内に再出血をきたす場合が多いので，バイタルサインを評価後に，必要であれば降圧，鎮静，鎮痛を行う必要があります。鑑別診断は何かありますか？　また，診断を確実にする身体所見を教えて下さい。

鑑別診断としては，突然発症した激しい頭痛から高血圧性脳症，脳出血，髄膜炎・脳炎，後頭神経痛，緑内障などを挙げたいと思います。身体所見としては発熱，バイタルサイン，神経学的脱落症状の有無を確認します。

Dialogue 2　診察と頭部CT

患者データ③（身体所見と検査所見1）

バイタルサイン：意識レベル JCS-1, GCS(E3, V5, M6)，血圧 180/100 mmHg，脈拍 96回/min，呼吸数 36回/min，体温 36.7℃，SpO_2 100%

身体所見：四肢に明らかな麻痺を認めない。失語も認めない。構語障害なし。小脳症状なし。項部硬直なし。Kernig徴候なし。大後頭神経部圧痛あり。眼痛なし。瞳孔左右：2 mm, 2 mm。対光反射迅速。

画像所見：胸部単純X線写真異常なし。心電図異常なし。頭部CT画像（図1）。

これらの所見から何を考えますか？

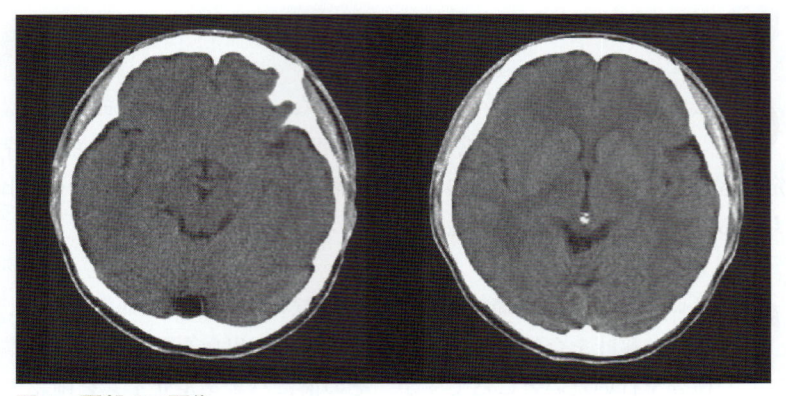

図1　頭部CT画像

　　意識はほぼ清明であり，会話が可能です。発熱はないものの，頻呼吸，血圧上昇がみられるようですね。神経学的に局在徴候や項部硬直などの神経学的脱落症状がないことから脳出血，髄膜炎・脳炎は否定的です。また，眼症状がないことから緑内障も否定的です。血圧が高いことから高血圧性脳症の可能性があり，後頭部の大後頭神経の圧痛があるため後頭神経痛の可能性もあります。クモ膜下出血としてはCT画像で明らかな所見がなく，髄膜刺激症状の項部硬直がないといっても小出血の可能性は否定できません。ここではすぐにMRIあるいは脳血管CT検査を行いたいところですが……。とりあえず降圧薬で血圧を下げましょう。それから検査ですね。

Dialogue 3 初期治療と診断

患者データ④（治療経過1）

- ニカルジピン（ペルジピン®）1 mgを静脈内投与して血圧は120/76 mmHgに下がった。しかしまだ頭痛が持続しているので，鎮痛薬を投与した。

　　残念ながら夜間のためMRI検査は施行できません。どうしましょうか？　このような突発する頭痛は放置できない疾患の場合が多いので，検査ができない時には鎮静薬，鎮痛薬を投与して腰椎穿刺

まで行うしかないですね。やはり出血を確認するためには，ここで，腰椎穿刺を行って血性髄液の有無を確認して診断をつけたい。そうすれば髄膜炎・脳炎の鑑別も確実になるでしょう。

患者データ⑤（検査所見2）

髄液検査：髄液圧 150 mmH$_2$O，細胞数 5/3，蛋白 30 mg/dL，糖 60 mg/dL

🙍‍♀️ 腰椎穿刺による髄液検査の結果，髄液圧，性状ともに明らかな異常は認めませんでした。頭痛は鎮痛薬で少し軽減したようです。

🧑‍⚕️ これでクモ膜下出血は考えにくくなりましたね。降圧薬で血圧も下がり，鎮痛薬で頭痛も軽減したので，この患者は帰宅させますか？

🙍‍♀️ う〜ん，これは単なる後頭神経痛なのでしょうか？　でも，頭痛の性質が突発する頭痛で，今までに経験したことのないような頭痛だったから帰宅させるのは怖いし……。でも，血圧も下がって症状もよくなってきたし……。どうすればよいのでしょうか？

🧑‍⚕️ 呼吸数 36/min は激しい痛みによるものと思われ，ここでは安全のために入院させた方がよいですね。翌日，MRI や MR アンギオグラフィー（MRA）を行って確認しましょう。

患者データ⑥（治療経過2）

- よくなったのは一時的で，頭痛は継続した。そのつど鎮痛薬を頓用で投与して頭痛をコントロールした。翌日，MRI，MRA（図2）を施行した。
- MRI の T$_1$，T$_2$ 強調画像では明らかな異常所見は認めなかった。
- MRA でも明らかな動脈瘤は認めなかった。

🙍‍♀️ この症例はやはり後頭神経痛なのでしょうか？　気になる頭痛ですが，血圧をコントロールしても頭痛が継続することからみて高血圧脳症も考えにくいと思います。このまま入院して頭痛が完全に消失するまで様子をみればよいのでしょうか？

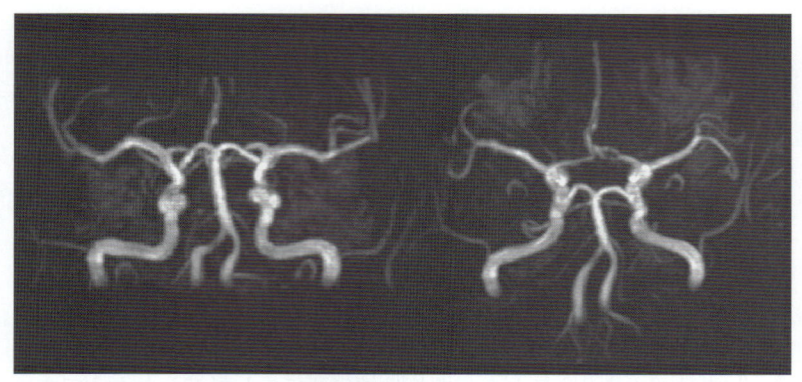

図2 MRアンギオグラフィー(MRA)
明らかな動脈瘤は認められず。

　最終的には脳血管3D-CTあるいは脳血管撮影を行ってみないと診断できないですね。その結果を見てから退院を決める方が安全です。

Dialogue 4　治療経過

患者データ⑦（治療経過3）

- 脳神経外科医にコンサルトして，脳血管造影を翌日施行することになった。
- 夜間突然，病棟にて意識障害をきたし，当直医が訪室したところJCS 300，GCS 3（E1，V1，M1），血圧190/100 mmHg，脈拍120回/min，呼吸数8回/minであった。
- すぐに気管挿管し，人工呼吸を行いながらニカルジピン（ペルジピン®）の持続静注で血圧管理を行い，バイタルサインが安定してから頭部CT検査を施行した。
- 頭部CT画像（図3）にて橋前槽から脳底槽にかけて高吸収域がみられ，クモ膜下出血と診断された。

　明らかにクモ膜下出血を起こしてしまいました。原因はどう考えますか？　さらにこの状態での治療はどうしますか？

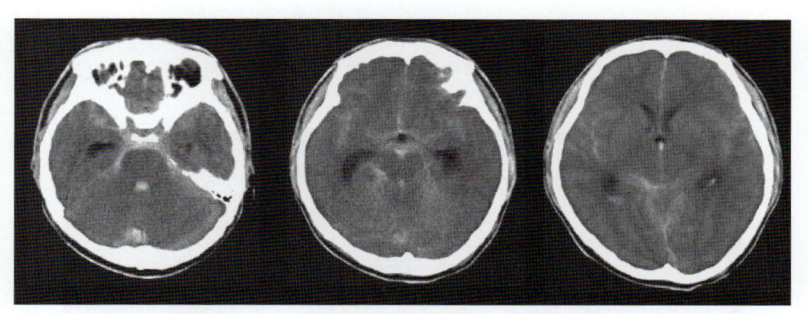

図3　頭部CT画像

🧑‍🦰　MRAでは診断できないような小さな動脈瘤があったのでしょうか？　鎮痛薬や降圧薬を投与していたのにどうして動脈瘤が破裂してしまったのですか？　でも，本当に帰宅させなくてよかったですね！　今後の方針としては，現在のクモ膜下出血のグレードはハント・コスニック分類（☞ Case 3，p25）のVなので今のところ経過観察をするしかないのでしょうか？

👨　原因の1つとして，MRAでは診断できないような小さな動脈瘤，もう1つは解離性の脳動脈瘤を考えなければなりません。脳動脈瘤破裂によるクモ膜下出血は脳動脈瘤の処置が終わるまでは再破裂の可能性があり，静脈注射で降圧，鎮静，鎮痛を積極的に行う必要がありますが，それでも今回の症例のように再破裂を生じることがあります。しかし，クモ膜下出血の場合，意識レベルがJCS 200〜300と悪くても，短期間に意識レベルが良くなることがあるので，積極的に全身状態を安定化させる必要があります。

患者データ⑧（治療経過4）

- バイタルサインの安定を確認した後に脳血管撮影を施行した。
- 右椎骨動脈撮影（図4）にて椎骨動脈に紡錘状血管拡張を認め，解離性動脈瘤と診断された。右後下小脳動脈は動脈瘤の遠位部から描出されていた。
- 翌日，意識レベルはJCS 100，GCS 8（E1，VT，M5）まで改善がみられ，GDC（Guglielmi detachable coil）による瘤内および近位親動脈塞栓術を施行した。

- 第3病日に右後下小脳動脈領域に梗塞巣が出現した。最終的には意識は清明になったが，軽度の躯幹失調を遺し，リハビリ病院に転送された。

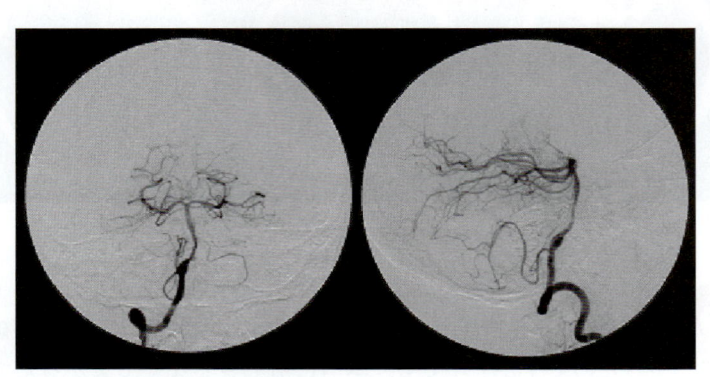

図4 脳血管撮影
右椎骨動脈に解離性動脈瘤を認める。

🧑‍🦰 やはり，椎骨動脈の解離性動脈瘤があったのですね。そうするとこの最初の頭痛は血管の解離による痛みだったのですか？ 実際にこの痛みはクモ膜下出血と臨床上は区別がつくのでしょうか？ つかないとしたらどうすればよいのでしょうか？

👨 そうですね，血管の解離痛と考えられます。実際には，クモ膜下出血と同じような痛みですから，症状だけでは区別がつかないので，今までに経験したことのない頭痛を訴える場合は注意を要します。完全にクモ膜下出血あるいは解離性の動脈瘤が否定できるまでは油断はしてはいけないということですね。CTやMRIでクモ膜下出血がなくても脳血管3D-CTあるいは脳血管撮影を行って確認してみる必要があります。

🧑‍🦰 この解離性動脈瘤は実際には多い病気なのですか？ それから治療はこのような塞栓術なのですか？

👨 最近は日本でもMRAや3D-CTアンギオグラフィーの診断技術が向上してきたことから，解離性椎骨動脈瘤に対する関心も高まって報告が増えています。発症形式としてはクモ膜下出血が約6割，

非出血発症が約4割です。この非出血発症の中でも，この症例のように血管解離後にクモ膜下出血を生じる報告もあります。非出血発症例でも治療方針としては数時間後から数日後の出血も考慮して経過を見る必要があります。この症例と同様の血管解離痛と思われる突然の頭頸部痛後にクモ膜下出血を生じた症例は，嚢状動脈瘤に比較して男性に多く，平均年齢も若いことが報告されていて，最初の頭頸部痛から比較的短期間（4日以内）にクモ膜下出血を起こしています。これらのことから，突然の頭頸部痛をきたした症例はクモ膜下出血を認めなくても注意が必要ということになります。治療に関しては，解離性椎骨動脈瘤はクモ膜下出血発症時にはグレードが悪い症例が多いので，低侵襲である血管内治療が第1選択となります頭蓋内主要動脈の解剖図（図5）。後下小脳動脈と解離腔の関係や穿通枝の遅発性閉塞のリスクなどを十分に検討しながら治療を行います。

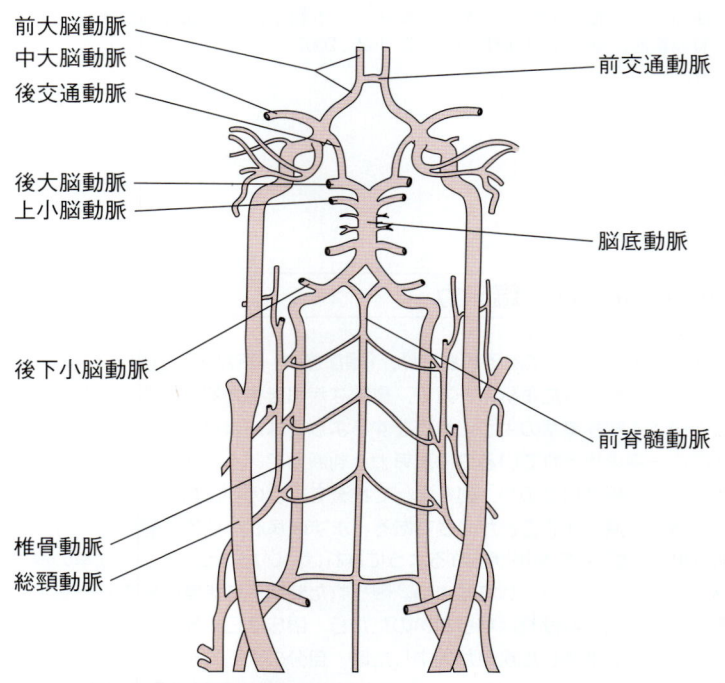

図5　頭蓋内主要動脈の解剖図

Epilogue

診断：解離性椎骨動脈瘤によるクモ膜下出血

- 脳虚血あるいは出血により発症することがあるが，頭頸部痛だけのこともある。
- 解離による頭頸部痛はクモ膜下出血と区別がつかないので，問診が重要であり，突発する激しい頭頸部痛と嘔吐を認めた際には，鑑別診断に入れる必要がある。
- 頭部CT画像で所見がなくても否定せずにMRI，MRアンギオグラフィー(MRA)や脳血管CT検査あるいは脳血管撮影を行う必要がある。
- 突発する後頭部痛の最悪の原因疾患として，椎骨動脈解離の存在を念頭に置く。

◆ 参考文献

1) 池田耕一，他：突発した頭頸部痛後にくも膜下出血を起こした解離性椎骨動脈瘤の検討．脳卒中の外科 35：457-462，2007

(本多　満)

Monologue 18　臨床力

　病院に歩いてやってくる患者には，「頭が痛い」「胸が苦しい」「おなかが痛い」といったありふれた主訴の一方で，重篤な疾患を抱えている場合がある。だからといって絨毯爆撃のように検査をするようではあまりにも情けない。現在臨床医に一番求められているのは思考力と判断力である。病歴と身体所見から鑑別すべき疾患は何なのか，何を狙って検査を行うのか，自分の思考過程がわかるような診療をすることが必要である。まずは病歴から的を射た比較的少数(5個程度)の鑑別疾患を挙げられるようになればいいだろう。そして効率の良い身体所見がとれるようになればよい。限られた時間内に患者の結果が一番よくなる方法を見出さなければならないのだから，臨床は日々緊張の連続である。しかし，自分で推測した疾患が的中した時，自分の判断で患者を救えた時，その喜びは非常に大きい。診断の中に筋道を見出すことを意識することで，「臨床力」も自然に身についてくる。

(中西員茂)

CASE 22

26歳男性「下痢と嘔吐による脱水」

Prologue

患者データ①（病歴）

現病歴：26歳男性。生来健康であった。約1週間前から全身倦怠感を自覚し，感冒だと考え市販の総合感冒薬を内服した。しかし，症状の改善はなく，3日前から食欲もなくなり，口渇感，心窩部痛，嘔気，嘔吐（1日3〜4回），下痢（1日5〜6回）が出現した。それでも何とか出勤していたが（職業は設計士），さらに倦怠感が強くなり，「フラフラで立てなくなった」ため，夜間の救急外来を受診した。

既往歴：特記すべきことなし。

生活歴：喫煙歴なし，機会飲酒。

Dialogue 1 「脱水」とは？

まずこの患者は嘔気・嘔吐と5回以上の下痢があるので，問診からは急性胃腸炎と考えてよいでしょうか？ 下痢の性状と日数は大事ですね。それに脱水かな？ では脱水について，最初に基本的な点を整理しておこう。

お願いします。

脱水とは体液が欠乏することだけど，体液が分布する3つの区画はわかる？

はい。まず，細胞内と細胞外区画に分けられて，さらに細胞外区画は血管内と血管外（間質）に分けられます。各区画の容量の比は，細胞内：細胞外（血管内＋間質）＝2：1で，血管内：間質＝1：3だから，血管内：間質：細胞内＝（1/4：3/4：2）＝1：3：8です。ちなみに，

体重換算すると，体重の60％が総体液量に相当するので，血管内，間質，細胞内の体液量は，それぞれ体重の5％，15％，40％に相当します。

その通り。では，「脱水」とは，どの区画の体液が減少することだい？

そう言われてみると，改めて考えたことはありませんが……。総体液量の減少だと認識しています。

曖昧な答えだね。それでは，もう1つ質問しよう。「脱水」に相当する英単語は"dehydration"だね。しかし，私たちが日常的に使っている「脱水」は，海外の教科書では"volume depletion"または"hypovolemia"という言葉で表わされているんだ。違いがわかる？

えーっと……。

答えにくい質問だよね。日本語の「脱水」(dehydration)は，「総体液量の減少」「細胞外液量の減少」「細胞内液量の減少」のどれとでもとれるような曖昧な意味で使われていて，少々混乱気味なんだ。おまけに，血管内容量減少，つまり循環血液量減少を「血管内脱水」と言ったりね。一方で，海外では，"volume depletion"は細胞外液の減少を指し，"dehydration"は細胞内液の減少を指すというように，言葉が明確に使い分けられている。そして，血管内容量減少は読んで字のごとく"intravascular volume depletion"（= intravascular hypovolemia）という。診療に関わる医師同士が互いに異なった病態を想定することのないように，「脱水」の定義を明確にしないといけない。

「脱水」とは全体的な水分欠乏のことだと，漠然と考えていました。

「全体的」という認識は不適切だね。なぜなら，ある区画の体液量は別の分画の体液量を反映していないからね。例えば，肝硬変やネフローゼ症候群では，低アルブミン血症のために，水分が血管内から

間質に漏れ出て浮腫を形成するよね。間質は血管内よりもはるかに広いから，浮腫を認めた場合は，血管内容量が減少していてもトータルとして細胞外液は常に増加している。区画を意識して体液量を評価することが大切だよ。

なるほど。では，「脱水」とは，どの区画の体液が減ることを言うんですか？

臨床的な「脱水」の定義としては，「細胞外液（特に血管内循環血液量）の減少」とする意見が多いようだね。私も，それが最も妥当だと思う。つまり，「脱水」は"dehydration"ではなく"volume depletion"のことだ。

わかりました。

では，症例を見てみよう。

Dialogue 2 脱水の評価

では，ここからは「脱水」を「細胞外液の減少」（volume depletion）の意味で使うことにするよ。では症例を見てみよう。下痢・嘔吐の場合は，病気の診断も大切だけど，脱水があるかどうかが重要だね。この患者は脱水状態がないか，脱水があればどの程度か，どうやって評価する？

血液検査で血液濃縮の程度を見ればいいと思います。Hbや血清総蛋白濃度の上昇が予想されます。それに，腎血流が低下すれば尿素窒素とクレアチニンが上昇するはずです。

確かに血液検査は参考にはなるけど，何でも検査に頼るのは君たちの悪い癖だね。しかし，残念ながら細胞外液量を正確に反映する検査法はないんだよ。昔も今も，問診や身体所見から推定しなければいけない。

最も客観的で簡単なのは体重変化だ。下痢，嘔吐，水分・食事摂取の低下といったエピソードがあった場合に，1週間以内に体重がkg単位で減少していれば脱水だ。短期間の体重変化は栄養状態に関係なくて，水分の増減を反映するからね。

🧑‍🦰 でも，救急外来を受診するような状態の悪い患者では，体重が測定できないことも多いですよね。それに，比較すべきベースラインの体重がわからないことも少なくありません。体重で評価しろと言われても，難しいと思います。

👨 体重変化が評価できない時は，身体所見に頼らざるをえない。例えば，低血圧，頻脈，頸静脈の虚脱，四肢の冷感，毛細血管の血行再開時間（capillary refill time）の延長とかね。これらは循環不全の徴候だから，血管内容量の減少を示唆する。他には，口腔粘膜や舌の乾燥，舌表面の縦走する溝，歯肉・口唇間の唾液の欠如，腋窩の乾燥，皮膚ツルゴール低下，眼球陥没とか。これらは間質水分量の減少を疑わせる所見だ。ただし，高齢者では間質液の減少がなくても，これらの所見が陽性になることが多いから注意が必要だよ。

🧑‍🦰 間質液減少の指標は，どれも客観性が低そうですね。

👨 確かに，個々の指標の信頼性は低い。でも，これらの所見は総合的に判断すべきだね。複数の所見が陽性であれば，やはり，間質液が減少している可能性が高くなると思うよ。

🧑‍🦰 わかりました。

👨 では，患者の身体所見を見てみよう。

Dialogue 3　脱水状態か？

患者データ②（研修医の診察）

バイタルサイン：血圧 104/62 mmHg，脈拍 110 回/min・整，体温 37.4℃

身体所見：意識清明。項部硬直なし。咽頭発赤なし。頸部リンパ節触知せず。胸部ラ音聴取せず。腹部は平坦・軟で圧痛なし。救急外来担当の研修医は，ウイルスによる急性胃腸炎と診断した。本人に聞いたところ，尿はよく出ており飲水も可能とのことで，スポーツドリンクを少量ずつ分けて十分摂取するように指示し，嘔気に対して制吐薬のドンペリドン（ナウゼリン®）を処方して帰宅させようと考えた。了承を得るために，上級医に連絡した。

🧑‍⚕️ 最初に言ったように急性胃腸炎を疑ったようだね。基礎疾患のない若い男性だから，対症療法と飲水を指示して帰宅させるという，夜間外来によくある光景だけど，特に疑問点はない？

👩‍⚕️ 特にありません。私もこのように対応すると思います。病歴から脱水が疑われます。しかし，血圧と尿量は保たれていることから，明らかな血管内容量の減少はないようです。軽度の頻脈が認められますが，発熱のためなのかもしれません。総合的に判断すると，軽度の脱水といったところですね。

🧑‍⚕️ 高熱があるわけでもないのに「フラフラで立てなくなった」という言葉に，何ともいえない重症感を感じるね。それに，問診によれば嘔気が強そうだから，十分な水分摂取ができていないようだし。脱水が軽度だというのは説得力に欠けるね。もう少し詳細に脱水の所見を探すべきだと思うよ。

👩‍⚕️ そう言われればそうかもしれません。

🧑‍⚕️ 上級医はどう判断したのか見てみよう。

患者データ③（上級医の診察）

- 研修医から電話報告を受けた上級医も，軽い急性胃腸炎であろうと考えていた。しかし，診察室に入って，憔悴した表情をしてベッドに横になっている患者を一見した瞬間に「重症感」を感じた。そこで，再度問診しながら身体所見を追加した。

追加の身体所見：意識は清明だが，質問に対して返答するのもつらそうで，反応も鈍い。血圧110/70 mmHg。脈拍108回/min・整。呼吸数は20回/min。四肢の冷感や発汗は認められず。表在静脈は虚脱している。臥位になっても外頸静脈は見えない。舌は著明に乾燥し表面に縦走溝あり。眼球は陥没。皮膚のツルゴールも低下。病歴を再確認したところ，尿は出すぎるほどよく出ており，昨日は入眠後，強い口渇感と尿意のため夜間目が覚めたとのこと。患者と会話している際，甘い口臭を感じた。上級医は血液・尿検査を追加した。

🧑‍⚕️ 追加の身体所見の解釈は？

👩 はい。軽い頻脈が認められますが，血圧は保たれており，四肢の冷感や発汗は認められません。しかし，臥位になっても外頸静脈は虚脱して見えないので，血管内容量は減少しているかもしれません。一方で，舌の乾燥，眼球陥没，皮膚のツルゴール低下など，間質液の減少は明らかです。

🧑‍⚕️ 詳細に診察することによって，脱水状態であることが明確になったね。

👩 夜間目が覚めるくらいの異常な口渇もうなずけます。

🧑‍⚕️ それは違う。口渇は，細胞外液の減少とは関係なくて，細胞外液の浸透圧が上昇して口渇中枢が刺激されるために起こるんだ。細胞外液の浸透圧は主としてナトリウムとブドウ糖によって決まるよね。つまり，異常な口渇症状の原因は，高ナトリウム血症や高血糖かもしれない。これらを疑って，上級医は血液検査をオーダーしたんだと思うよ。では血液検査の結果を見てみよう。

Dialogue 4 診断アプローチ

患者データ④（検査所見）

血液検査	・WBC 11,000/μL ・RBC 530 × 10⁴/μL ・Hb 16.1 g/dL ・Plt 27 × 10⁴/μL ・T-P 8.0 g/dL	・UN 35 mg/dL ・Cr 1.5 mg/dL ・Na 121 mEq/L ・K 6.0 mEq/L ・Cl 81 mEq/L	・CRP 1.2 mg/dL ・随時血糖 1,059 mg/dL ・HbA1c 5.9%
動脈血ガス分析	・pH 7.173 ・PO₂ 101 mmHg	・PCO₂ 18.1 mmHg ・HCO₃⁻ 10.0 mEq/L	・アニオン・ギャップ 30 mEq/L（正常値は8〜12）
尿検査	・糖(3＋) ・蛋白(－)	・潜血(－) ・アセトン(3＋)	・比重 1.028

🧑‍🦰 すごい高血糖ですね！

👨‍⚕️ 電解質や酸塩基平衡にも異常がみられるね。では診断は？

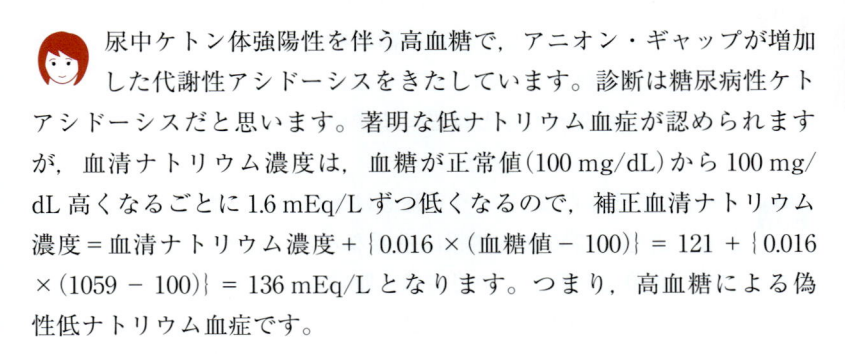

🧑‍🦰 尿中ケトン体強陽性を伴う高血糖で，アニオン・ギャップが増加した代謝性アシドーシスをきたしています。診断は糖尿病性ケトアシドーシスだと思います。著明な低ナトリウム血症が認められますが，血清ナトリウム濃度は，血糖が正常値（100 mg/dL）から100 mg/dL高くなるごとに1.6 mEq/Lずつ低くなるので，補正血清ナトリウム濃度＝血清ナトリウム濃度＋{0.016 ×（血糖値－100）}＝121＋{0.016 ×（1059－100）}＝136 mEq/Lとなります。つまり，高血糖による偽性低ナトリウム血症です。

👨‍⚕️ 新規発症の1型糖尿病だね。上級医が感じた「甘い口臭」とは，糖尿病性ケトアシドーシスに特徴的なアセトン臭だったんだ。これはフルーツに似た香りがするんだけど，初診の研修医は気づくべきだったね。臭いも大切な身体所見だ。ところで，血液検査から得られる追加情報はない？

はい。血清クレアチニンも上昇しているので，血管内容量減少による腎前性の腎機能低下がありそうです。細胞外液の浸透圧を $2 \times Na(mEq/L) + $ ブドウ糖$(mg/dL)/18 + $ 尿素窒素$(mg/dL)/2.8$ で概算すると 842.8 mOsm/kg となって，正常値である 280〜295 mOsm/kg をはるかに超えています。異常な口渇感も納得できます。

最初の問診で「尿はよく出ている」ということを腎血流が保たれていると勘違いしたようだけど，実は浸透圧利尿による「強制的な」尿量の増加であり，逆に腎血流は低下していたんだね。

糖尿病性ケトアシドーシスが急性胃腸炎や急性腹症と間違われやすいことは，どの内科の教科書にも書いてあるし，「診断のピットフォール」の定番だ。とは言っても，実際の現場では，圧倒的に急性胃腸炎の頻度が高いから，糖尿病性ケトアシドーシスなんて思い浮かばないかもしれないね。

そうですね。もともと元気な若い男性が急に下痢と嘔吐を訴えて，その上，高熱がなく腹部の診察所見も軽ければ，急性胃腸炎だと考えそうです。確かに，振り返って考えると，よくある急性腸炎にしては，患者はつらそうだなとは思いますが……。

その「つらそうだな」という重症感は大切だ。客観的ではないけれども，五感で得られる情報は重要なんだ。患者の表情，話し方，姿勢，口臭，体臭とかね。この患者は，眼球が陥没して憔悴した表情をしていたようだし，質問に対する反応も鈍くてだるそうだよね。やはり，そういう場合は，それ相応の異常があると思った方がいいね。自然な感覚として「重症感」を持ったら，その感覚は大切にした方がいいよ（☞ p17）。

わかりました。

Dialogue 5　細胞外液と細胞内液

🧑 この症例で検討したのは細胞外液量のことばかりだったから，細胞内液量について，もう少し話をしよう。

👩 苦手な分野ですので，お願いします。

🧑 さっき，3つの区画の体液量は必ずしも連動して変化するわけではないことを話したよね。体液量の多寡を評価するためには，何が各区画の水分量を規定しているかを知る必要がある。それは，浸透圧（osmolality），正確には張度（tonicity）だ。この2つの意味は知ってる？

👩 浸透圧は聞いたことがあります。張度とは，輸液製剤で等張液とか低張液とかいう場合の張度ですよね。しかし，どちらも正確な定義はわかりません。

🧑 簡単に言えば，浸透圧とは，粒子が半透膜（一定の大きさ以下の粒子のみ通過させる膜）を介して水を引きつける圧力のことなんだ。粒子数が多いほど圧力が強くなる。一方で，張度とは「有効に」水を引きつける浸透圧のことなんだ。

👩 すいません，もう少し具体的にお願いします。

🧑 そうしよう。3つの区画を隔てる血管壁と細胞膜は半透膜だ。各区画の代表的な浸透圧物質は，細胞内ではカリウム，細胞外全体ではナトリウムやブドウ糖，血管内ではアルブミンだね。注意してほしいのは，アルブミンは血管内から間質へは移動できない，ナトリウムは血管内外を自由に移動できるけど細胞内への移動は制限されている，カリウムも細胞外への移動制限があるということ（図1）。これらの粒子は半透膜を通過できずに各々の区画に留まるからこそ，その区画に水を引き込んで保持する「有効な」浸透圧を生みだすんだ。ところが，尿素窒素のように，生体の半透膜を通過してすべての区画を自由に移動できる物質は，特定の区画に水を引きつける力はない。特定の区画に「有効」に働

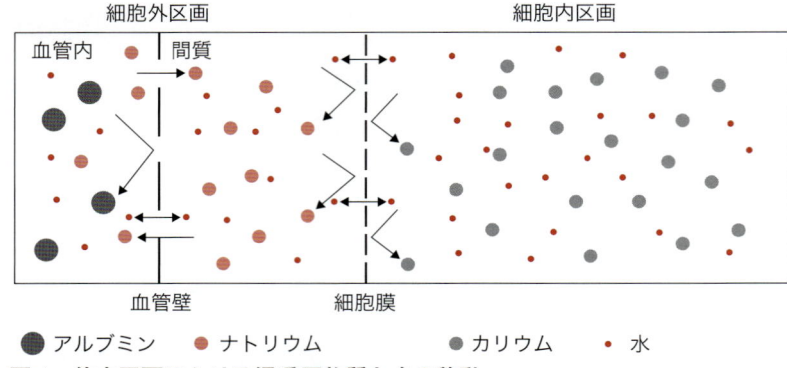

図1 体内区画における浸透圧物質と水の移動

　　　● アルブミン　　● ナトリウム　　● カリウム　　・ 水

く浸透圧が張度なんだよ。3つの区画間に浸透圧較差が生じると，水は細胞膜を自由に通過して，各区画の浸透圧が等しくなるように（浸透圧平衡），つまり「粒子数：水分量」が等しくなるように水分量が決まるんだ。正常状態では，細胞内には細胞外の約2倍の粒子があるから，細胞内外の容量比は2：1になってるんだね。

では，細胞外液の浸透圧は"$2 \times Na(mEq/L) + $ ブドウ糖$(mg/dL)/18 + $ 尿素窒素$(mg/dL)/2.8$"で概算されるけれども，張度は"$2 \times Na(mEq/L) + $ ブドウ糖$(mg/dL)/18$"に相当することになります。

その通り。浸透圧や張度について理解できたかな。

なんとか……。はい。

細胞内液の増減は細胞内外の水の移動によってのみ起こる。その水の移動は，細胞外液の有効浸透圧にのみ左右される。だから，細胞内液の多寡を知るには，"張度 $= 2 \times Na(mEq/L) + $ ブドウ糖$(mg/dL)/18$"の値を知ればいいんだ。正常値（等張）は浸透圧のそれと同じで，280〜295 mOsm/kgだと考えていい。高血糖でさえなければ，血清ナトリウム濃度で代用できる。低ナトリウム血症（＝細胞外液が低張）であれば細胞外から細胞内へ水が逃げるため細胞内液は増加し，高ナト

リウム血症(＝細胞外液が高張)であれば細胞内から細胞外へ水が引き込まれるから細胞内液は減少するということだね.

🧑 細胞外液の評価よりも客観的ですね.細胞の「外側」の身体所見で評価できても,さすがに細胞の「内側」のことは血液検査でないとわかりませんよね.

👨 ところで,さっき口渇中枢は細胞外液の浸透圧上昇によって刺激されると言ったけど,正しくは張度の上昇によって刺激されるんだ.つまり,口渇は細胞内液減少に伴う症状なんだよ(表1).今回の症例では,細胞外液と細胞内液の両方が減少していたわけだね.

表1 体液量変化に伴う症状・徴候

体液区画	増加	減少
血管内容量	頸静脈怒張(座位),心胸郭比増加,肺うっ血	頸静脈虚脱(臥位),血圧低下・頻脈,四肢の冷感
間質液	浮腫	眼球陥没,皮膚ツルゴール低下,口腔粘膜・腋窩乾燥
細胞内液	細胞外低張,低ナトリウム血症,意識障害	細胞外高張,高ナトリウム血症,口渇感

🧑 細胞内液の減少は精神状態の異常をもたらしますよね.患者の受け答えがおぼつかなかったのは,そのせいだったかもしれませんね.

👨 もう一点大切なことは,細胞外液の浸透圧は細胞外液の絶対量とは関係なく変化するから,細胞内液量と細胞外液量とは分けて考えるべきだということ.

🧑 だんだん,頭の中が整理できてきました.

👨 水分は,ナトリウムの量(絶対値)に応じて細胞外スペースに引きとめられるから,細胞外液の多寡は食塩水の多寡のことだね.一方で,細胞内液量は,細胞外ナトリウム濃度(相対値)の変化による細胞

内外の水分の移動で決まるから，細胞内液の多寡は水分の多寡と同じだ．最後に，言葉の定義に戻れば，「細胞外液減少＝ volume depletion ＝食塩水の減少」「細胞内液減少＝ dehydration ＝水分の減少」とも言えるね．

よくわかりました．ありがとうございました．

Epilogue

診断：糖尿病性ケトアシドーシス

- 「脱水」とは細胞外液の減少であり，身体所見で評価する．
- 細胞内液量は細胞外（血清）張度で評価する．
- 糖尿病性ケトアシドーシスは急性胃腸炎や急性腹症と間違われやすい．
- 急性胃腸炎と誤診しやすい疾患は，急性心筋梗塞，小脳梗塞，糖尿病性ケトアシドーシス，虫垂炎，子宮外妊娠．

◆ 参考文献
1) 柴田寿彦（監訳）：マクギーの身体診断学．pp62-63，エルゼビア・ジャパン，2004
2) 北岡建樹：脱水症とは．治療 81：1878-1882，1999
3) 今井雄一，他：輸液ができるために知っておくべき基本．臨床研修プラクティス 5：6-13，2004
4) 小山雄太，他：脱水症，輸液法．治療 86：980-983，2004
5) 徳田安春：輸液に必要な身体所見．レジデントノート 10：1433-1438，2008

（佐仲雅樹）

Monologue 19 急性心筋炎と心筋梗塞との鑑別

　ガイドラインにもあるように，急性心筋梗塞との鑑別が問題となり，冠動脈造影検査まで施行されるケースも多い．しかしながら，心筋梗塞は約 2/3 が狭心症症状を前駆症状とするが，発熱を合併することはほとんどない点を考慮すると，診断プロセスが短縮できる．感冒様症状が先行し，心筋逸脱酵素の上昇が認められた場合には，速やかに救命センターのある病院へ搬送することが望ましい．

（瓜田純久）

CASE 23

36歳男性「3年前からの食後の脱力」

Prologue

患者データ①（病歴）

現病歴：36歳男性。3年前から動悸，手の震え，発汗亢進がみられたが，日常生活に支障はなく，放置していた。ある日食後1時間ほどすると，突然手足の脱力を自覚するようになった。足は軽い筋肉痛もみられた。次の食事まで動けないため，外食はできなくなり，朝食は食べないようになった。昼食は少量にしておくと脱力は出ないことに気が付き，満腹にならないように注意していた。夕食だけは比較的多く摂取していたが，食後に四肢倦怠感が出現するため，最近は食事量は減らしていた。体重変化なし。下痢なし。イライラ感なし。インターネットで検索し，自分で甲状腺疾患を疑って来院した。

既往歴：特記事項なし。

Dialogue 1　主要な鑑別疾患

🧑‍⚕️ この病歴からどのような病態が考えられるかな？

👩 食後の脱力ということで，周期性の四肢麻痺などが考えられます。

🧑‍⚕️ そうですね。この病歴からは一番疑われます。ではまず，周期性四肢麻痺にはどのようなタイプがあるかな？

👩 血清カリウムの数値で分類すると，低カリウム性，正カリウム性，高カリウム性があります。それに，家族性と孤発性があります。

🧑‍⚕️ 低カリウム性周期性四肢麻痺が有名だよね。この症例は36歳男性という年齢と性が大きなヒントになる。家族性周期性四肢麻痺

の場合には常染色体優性遺伝だから，もっと若い時に発症することが多いよね．内科よりも小児科で診ることが多いと思うよ．

👩 そうすると続発性周期性四肢麻痺ですね．

👨 周期性四肢麻痺は発作性，間欠的に四肢体幹の脱力をきたすもので，家族性と各種疾患に伴う続発性が知られています．続発性ではどんな疾患に伴うものが多いのかな？

👩 この症例は3年前に動悸や手の震えを自覚しています．体重減少はありませんが，甲状腺機能亢進症を疑います．

👨 この症例は典型的だね．確かに日本では甲状腺中毒症に伴うものが約40％と最も多いことが報告されています．これまでの問診から甲状腺機能亢進症が疑われるね．

👩 甲状腺機能亢進症に伴う周期性四肢麻痺の特徴はあるのですか？甲状腺機能亢進症の症状ではなく，周期性四肢麻痺の発現様式に違いはありますか？

👨 甲状腺中毒性ミオパチーを比較するとわかりやすいよ．ミオパチーはバセドウ病に高率にみられ，61〜82％とされているのに，周期性四肢麻痺は2〜9％とずっと少ないんだよ．それにミオパチーは女性が4倍多いけど，周期性四肢麻痺は6〜20倍も男性に多いんだよ．

👩 どうしてですか？

👨 よくわかってないんだ．それに，なぜかアジア人に多いのも不思議だね．遺伝子の違いが推定されているけれど，家族性周期性四肢麻痺のようなイオンチャネルの異常はみつかっていないよ．

👩 周期性四肢麻痺の病歴聴取のポイントを教えて下さい．

年齢と性別，そして人種は大きなポイントだね。家族性周期性四肢麻痺はヨーロッパに多く，男女差はないし，思春期までに発症することが多いね。何といっても誘因を聞き出すことが重要だね。

この症例では食後に出現することが特徴的ですよね。

そうだね。典型的だね。その他に飲酒，過労，運動や感情的な興奮も誘因になることが言われているね。運動中よりも運動後の休息中に起こりやすいんだよ。

どうして食後に周期性四肢麻痺が起こるのですか？

これはインスリンが重要な役割をもっているんだ。少しややこしい話をするよ。周期性四肢麻痺にみられる電気的変化は筋静止膜電位の低下で，脱分極ブロックが本態であることが実験的にも証明されているんだ。ラットの横隔膜を使った実験では，筋静止膜電位はK^+濃度に反比例して低下するけど，インスリンを加えるとK^+濃度が低値の場合でも筋静止膜電位が低下して，電気刺激に対して反応しなくなるんだ。

そうすると，甲状腺機能亢進症よりもインスリン抵抗性の高い肥満や糖尿病に合併することが多いような気がするけれど……。

確かに周期性四肢麻痺を伴うバセドウ病は，周期性四肢麻痺のないバセドウよりも高インスリン血症を示すという報告もあるんだ。甲状腺ホルモンはK欠乏状態では$Na^+/K^+-ATPase$の活性を著明に高め，その結果，K^+の細胞内への取り込みが増してしまう。細胞外液K^+濃度がさらに低下し，筋静止膜電位もさらに低下してしまい，小さな刺激では発火点まで到達しなくなる。つまり，刺激に対して容易に反応できない状態である脱分極ブロックが生じやすくなるんだね。

甲状腺機能亢進症ではインスリンの早期過剰分泌が合併しやすいですよね。それで周期性四肢麻痺の合併が多いんですね。

問診だけで，病態を考えることができる症例ですが，身体所見も見てみよう。

Dialogue 2　特徴的な身体所見

患者データ②（身体所見）

- 身長 175 cm，体重 80 kg
- バイタルサイン：血圧 140/76 mmHg，脈拍 96 回/min，体温 36.9℃
- 身体所見：手指振戦あり。眼球突出なし。皮膚所見に異常はなし。貧血，黄疸なし。甲状腺触知，幅 10 cm，弾性軟。心音純，収縮期雑音あり，呼吸音清。腹部は圧痛なし，肝脾腫なし。下肢にわずかに浮腫あり。深部腱反射は両側で亢進。

少し頻脈傾向で手指振戦がありますが，眼球突出はありません。

顔貌はあまり甲状腺機能亢進症を思わせないですね。振戦も自覚することはほとんどなかったようだね。3年間病院を受診していないことからも，周期性四肢麻痺以外の症状はさほど苦にならなかったんだろうね。

甲状腺機能亢進が比較的軽症だったのですか？

おそらくそうなんだろうね。では検査所見を見てみよう。

Dialogue 3　特徴的な検査所見

患者データ③（検査所見）

- 外来で診察した医師は，問診から甲状腺機能亢進症に伴う周期性四肢麻痺を疑い，血液検査をオーダーした。
- 2時間後に判明した結果，FT3 20.6 pg/mL，FT4 6.2 ng/dL，TSH < 0.01 μU/mL と甲状腺機能亢進がみられた。
- 電解質は Na 142 mEq/L，K 3.6 mEq/L，Cl 107 mEq/L と正常範囲であった。

- ALP 577 IU/L，CK 38 IU/L，空腹時血糖 119 mg/dL，HbA1c 5.3% であり，甲状腺機能亢進に伴う所見であった。

🧑‍🦰 確かに甲状腺機能亢進症でしたが，血清 K は正常なんですね。

👨 一般に血清 K は発作時に低下し，数時間から1日程度持続するから，徒歩で受診できる状態の時は，正常値であってもおかしくはないよね。発作時にはクレアチンキナーゼ(CK)が軽度上昇することが多いけど，この症例では低下しているから，おそらく最後の脱力発作から時間が経って受診したんだろう。

🧑‍🦰 そうか，周期性四肢麻痺の最後に発作が起きた時期を問診で聞かなければいけなかったんだ。

👨 そうだね。でも CK は甲状腺中毒性ミオパチーでも低下する場合があるから，問診はやはり大事だね。結果を見て，問診で忘れることに気づくことも多いなあ。そういう眼でもう一度身体所見を見てみようか。

🧑‍🦰 甲状腺中毒性ミオパチーと周期性四肢麻痺との違いは，性差と頻度以外にもありますか？

👨 甲状腺中毒性ミオパチーはミトコンドリア酸化酵素への影響によって，蛋白の合成と分解が促進し，カテコールアミンへの感受性が亢進することが，その本態と考えられているんだ。だから，体重減少は明瞭であり，筋萎縮を伴った筋力低下，そして筋痛，筋痙攣がみられることもあるんだ。

🧑‍🦰 そういえば，問診で脱力発作の時に軽い筋肉痛があると話していました。頻度から考えると，甲状腺中毒性ミオパチーと周期性四肢麻痺が合併していたのでしょうか？

😀 その可能性もあるね。脱力発作は食事摂取という誘因が明らかだけど，ベースに軽症の甲状腺中毒性ミオパチーがあった可能性は否定できないね。確かに，甲状腺機能亢進状態ではほとんどの症例で，程度の差はあるにせよ，筋力低下があると考えられているんだ。

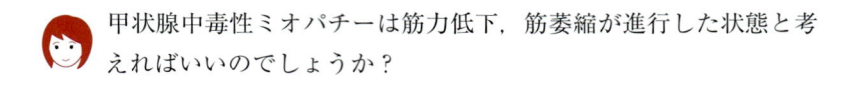

👩 甲状腺中毒性ミオパチーは筋力低下，筋萎縮が進行した状態と考えればいいのでしょうか？

😀 そう思うよ。

Dialogue 4 診断アプローチ

患者データ④（治療経過1）

- 受診当日に甲状腺機能亢進症に伴う周期性四肢麻痺と診断した担当医は，翌日甲状腺超音波検査を行った。甲状腺は著明に腫大し，内部エコーはやや粗糙であった。カラードプラ法で甲状腺内部の血流増強がみられ，バセドウ病に矛盾しない所見であった。
- 1週間後に結果が送られてきた甲状腺自己抗体ではTgAb(RIA) 23.2 U/mL，TPOAb(RIA) 670 U/mL，TRAb 54.6%と高値であり，バセドウ病と診断された。

👩 患者はどうして3年も我慢していたんでしょうかね。早く病院へ来てくれればもっと楽になったような気がするんですが。

😀 日常生活には支障がなかったんだろうね。医学的に疾患を有していても，自覚症状がほとんどなく，また症状があっても日常生活に影響がなければ病院へ来ないかもしれないね。

👩 病気という概念は，医療を提供する立場から生まれたものかもしれませんね。

😀 甲状腺機能亢進症が軽度の場合には，日常生活に支障をきたすことがない程度の軽微な症状で医療機関を受診しない可能性もある

よね。最近では予防医学への関心が高まり，辞書にも「未病」という言葉が普通に掲載されるようになったね。病気ではないが，健康でもない状態。自覚症状はないが検査結果に異常がある場合と，自覚症状はあるが検査結果に異常がない場合に大別される。骨粗鬆症，肥満などが相当すると書いてあるね。本例も食事摂取を控えると日常生活に支障がなかった点では，自覚症状がコントロール可能であった状態だ。おそらく検査を受けると異常が出たんだろう。広い意味で未病といえるかもしれないね。

👩 周期性四肢麻痺が患者自身でコントロール可能であることを初めて知りました。

👨 この症例は3年間も自己コントロールしていたという点では，確かに驚きだよね。

👩 内分泌疾患は自己コントロールができる疾患というイメージがわきません。確かに糖尿病のように食生活が重要ということは何となくわかりますが……。

👨 周期性四肢麻痺には低カリウム血症が深く関与していることから，バセドウ病に合併した周期性四肢麻痺症例の方にはカリウム摂取を促す意味で，果物を多く食べるようにお願いします。でも，果物を食べ過ぎて逆にインスリン分泌を促して，周期性四肢麻痺が悪化した報告もあるんだよ。

👩 「過ぎたるは猶及ばざるがごとし」ということですね。

👨 インスリン抵抗性がみられる症例では，その程度を把握することは重要だね。

👩 この症例も食事摂取が誘因となっていたわけですから，75g糖負荷試験などを行って，インスリン分泌をみた方がよかったのでしょうか？

そう。空腹時血糖が119と高いよね。HbA1cは正常範囲だけれど………。インスリン感受性が正常とは異なる可能性があるよね。インスリン抵抗性が関連する疾患の場合，例えば脂肪肝やC型慢性肝炎を併発している場合などは，注意が必要だね。

この症例はその後どうなったんですか？

Dialogue 5 病態と治療

患者データ⑤（治療経過2）

- 診断後，チアマゾール（メルカゾール®）15 mgとヨウ化カリウム丸50 mgを処方され，2週後に外来予約をした。その時の血液検査でFT3 7.8 pg/mL，FT4 2.6 ng/dL，TSH＜0.01 μU/mLと改善していた。
- ヨウ化カリウム丸を隔日投与とされ，12週後にはFT3 3.05 pg/mL，FT4 1.02 ng/dL，TSH＜0.01 μU/mLとほぼ正常となり，ヨウ化カリウム丸を中止した。周期性四肢麻痺は治療後出現していない。

75 g糖負荷試験は行ってないのですか？

施行されてないね。やはり，周期性四肢麻痺を誘発する可能性があるので，施行するかどうかは判断が難しいよね。甲状腺機能が正常化しても周期性四肢麻痺が誘発される場合には，食事摂取だけではなく，それに伴うインスリン過剰分泌が誘因となっている可能性が高いから，多少危険を伴っても行う価値はあると思うけど……。この症例は甲状腺機能亢進症の治療をしてから，周期性四肢麻痺は1回も出現していないので，あえて危険を冒す必要はないと思うな。

この方はバセドウ病と診断され，その治療を行ってから改善しているので，甲状腺中毒症に伴う周期性四肢麻痺で納得できるのですが，もし，糖尿病を合併したり，慢性肝炎や脂肪肝を合併した場合には，インスリン抵抗性の評価は必要ですよね。

🧑 そうだね。最低限，空腹時インスリン値を測定し，HOMA-Rだけでも把握すべきだったろうね。

👩 食事指導も変わってくるのではないでしょうか。例えば，血糖上昇が緩やかな食事を勧めるとか，血糖上昇を抑える機能性食品を併用するとか，いろいろ選択肢が増えるような気がします。

🧑 残念ながら，この症例はその後1回も血糖が測定されてないんだよ。おそらく，甲状腺機能が改善しても周期性四肢麻痺が発症する状態となったら，血糖やインスリン測定を行うつもりだったんだろうね。

👩 確率論ですが，家族性周期性四肢麻痺がバセドウ病を発症する可能性もありますよね。

🧑 その報告もあるんだよ。甲状腺機能亢進症の中でも，周期性四肢麻痺を合併する症例では，合併しない症例よりもカルシウムチャネルの遺伝子異常の合併が多いという報告もあるんだ。そうなると，家族性周期性四肢麻痺と甲状腺中毒性周期性四肢麻痺との鑑別は難しい。遺伝子解析が進むと，これらの関連がもっとはっきりわかってくるんだけどね。

👩 どちらの病態も，低カリウム血症へ至るというプロセスは同じなんですね。さきほどの症例のように，果実の食べ過ぎはいけませんが，ほどほどに食べると，周期性四肢麻痺の発症は予防できるのでしょうか？

🧑 とても興味深いデータがあるんだ。紫芝良昌先生が1958年と1998年に同じ施設を対象として調査したところ，甲状腺中毒性周期性四肢麻痺は男性で8.6％から4.3％，女性では0.4％から0.04％と減少していることが明らかになったんだ。その間に国民1人あたりのカリウム摂取量は45 mEqから63 mEqに増加し，炭水化物の摂取量も少なくなっていたんだね。食生活の変化が周期性四肢麻痺の発症を減少させたと考えられているんだ。

👩 でも，なぜ甲状腺中毒性周期性四肢麻痺の方はアジア人の男性に多いのですか？

👨 人種差や性差については遺伝子の関与を示唆する所見ではあるけれど，説得力のある説明がなされた論文はないね。

👩 甲状腺中毒症状が日常生活に支障をきたさない程度でも，周期性四肢麻痺は起こるんですか？

👨 周期性四肢麻痺が甲状腺中毒症の発症に先行してみられる場合は13%もあることが報告されている。同時発症の23%を含めると，実に1/3の周期性四肢麻痺の方が甲状腺中毒症状の前に脱力発作を経験していることになる。これは多いよね。

👩 今回の症例は，自分を冷静に見てますよね。自分で誘因が食事であることに気がつき，これを制限することによってコントロールしてましたね。それも3年間も……。

👨 私も驚いたよ。普通なら不安になって病院に来るけど，症状が数時間で改善することから，我慢できたんだろうね。

👩 インターネットで調べて，自分で甲状腺中毒性周期性四肢麻痺を疑って来院されてます。これも情報社会を反映してますよね。

👨 乳癌のように，自分で病変を触ることができる疾患ではよくあるけど，内分泌疾患はあまりないよ。

👩 本症例では多少の発汗亢進はありましたが，動悸はなく，振戦は診察所見ではありましたが，自分で自覚しておらず，甲状腺中毒症を発症していたのかはっきりしません。体重は少し減ってますが，来院時身長175 cm，体重80 kgで，BMI 26.1とむしろ肥満傾向です。

確かに，橋本病に合併する周期性四肢麻痺も報告されており，甲状腺機能の変化に伴って自然経過で発症しなくなる周期性四肢麻痺もあると思うね。ヒトのゲノムが解読され，今後遺伝子解析が進むと，関連が明らかになる疾患も出てくるだろうね。周期性四肢麻痺もその1つかもしれないね。

ありがとうございました。

Epilogue

診断：バセドウ病に伴う周期性四肢麻痺

- 日本では甲状腺中毒症に伴う周期性四肢麻痺が約40％と多いが，甲状腺機能亢進症状が明らかでない場合がある。
- 甲状腺中毒性ミオパチーは女性に4倍多いが，周期性四肢麻痺は6〜20倍男性に多い。
- カリウム摂取量が増加し，わが国では報告は減少している。
- 食事摂取に伴うインスリン過剰分泌が誘因となる可能性もある。

◆ 参考文献

1) 紫芝良昌：甲状腺中毒性周期性四肢麻痺の原因究明とその進歩．日本臨牀 64：2339-2347，2006
2) 原田佳奈，他：低カリウム性周期性四肢麻痺を初発症状としたバセドウ病の1例．広島医学 57：248-250，2004
3) 深田修司，他：バセドウ病を合併した家族性低カリウム性周期性四肢麻痺の一例．ホルモンと臨床 56：62-66，2008
4) 小野田教高，他：周期性四肢麻痺から診断されたバセドウ病の2例．埼玉医会誌 42：43-48，2007
5) 三沢晴雄，他：甲状腺機能正常化後も高インスリン血症の関与が疑われる周期性四肢麻痺を繰り返したバセドウ病の1例．糖尿病 47：133-136，2004

(瓜田純久)

CASE 24

53歳男性「前胸部痛」

Prologue

患者データ①（病歴）

現病歴：53歳男性。前日午後，仕事中に前胸部鈍痛が出現した。痛みは間欠的で労作に関係なく，動悸や息切れはみられなかった。また，下痢や嘔気もなかった。比較的軽微であったため，仕事を続けていたが，次第に上腹部へ痛みが広がってきた。当日朝，近医を受診したところ，筋性防御がみられ，腹膜炎が疑われたため，紹介され来院した。喫煙なし，機会飲酒。
既往歴：特記事項なし。

Dialogue 1　主要な鑑別疾患

　日常よく見る前胸部痛，心窩部痛について考えてみよう。この症例は，前胸部痛から始まって，徐々に心窩部痛へ移動しているね。まず症状から鑑別疾患を考えてみよう。

　前胸部痛となると，まず心疾患の徴候であるかどうかを考えます。

　そうだね。狭心症の可能性があるか，考える必要があるね。

　前胸部痛は，締め付けられる痛みではなく，間欠的な痛みです。動悸や呼吸苦もないようですし，次第に痛みが心窩部へ広がっていることから，心臓よりも消化管由来の痛みだと思います。

　確かに，胸痛で狭心症や心筋梗塞が疑われて循環器科で冠動脈造影を受けた症例の80％以上が異常なかったという報告が結構あ

るんだ．頻度からも消化器疾患の可能性は高いけど，心疾患を安易に否定するのは避けなければならないよ．では，消化管病変が原因とすると，どんな疾患が考えられるかな？

胃潰瘍や十二指腸潰瘍が考えられます．

そうだね．ただ，これらの疾患は慢性疾患だから，何らかの症状がこれまであってもいいかなと思うよね．

急性の経過ならば，急性胃炎ですか？

可能性はあるね．では経過を見てみよう．

Dialogue 2 特徴的な身体所見

患者データ②（身体所見）

- 身長 165 cm，体重 66 kg

バイタルサイン：血圧 132/80 mmHg，脈拍 84 回/min，体温 37.1℃

身体所見：皮膚に異常所見はなし．貧血，黄疸なし．心音純，雑音なし，呼吸音清．腹部は心窩部に圧痛あり，反跳痛は明らかではない．グル音はやや低下．

診察方法から見ても，担当医は上部消化管疾患と思い込んでしまったようだね．どうしてそう思うか，わかるかい？

はい．腹部診察が上腹部に限定しています．

そうだね．この身体所見で消化性潰瘍を疑うのはわかるけど，他の所見がないと何とも言えないね．前医で筋性防御があったと紹介されたのに，診察では反跳痛も明らかではなく，軽快したと判断したんだろうね．

腹膜刺激症状の筋性防御は，消失することもあるんですか？

そうだね。腹膜刺激症状は腹膜炎が改善すれば消失するけれど，1〜2時間で消失することは考えにくいね。筋性防御の所見の取り方で，判定が変わることはあるだろうね。筋性防御の所見はどうやって取るかな？

OSCEで習ったのは，深い触診の時に，徐々に腹壁に圧を加えていくと，腹筋の反射的な収縮が指先で感じられる所見です。

その通り。この患者の場合には，前医でも診察を受けているから，本当に筋性防御があった場合には，不快感を覚えているはずだね。そうするとどうなる？

お腹を触られるのは嫌なはずですから，筋性防御の所見は増幅される気がします。

そうなるのが自然だよね。腹膜炎がある場合には，筋性防御が短時間で消失することは，あまりなさそうだね。少し良くなっても，腹部触診に対する反応は過剰になるとすれば，筋性防御の所見としては逆にはっきりしそうだね。

腹壁硬直とは，どう違うんですか？

不随意的な腹筋の収縮を腹壁硬直という意見もあるけど，逆にそれを筋性防御という説もあり，一定していないんだ。でも，板状硬という状況は，自律神経反射によって生じると考えられているから，基本的に腹膜刺激症状を示唆する所見は不随意な筋収縮と考えるべきだろうと思うよ。

Dialogue 3 治療経過

患者データ③（治療経過1）

- 診察した医師は，診察所見では筋性防御は明らかではなく，反跳痛もないため，腹膜炎は否定的と考えた。そこで消化性潰瘍による心窩部

痛を疑い，緊急内視鏡を施行した。
- 内視鏡では萎縮性胃炎のみであった。内視鏡後，痛みは徐々に心窩部から腹部全体へ広がってきた。血液検査ではWBC 11,000/μL，CRP 0.6 mg/dL，AST 60 IU/L，ALT 105 IU/L，γ-GTP 59 IU/Lと炎症反応のわずかな上昇と軽度の肝障害が認められた。
- 担当医は急性腹症の診断名で，入院の手続きをとった。

萎縮性胃炎が今回の心窩部痛の原因なのでしょうか？

萎縮性胃炎の大部分がヘリコバクター・ピロリ（*H.pylori*）感染によって起こるから，慢性の経過になるよね。

そうだ，*H.pylori*は小児期に感染が成立するんでした。

胃潰瘍ができて心窩部痛を起こすことはあるけど，萎縮性胃炎のままでは，筋性防御がみられるような強い腹痛は起こらないよね。

Dialogue 4 診断アプローチ

患者データ④（治療経過2）

- 内視鏡終了後，夕方に入院となった。入院後に主治医となった別の医師が病棟で改めて診察した。
- 心窩部から腹部全体に広がる自発痛を訴えるが，もっとも圧痛が強いのは，心窩部ではなく，右下腹部となっていた。腹部は軟らかいものの，マックバーニー圧痛点には反跳痛もみられた。
- 入院担当医は早速腹部CT検査を緊急でオーダーした（図1）。腹部CTでは虫垂が径16 mmと腫大し，虫垂内部に石灰化像がみられ，周囲の脂肪織のCT値の上昇が認められた。
- 急性虫垂炎と診断した担当医は，早速外科へ連絡し，22時50分から緊急手術となった。

ちょっと待って下さい。この症例の最初の症状は前胸部痛でしたよね。

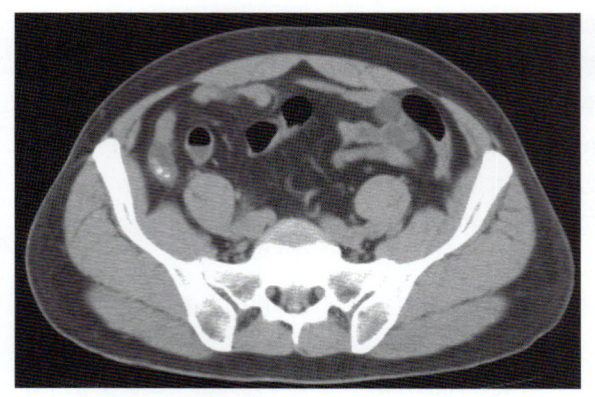

図1 腹部単純CT画像

😊 そうだね。

👩 心窩部痛から，右下腹部へ痛みが移動するというのは，学生時代にも習いましたが，どうして移動するのか，講義でもきちんとした説明はなかった気がします。

😊 どうして心窩部が最初に痛くなるのか，考えたことはあるかな？

👩 虫垂の入口部の閉塞により内腔の圧が上昇して内臓痛として伝えられ，炎症が臓側腹膜から壁側腹膜に波及すると，体性痛として伝えられるのだと思います。

😊 でもどうして内臓痛なら心窩部痛として感じるんだろう。虫垂からくる内臓痛なら，虫垂に痛みを感じても，全然おかしくないよね。

👩 関連痛でしょうか？

😊 確かに関連痛も重要だね。そもそも関連痛はどんな機序で生じるのかな？

よくわかりません。でも，左肩から上腕に拡散する胸痛は心筋梗塞の関連痛として有名です。

　一般に，心臓や胃などの内臓に起因する有害刺激が，患者には体壁の痛みとして受容される現象と定義されているんだ。内臓痛が交感神経感覚線維によって伝達され，体性求心性線維が脊髄に入力する後根と同じ身体部位に関連痛として知覚されるんだ。

　つまり，内臓からの痛みの伝導路と，体壁からの伝導路が脊髄で同じ部位を通るから，それより中枢では区別がつかなくなるということですか？　でも，どうしてそんなことが起こるんですか？

　通常では臓性侵害受容性線維は脊髄視床路ニューロンへシナプスを形成し，その軸索が視床後外側腹側核へ上行し，さらに大脳皮質の臓性感覚野へ情報を伝えるんだ。その結果，この感覚は深部から発生した感覚として自覚されるんだ。

　なるほど。それは普通の内臓の痛みですね。

　ところが，脊髄後角で臓性求心路と体性求心路がシナプス結合する場合があるんだ。そうすると，賦活化された脊髄後角ニューロンの細胞体は，その情報を視床後外側腹側核を介して，体性感覚野に投射することになる。その場合には，内臓に起因しているにもかかわらず，体表面の痛みとして感じられるんだ。

　うーん。難しいですね。これまで，関連痛といえば心臓と思ってましたが……。

　では狭心症で考えてみようか。心臓からの求心路は頸部あるいは胸部心臓神経を介して交感神経節に入る。例えば胸部心臓神経はTh_1–Th_5と関連した交感神経節に入るけど，Th_5とすると，この一次臓性感覚線維は脊髄後角の第Ⅰ層とⅤ層に終わるんだ。この場所には同じTh_5脊髄髄節は，左季肋部から左前胸部の皮膚からの体性感覚が入

力されている。これらが側副路で賦活されてしまうため，心臓の痛みが前胸部や左季肋部の痛みとして感じるんだ。

なるほど。心窩部痛で来院した場合に鑑別が必要な疾患として真っ先に心筋梗塞が挙げられるのも，よくわかりました。

例えば Th_1 脊髄髄節に入ると，左肩から前腕までの広い範囲で関連痛が生じる可能性があるんだ。もちろん側副路があればだけどね。

では，虫垂炎の関連痛が心窩部痛なんですか？

虫垂の関連痛部位は，$Th_{11}-Th_{12}$ 付近だから，右下腹部から右腰部のあたりになるね。胃だったら，Th_5-Th_9 付近なので，心窩部痛とその裏側の背部痛として感じるのが，関連痛なんだ。

話がややこしくなってきました。ではどうして虫垂炎で心窩部痛が出現するんですか？

確かに，関連痛は解答になってないね。体性神経と自律神経の大きな違いは，中枢を出た後に効果器に至るまでの間に神経節でシナプスを形成する点なんだ。これはとても重要なことを意味するんだ。

どうしてですか？

神経節では 1 本の節前線維が多数の節後線維と連絡するため，情報が発散されてしまう。特に交感神経では神経節が中枢神経の近くにあるため，節後線維の数も多く，広範囲に分布するため，発散の効果が大きくなるんだ。

なんだかわかった気がしてきました。

🧑 胃は Th_5–Th_9，小腸から横行結腸までは Th_8–Th_{12} と重なっているので，節後線維の発散効果によって，虫垂炎が心窩部痛を主訴に来院しても不思議はないんだね。

👩 ではどうして，徐々に右下腹部に移動するんですか？

🧑 それは，東先生がさっき言ったように，壁側腹膜へ炎症が進展するからだと思うよ。そうすると，圧痛やブルンベルグ徴候もわかりやすくなるからね。

👩 でも，この患者は最初前胸部痛で来院しています。これも節後線維の発散と理解していいですか？

🧑 食道の脊髄髄節は広くて，C_8–Th_{10} だから，虫垂とも少しだけど重なるよね。特に Th_{10} を求心線維が通る場合には，胸痛として感じてもおかしくはないと思うよ。

👩 なるほど。

🧑 臓性感覚は臓性感覚受容器が刺激されることによって生じるわけだから，炎症や虚血によって生じる内因性化合物であるブラジキニン，プロスタグランジン，水素イオン，カリウムイオンなどが刺激物となるんだ。虫垂炎によって生じたこれらの化合物が侵害受容器を刺激すると，そのほとんどは交感神経によって伝達されるんだ。

👩 炎症が高度になるほど，侵害受容器の刺激が強くなるんでしょうか？

🧑 おそらくそうだね。

👩 侵害受容器以外からの信号は，どのように伝わるのですか？

🧑 それは生理的受容器からの信号だね。

🧑 はい。

👨 生理的受容器は，非侵害性刺激をキャッチするわけだから，いってみれば緩やかな刺激だね。これが，あまりにも大脳皮質まで伝えられると大変だ。消化管が動くたびに，信号が大脳皮質まで到達すると，不快になってしまうからね。迷惑な刺激と感じるかもしれないよね。生理的受容器は一般に内臓機能のモニターとして働いているんだ。

🧑 消化管運動を監視しているのですか？

👨 そうとも言えるけど，それは一部の機能だね。生理的受容器には速順応型機械受容器と遅順応型機械受容器があって，前者は急激な圧変化などの動的変化，後者は消化管内腔の充満感の受容に重要とされているんだ。

🧑 あ，わかりました。虫垂炎の初期に虫垂開口部が閉塞して，内圧が少しだけ上昇した時には，もしかして生理的受容器がその信号を伝えているんですね。

👨 その可能性が高いね。

🧑 虫垂の炎症が高度になると，侵害受容器から信号が伝えられると考えていいですか？

👨 その通りだと思うよ。よく気がついたね。さらに面白いことに，侵害受容器からの信号はほとんどが交感神経によって伝えられ，生理的受容器からの信号は，逆に副交感神経から伝えられるんだ。

🧑 え？ また，混乱してきました。

👨 簡単に言うと，軽度の内圧上昇などの柔い不快感は副交感神経，強い痛みは交感神経を介して伝達されると考えると理解しやすいね。

👩 副交感神経というと，迷走神経ですか？ 迷走神経は消化管運動をコントロールする神経ではないのですか？

👨 そう思ってる人は意外に多いんだよね。迷走神経線維の80％以上は臓性感覚性線維であることはあまり知られてないんだ。

👩 交感神経の方が求心性線維を多くもっているイメージがあります。

👨 でも，大内臓神経線維のうち，求心性線維は20％以下だから，交感神経の方は遠心路がメインということだね。

👩 恥ずかしいですが，まったく逆に思ってました。でも，副交感神経の中でも迷走神経はカバーする範囲がかなり広いですよね。

👨 腹部臓器でいえば胃から横行結腸まで分布し，胸部では，心臓神経叢，肺神経叢，食道神経叢に分布してるから，確かにかなり広いね。下行結腸以下の副交感神経は骨盤神経が分布，独立しているんだ。交感神経と違って，迷走神経は神経節が標的臓器の近くにあるから，神経節後の発散効果は少ない。すなわち，痛みの部位が広範囲に及ぶことは少ないと考えられているんだ。

👩 そうなんですか？ 頸静脈孔を出てから胸腔，腹腔の臓器に分布しているわけだから，よけい情報が混在して，不快な情報の発信源がわかりにくいような気がします。

👨 確かに，迷走神経から伝えられた臓性感覚が到達する延髄の孤束核は，多様な神経核に線維を投射しているからね。生理的受容器からの信号が迷走神経を介して頭蓋内へ入ると，孤束核とシナプスを形成し，二次ニューロンが脳幹や視床下部において背側迷走神経核，疑核などへ投射されるわけだから，確かにこの孤束核で情報が集中するね。

👩 ここで情報が混乱する気がします。

迷走神経線維は一般に機能的状態に関する情報を伝達するけど，痛みの情報は伝達しないと考えられているんだ。

でも，生理的受容器からの信号なら，迷走神経が伝えるわけだから，虫垂炎でのわずかな圧上昇における不快感は，迷走神経が伝えてもいいような気がします。

確かにその可能性は考えられるよね。

患者データ⑤（治療経過3）

緊急手術で開腹すると，少量の膿性腹水があり，ソーセージ様に腫大した虫垂が認められた。虫垂切除術が行われ，その後，1週間で退院となった。

終わってみれば，急性虫垂炎による限局性腹膜炎というありふれた疾患だったけど，痛みが移動して，とても考えさせられる症例だったね。

急性虫垂炎は心窩部痛から始まって右下腹部に移動すると習い，よく考えずにそのまま覚えていました。でも，これが前胸部痛となると，鑑別診断も増えて注意しなければならないことがよくわかりました。

それでは虫垂炎の病態と腹部症状について，最後にまとめて下さい。

はい。虫垂炎で心窩部痛が出現する場合には，2通り考えられます。1つは，侵害受容器からの信号を交感神経が中枢に伝えるのですが，神経節後の発散効果で，広い範囲の信号が同じ神経節に入るために起こる場合です。特に虫垂からTh_{10}付近への信号が心窩部痛として伝えられた可能性があります。次に，虫垂内腔のわずかな上昇による不快感など，生理的受容器からの信号が副交感神経を介して伝わる場合があります。

そうだね。こうして考えると，虫垂炎が前胸部痛を起こす可能性があることもわかるよね。

今日は，虫垂炎の症例なのに，神経疾患を診察したような気がしました。

腹痛については，その求心路を考えると解釈しやすいよね。

はい。ありがとうございました。

Epilogue

診断：急性虫垂炎

- 腹痛の診療では，常に虫垂炎を意識すべきである。
- 胸痛でも，痛みが下方へ移動する場合には虫垂炎を鑑別する必要がある。
- 迷走神経は胃から横行結腸までの腹部臓器，胸部では心臓神経叢，肺神経叢，食道神経叢に分布している。
- 脊髄髄節は食道 C_8-Th_{10}，小腸から横行結腸までは Th_8-Th_{12} であり，虫垂と食道は一部重なっており，虫垂炎が胸痛で発症しても不思議はない。

◆ 参考文献

1) Udelson JE, et al：Myocardial perfusion imaging for evaluation and triage of patients with suspected acute cardiac ischemia. A randomized controlled trial. JAMA 288：2693-2700，2002
2) Katz PO, et al：Approach to the patient with unexplained chest pain. Am J Gastroenterol 95(suppl)：S 4-8，2000
3) 酒井達也：研修医のための身体所見のとり方，腹痛．診断と治療 93：597-605，2005

（瓜田純久）

CASE 25

36歳女性「鼠径部腫瘤」

Prologue

患者データ①（病歴）

現病歴：36歳女性。7年前から3ヶ月に1回程度右鼠径部に疼痛を自覚していた。10ヶ月前から月経時に右鼠径部の腫大と疼痛を毎月自覚するようになったため来院した。

既往歴：5ヶ月前に子宮内膜症の手術を受けている。薬剤アレルギーなし。

システム・レビュー：消化器系，精神神経系，筋骨格系，耳鼻咽喉科系，眼科系において，特に自覚症状なし。

Dialogue 1 主要な鑑別疾患

今回は，痛みのある鼠径部腫瘤の症例について考えてみよう。まず，鼠径部腫瘤をきたす鑑別疾患として何が考えられるかな。

はい。鼠径部は表在のリンパ節を触知する部位です。鼠径部のリンパ節炎・リンパ節転移などが挙げられます。あと，鼠径部に特有ではないですが脂肪腫もあると思います。でもこれは痛くないような気がします。偶然に鼠径部にできたアテロームも挙げられます。その部位の感染では痛みが生じます。アテロームだけではなく，鼠径部の毛嚢炎などによる皮下膿瘍も考えられます。それから鼠径ヘルニアです。

そうです。鼠径部リンパ節炎では痛みを伴うし，炎症による皮膚変化も生じてくるね。脂肪腫は，脂肪肉腫など悪性の場合では血流が豊富になるので，内部で出血をしていると局所に圧痛が生じることもある。アテローム（粉瘤）の感染では，表皮に近い部位のものなら皮膚の発赤を伴う有痛性の腫瘤を形成する。中央に臍のようにくぼみがあっ

てそこが黒く見える，芯がわかるね．自潰すると豆腐のかすのような内容が出てくるよ．皮下膿瘍は確かに痛いね．その他に大腿動脈にカテーテルを挿入した部位が深部で感染すると仮性動脈瘤を形成することもある．これも痛いね．圧痛の部位で拍動を触知して増大傾向の腫瘤を形成するね．鼠径ヘルニアは，「鼠径部ヘルニア」として大腿ヘルニアも含めて考えることにしよう．

🧑‍🦰 はい．

👨 鼠径部ヘルニアはどのようにして診断しますか？

🧑‍🦰 問診と診察所見と，あと画像診断です．

👨 鼠径部ヘルニアが「痛い」時はどのような場合だろうか？

🧑‍🦰 「嵌頓」の時でしょうか．

👨 そうだね．嵌頓を説明してみて下さい．

🧑‍🦰 はい．ヘルニア囊に包まれたヘルニア内容がヘルニア門から脱出し，もとの腹腔に戻らなくなった状態と，ヘルニア内容がヘルニア門のところで血流障害を起こした状態です．ヘルニア内容が腸管である場合は，長時間の嵌頓により腸管の血流障害が壊死，穿孔となり腹膜炎を起こすことがあります．用手還納できない場合は基本的に手術が必要です．

👨 そうだね．ではこれらのことを踏まえて，担当医の身体所見を見てみよう．

Dialogue 2 特徴的な身体所見

患者データ②（身体所見 1）

- 身長 162 cm，体重 58 kg

バイタルサイン：血圧 120/78 mmHg，脈拍 56 回/min・整，体温 36.8℃，SpO$_2$ 98%（room）

身体所見：眼瞼結膜貧血なし，眼球結膜黄染なし。頸部・腋窩リンパ節触知せず。腹部平坦かつ軟，腸蠕動音良好に聴取。右外鼠径輪に一致して辺縁不整ややや硬い腫瘤を認めた。腫瘤の皮膚色は正常で，同部位に圧痛を認めた。腫瘤の用手還納は不可だった。

👩「皮膚色は正常」のようなので，リンパ節炎や化膿性アテロームなどの表在での炎症性疾患は否定的ですね。

👨 そうだね。では続いて血液検査，尿検査，心電図，胸部単純X線検査の結果も見てみよう。

Dialogue 3　特徴的な検査所見

患者データ③（検査所見1）

- WBC 5,000/μL，CRP 0.1 mg/dL，CK 61 IU/L，LDH 357 IU/L
- 血算，生化学，一般検尿では明らかな異常所見は認められなかった。
- 心電図，胸部単純X線写真でも明らかな異常所見は認められなかった。

👩 体温や血液検査からやはり感染の影響はなさそうですね。「用手還納ができなかった」というのが気になります。約10ヶ月間嵌頓していた鼠径ヘルニアということは考えにくいと思いますが。

👨 鼠径ヘルニアの診断ではないということかな。

👩「嵌頓」ではないと思います。ただ，「鼠径ヘルニアがないか」というと，わかりません。「嵌頓がないけれど痛い」鼠径ヘルニアはあるのでしょうか。仰臥位での腫瘤より立位での腫瘤の方が大きいなどの形状の変化がないかを知りたいです。

👨 そのためにはどうしたらいいだろう？

🧑‍🦰 診察を追加したいです。

👨‍⚕️ ではもう1回診察に戻ろう。

患者データ④（身体所見2）
- 仰臥位で右鼠径部に約 15 mm 程度の腫瘤を触知した。弾性硬だった。
- 仰臥位で腹圧をかけた診察を行ったが大きさの変化は不明瞭だった。
- 立位で再度触診したところ，右鼠径部の腫脹は立位触診と臥位触診ではほとんど変化はなかった。

🧑‍🦰 立位で腫脹が増悪してくる感じはありませんでした。リンパ節炎でしょうか。皮膚所見からは感染の影響はなさそうだと思いましたが，ウイルス性のリンパ節炎なら炎症所見はあまり上昇しないと思います。

👨‍⚕️ リンパ節炎なのかを診断するにはどのような検査が必要だろうか？

🧑‍🦰 ……画像でしょうか。

👨‍⚕️ そうだね。画像診断を見てみよう。

Dialogue 4 診断アプローチ

患者データ⑤（検査所見2）
腹部単純CT検査：右鼠径部に充実性の腫瘤を認めた。腫瘤の内部には高濃度の点状陰影を認めた。造影検査では腫瘤にわずかに血流を認めた（図1，図2）。
腹部超音波検査：表在プローブを用いて右鼠径部に 24 mm 程度の，内部が低エコーで不整形を呈する腫瘤を認めた。腫瘤内に血流を認めた。腫瘤は腹腔内から脱出しており右外鼠径輪を経由し突出していた（図3）。

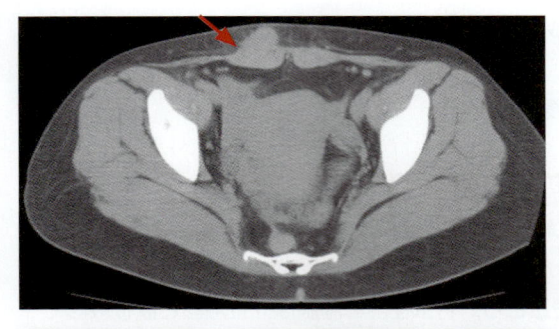

図1　腹部単純CT画像

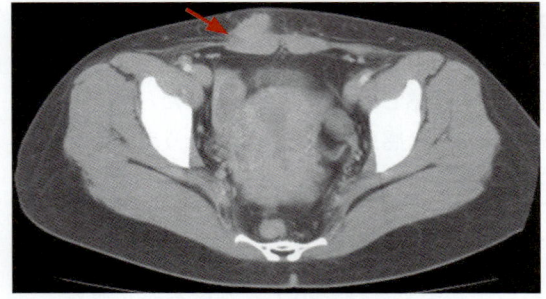

図2　腹部造影CT画像

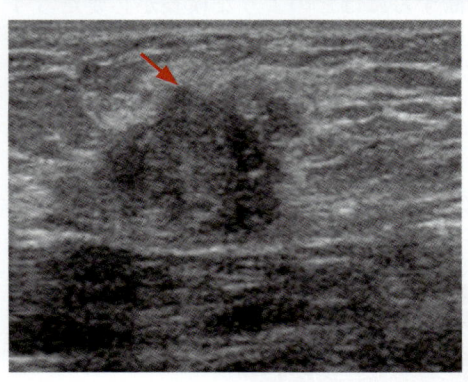

図3　腹部超音波画像

鼠径部のリンパ節腫脹ではないようです。

次に超音波検査を，腹圧をかけるバルサルバ法（息こらえ）で行った。息こらえをして腹腔内圧を挙げると腫瘤が増大したようだ。その他に立位で超音波検査をして腹腔内から脱出するヘルニア門の位置と，臥位の状態よりも立位で腫瘤が増大することを確認した。これらのことから鼠径ヘルニアの診断がついたようだね。

🧑 月経時の腫瘤の痛みはどのように考えたらよいのでしょうか？

👨 鼠径ヘルニアで完全還納できない場合に持続的な痛みが生じる場合もある．ただ，この患者は子宮内膜症で治療をしていたね．手術の後に右鼠径部に痛みが生じてから子宮内膜症のホルモン治療を受けていたようだね．ホルモン治療を受けていた時は痛みがなかったようだ．子宮内膜症という疾患では，子宮内膜以外の部位に，増殖能が非常に強い「内膜症」の組織が付着し増殖してしまうんだ．内膜症組織が円靭帯を伝わって鼠径部にくることもある．手術による細胞の散布から臍になど移動して増殖することがあると言われている．子宮内膜症を持つ患者が出産して帝王切開をした後に，その創部に細胞が移植されて増殖したという報告例もある．その他に血行性の移動も言われている．伝わった経路はわかっていないが，肺に子宮内膜症の組織が移行して，月経のたびに喀血を生じたという報告例もある．月経時の痛みは，ホルモンバランスによって内膜症の血流が増加して自発痛が生じていると考えられるね．

🧑 この疾患は悪性ではないのですか？．

👨 病理所見では悪性の組織像は認めないし，癌化したという報告例もはっきりとしていない．ただ，増殖能が非常に強いので，組織に浸潤性に発育していくため，周囲の正常組織との輪郭が不明瞭になってしまう．

🧑 診断は組織検査になるのですか？　他の検査方法があるようでしたら教えて下さい．

👨 画像診断で MRI 検査を行うと，T_1 強調画像で低信号，T_2 強調画像で高信号を示すことが多いと言われているね（図 4〜7）．その他に腫瘍マーカーでは CA125 の上昇を認めることがあると言われている．この患者の CA125 は 105 U/mL（正常値 0〜35 U/mL）と上昇していた．その他に CA19-9 が上昇する場合もあるようだね．確定診断はやはり病理検査です．

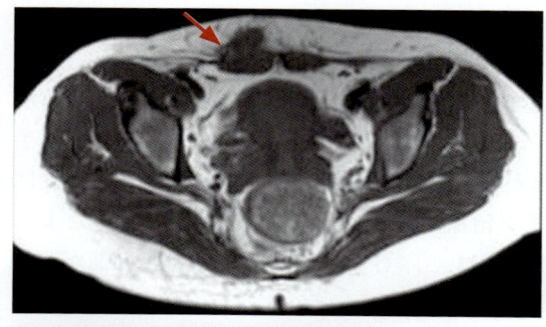

図4　腹部MRIのT₁強調画像

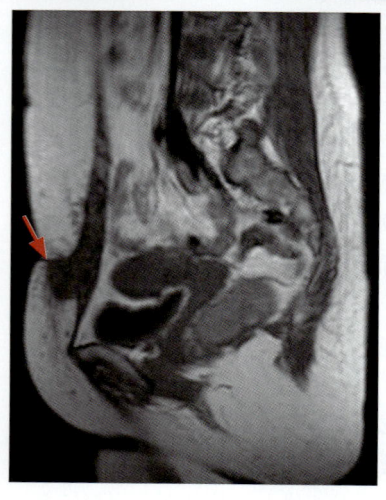

図5　腹部MRIのT₁強調画像（矢状断）

　　子宮内膜症の原因は何ですか？

　　脂肪細胞に影響を与えるレプチンの関与，環境因子などが言われているがはっきりとしたことはまだわかっていないんだよ。初経の年齢が低年齢化し，閉経の年齢が高齢化しているため，月経そのものの期間が長くなっている。月経のある年齢層の拡大から子宮内膜症の症例自体が増加する環境にあるとも言われている。疾患認識が広がっていることからも今後も増加しつつある疾患だ。いわゆる「生理に関連する痛み」がはっきりと自覚できる患者もいるし，実際にはその痛みがまったくない患者もいるんだ。生殖年齢女性の鼠径ヘルニアの場合，月経に関連する疼痛のありなしにかかわらずヘルニア囊に腫瘍成分がないかどうかを確認する必要性があるね。このような場合は，鼠径ヘルニアの一

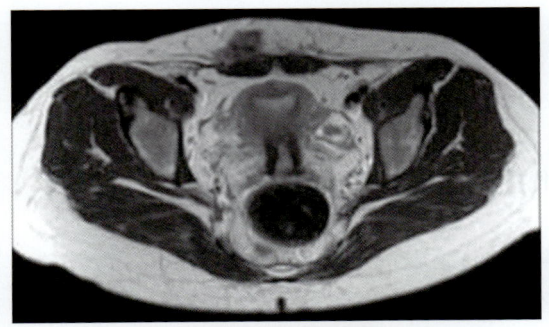

図6　腹部 MRI の T$_2$ 強調画像

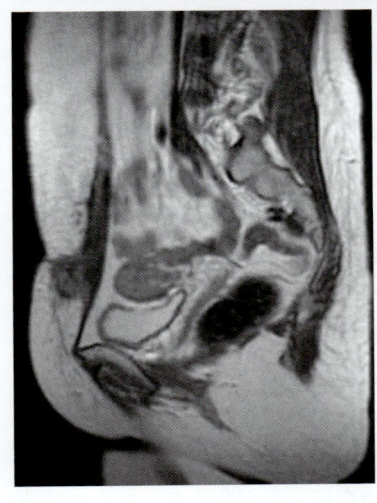

図7　腹部 MRI の T$_2$ 強調画像（矢状断）

般的な手術をするだけではなく，付随する腫瘍成分の切除も考えなくてはいけない。

　わかりました。鼠径ヘルニアの手術について教えてください。

　鼠径ヘルニアは，小児と成人の場合では成り立ちが異なる。小児は発生時の名残としてのヘルニア嚢を高位結紮するポッツ法が主だね。成人ではコラーゲン線維の異常などの考え方から自己組織だけを用いての修復方法（マクベイ法，マーシー法，Iliopubic tract repair など）だけではなく，人工膜の使用が推奨されている。現在は再発率の低さ，術後疼痛の軽減とそれによる社会復帰までの期間の短縮になるために，成人ではほとんどが人工膜を使用する術式になっているよ。ダイ

レクトクーゲルパッチ，メッシュプラグ，プローリンヘルニアシステムなどが代表的なものだね。その他にクーゲルパッチ，3D メッシュ，最近販売されたものとしては lightweight mesh などもある。

今回は人工膜を使用するのでしょうか？

人工膜は，周囲組織に腫瘍成分が残っていると，人工膜で増殖する可能性があるのでできれば使用しないほうがいい。成人の鼠径ヘルニア手術中の操作の1つとして「ヘルニア嚢の処理」がある。ヘルニア嚢は，「貫通結紮切離を行う，もしくは腹膜を操作することが疼痛を増悪する」「腹水が創部に出てくることから不潔操作につながる」などの考え方から，貫通結紮などしないでそのまま還納してよいと言われている。最近はヘルニア嚢を処理しないほうがよいという考え方があるね。ただし，女性の場合，ヘルニア嚢に肉眼的に腫瘍組織が存在した場合は要注意なんだ。ヘルニア嚢に外性子宮内膜症が隠れている可能性がある。月経に関連した疼痛がなくても，ヘルニア嚢に腫瘍があった場合は要注意だね。子宮内膜症の腫瘍は周囲組織に浸潤性に増殖するという特徴がある。腫瘍の辺縁が不明瞭で周囲組織に浸潤するような形態が存在した場合は外性子宮内膜症を考えた方がいいね。ヘルニア嚢が付着する円靭帯など周囲の組織を含めてヘルニア嚢そのものも切除が必要になる。ヘルニア嚢に外性子宮内膜症があったにもかかわらず，ヘルニア嚢を不十分に切除したために，鼠径ヘルニア手術後に腫瘍が増殖し疼痛が生じて再度鼠径部組織の切除術を必要とした報告例もあるよ。

わかりました。

Dialogue 5 治療経過

患者データ⑥（治療経過）

- 右鼠径部腫瘍切除術を含めた右鼠径ヘルニア根治術を施行した。術中所見ではヘルニア嚢に硬い腫瘤が付着し，周囲組織に浸潤し辺縁が一部不明瞭であった。周囲組織を含めて切除した。鼠径ヘルニアの術式としてはマーシー法を用いた。術後疼痛は徐々に改善し退院となった。

腫瘍ごとヘルニア嚢を切除したのですね？　女性の鼠径ヘルニアの場合はヘルニア嚢に腫瘍が存在しないかどうかを考慮しないといけないのですね？

　そうだね。女性の鼠径ヘルニアの手術前にヘルニア嚢とその周囲に血流豊富な腫瘍がないかどうかを超音波検査，MRI検査，CT検査などで確認すること，手術中にヘルニア嚢に腫瘍成分がないかどうかを肉眼的に確認することは，鼠径ヘルニアで手術を受けた患者が術後合併症を経験しないようにするために必要なことだと考えられるね。

　はい，ありがとうございました。

Epilogue

診断：右鼠径ヘルニアと右鼠径部外性子宮内膜症の合併症例

- 生殖年齢女性の鼠径ヘルニアで月経に関連した疼痛を伴う時は，子宮内膜症を疑う(ただし，症例報告から見ると，すべての症例で月経に関連した疼痛があるとは限らない)。
- 手術時にヘルニア嚢に腫瘍を疑った場合は，ヘルニア嚢の病理検査提出が必要である。
- 生殖年齢女性の鼠径ヘルニアで疼痛を自覚した場合，「ヘルニア嵌頓」とは限らない。

◆ 参考文献

1）北島政樹(監)：標準外科学．第12版，医学書院，2010
2）田中哲二，他：子宮内膜症とレプチン．Hormone Frontier in Gynecology 13(3)：55-63，2006

(本田善子)

Monologue 20　妊婦の鼠径ヘルニアは要注意

　日常の臨床では，鼠径部の腫脹を主訴に来院する患者は意外と多く，そのほとんどは，鼠径部ヘルニアである。ヘルニアは一般的な疾患であり，視診と触診で診断が可能なので，特別な理由がなければ画像検査などは施行せず外科に紹介される。ところが，この一般的な疾患の中に，伏兵が潜んでいる場合がある。その1例をご紹介する。

　妊娠5ヶ月の28歳女性で，主訴は左鼠径部の腫脹。立位で鼠径部が膨隆し臥位で消失する。痛みはあまりないが，やや重い感じがある。他院の婦人科を受診中のため，同病院の外科に診察してもらったところ，「鼠径ヘルニア」と診断された。妊娠中にヘルニア嵌頓をきたすと厄介なので，「5ヶ月目の安定期に手術をしましょう」と説明され，来週手術予定となっていた。ところが，患者は，本当に手術が必要なのかどうか不安になり当院を受診した。診察すると，確かに視診では鼠径ヘルニアのようであるが触診が異なる。立位で膨隆を押した感触は，ヘルニア内容を整復するというより，マシュマロを押している感じに似ている。「これはおかしい？」ということで超音波検査（図）を施行したところ，何と円靱帯に沿った静脈瘤であった。妊婦の鼠径部腫脹では，時々遭遇するので，注意が必要である。

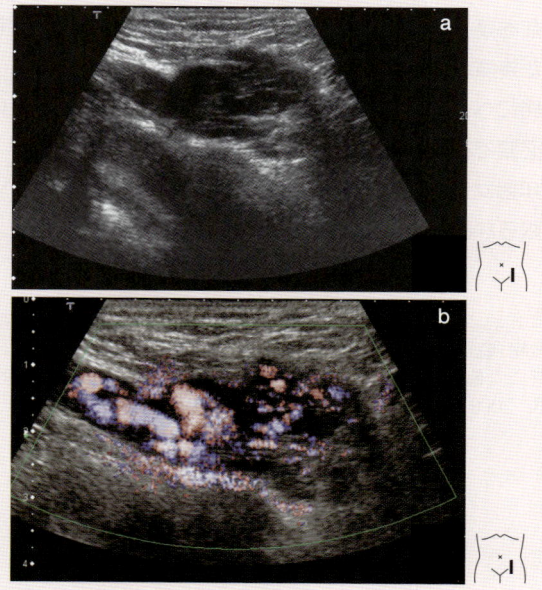

（島田長人）

図　超音波検査
左鼠径部の膨隆部は，低エコーを示し(a)，カラードプラで血流が確認された(b)。
拡張・蛇行した血管で静脈瘤と思われた。

第IV章

（難易度 ★★★★）

CASE **26**	p256
CASE **27**	p268
CASE **28**	p280
CASE **29**	p291
CASE **30**	p303
CASE **31**	p315
CASE **32**	p326

CASE 26 ★★★★

40歳男性「心窩部痛」

Prologue

患者データ①（病歴）

現病歴：40歳男性。職場健診にて，血液・尿検査，腹部超音波，心電図，胸部X線，内視鏡検査を受け，腹部超音波および内視鏡では，異常なしと言われた。検診翌日，バーベキューパーティーで遅くまで飲食した。その時に腹痛はなかったが，翌午前4時頃に心窩部痛で目を覚ました。痛みは食事摂取でやや改善したが，消失には至らず，徐々に増悪。しかし，内視鏡検診で異常なしと言われたため，様子を見ていた。心窩部痛は持続し，次第に食事も摂取できないようになったため，当院を受診した。下痢，発熱はない。海外渡航歴もない。持参した検診での血液・尿検査，心電図，胸部X線検査でも異常は指摘されていなかった。

既往歴：特記事項なし。

生活歴：喫煙は35歳まで30本/日，以後禁煙。飲酒はビール350 mL缶2～3本/日。

Dialogue 1 主要な鑑別疾患

🧑‍⚕️ 検診後に出現した心窩部痛について考えてみよう。この症例は，数日前に職場健診を受けて異常なしと言われ，安心していたんだろうね。ところが，頑固な心窩部痛が出現しているわけだ。特殊な症例だけど，まず症状から鑑別疾患を考えてみよう。

👩 2日前の内視鏡では異常がなかったことから考えると，急性疾患を考えるべきだと思います。

👨 そうだね。痛みの原因が胃病変とすると，2日間で発症する疾患をまず考える必要があるね。

👩 感染症をまず考えたいのですが，下痢や発熱もないので，急性胃腸炎は考えにくいと思います。

👨 では，どんな疾患が考えられるかな？

👩 胆嚢炎や尿管結石も考慮すべきと思います。でも，健診では特に異常を指摘されてないですよね。

👨 そうなんだ。

👩 尿路結石ならば，尿潜血はせめて±程度の変化があってもいいような気がします。また，腰痛は訴えていないので，典型的ではないと思います。

👨 胆嚢炎はどうかな？

👩 食後に増悪するというわけではないので，これも典型的ではありません。やはり，胃病変が疑わしいと思います。

👨 前日の食事は何を食べたんだっけ？

👩 あ，魚を生かそれに近い状態で食べたのなら，アニサキスの可能性があります。それなら，心窩部痛だけでもいいような気がします。

👨 考えられるね。では追加の問診を見てみよう。

患者データ②（問診）

- 担当医は患者に2日前のパーティーで食べたものを尋ねたところ，刺身は食べていないが，イカを生焼き状態で食べていたことを確認した。

パーティーでは生に近いイカを食べていたんだね。それでは診察所見を見てみよう。

Dialogue 2　特徴的な身体所見

患者データ③（身体所見）

- 身長 169 cm，体重 64 kg

バイタルサイン：血圧 122/70 mmHg，脈拍 76 回/min，体温 36.5℃

身体所見：皮膚所見に異常はない，貧血，黄疸なし，心音は純で，雑音なし，呼吸音清。心窩部に圧痛あり，反跳痛は明らかではない。マーフィー徴候陰性。グル音はやや低下。背部に叩打痛なし。

診察所見からヒントは見つかったかな？

腹膜刺激症状もなく，マーフィー徴候や knock pain もないことから，胆囊炎や尿管結石は考えにくいと思います。

そうだね。この身体所見ではつかみどころがなく，何とも言えないね。検査所見を見てみようか。

Dialogue 3　特徴的な検査所見

患者データ④（検査所見1）

- 診察した医師は，診察所見から腹膜炎は否定的と考えた。しかし，急性疾患を考え，血液・尿検査をオーダーした。

血液検査	・WBC 7,800/μL ・CRP 0.2 mg/dL ・AST 12 IU/L	・ALT 15 IU/L ・γ-GTP 18 IU/L ・Amy 72 IU/L	・UN 8 mg/dL ・Cr 0.54 mg/dL
尿検査	・潜血（−）	・蛋白（−）	・糖（−）

担当医も急性疾患による心窩部痛ということで，アニサキス症や感染症をまず考えたんだろうね。

👩 血液・尿検査では，心窩部痛の原因となるような疾患は浮かんできません。

👨 アニサキス症を示唆する身体所見は何かあったかな？

👩 蕁麻疹が出るケースもあるようですが，この症例では認められていません。

👨 でも，原因魚類を生食後，数時間で上腹部痛が出現することが多いことから考えると，少し疑わしいよね。次はどうする？

👩 やはり，内視鏡を検査すべきだと思います。

👨 数日前に健診で内視鏡を受けていても施行すべきかな？

👩 うーん。内視鏡は確かにつらいですけど，アニサキスだとすると，虫体を除去しないと痛みは治まりませんから，施行した方がいいと思います。

👨 東先生は内視鏡を飲んだことがあるかい？

👩 いいえ，ありません。大森先生はありますか？

👨 研修医の時に胃の内視鏡を受けたことがあるけど，つらかったね。食道へ挿入されると，息ができないような気がするんだ。落ち着いて考えると，呼吸はできるんだけどね。どこまで苦しくなるのか経験がなかったから，恐怖感があったね。できれば避けたい検査だなあ。

👩 いいえ。今回は受けなくてはいけません。

👨 はい……。アニサキスなら，内視鏡検査を施行すれば，ほぼ解決する訳だからね。

Dialogue 4 診断アプローチ

患者データ⑤（検査所見2）

- アニサキスを強く疑った担当医は，緊急内視鏡検査をオーダーした。
- その結果，前庭部に全周性に出血性びらんが認められ，急性胃粘膜病変（AGML；acute gastric mucosal lesion）と診断された（図1）。
- AGMLは前庭部を中心に，胃角付近まで及んでいたが，体中部から体上部の粘膜には明らかな異常は認められなかった（図2）。
- 施行医は送気を多くして大彎の皺襞をよく伸展させて観察したが，アニサキス虫体は認められなかった。そこで，胃前庭部から生検し，迅速ウレアーゼ試験を行ったところ，陽性と判断された。

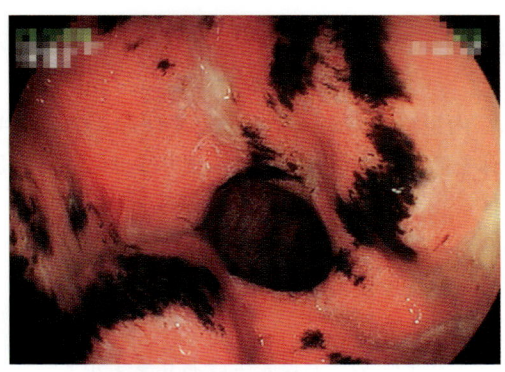

図1　胃内視鏡画像（前庭部）

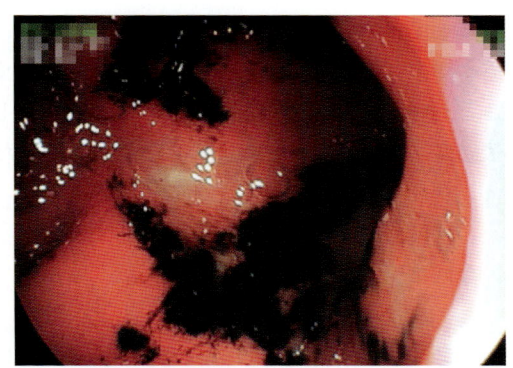

図2　胃内視鏡画像（胃角〜体下部大彎）

🧑‍🦰 アニサキスはいなかったんですね。

👨 そうだね。これでアニサキスは否定できるかな？

🧑‍🦰 ほとんど否定してもいいような気がします。でも，アニサキスが胃壁への刺入，離脱を繰り返した場合には胃粘膜が広い範囲で浮腫を起こす可能性があるし，胃壁から離れて腸へ移動した可能性も否定できません。

👨 そうだね。その場合にはどうすればいいだろう。

🧑‍🦰 アニサキスの特異的IgEを測定し，その抗体価が上昇していることを証明すればいいと思います。

👨 よくわかったね。さらに2〜4週後に再検査して，抗体価が上昇していれば，ほぼ間違いないね。でも，担当医は内視鏡所見を見て，とっさに迅速ウレアーゼ試験を行っているけど，どうしてかな？

🧑‍🦰 胃潰瘍に準じてヘリコバクター・ピロリ（*H.pylori*）感染診断を行ったのだと思います。*H.pylori*は胃潰瘍の場合，感染率が高いし，除菌によって再発率は大きく低下すると言われています。

👨 確かに，胃潰瘍は慢性疾患であり，再発が多いね。でも，この症例では数日前の内視鏡では異常なかったことから，数日でできた急性の病変と考えられるけど，どうかな？

🧑‍🦰 これまでアニサキス症を勉強した限り，これほど広い範囲で出血性びらんを起こした内視鏡画像は見たことがありません。もっと，皺襞が腫大する画像が多かった気がします。

👨 この内視鏡画像からは，急性発症した胃病変が痛みの原因であることは確かだと言えるけど，AGMLの原因ははっきりしないね。どんな原因が考えられるかな？

🧑‍🦰 ストレス！ AGMLといえば，ストレスという言葉がすぐに浮かんできます。

👨‍⚕️ 胃の調子が悪い患者は，問診をするとストレスが多いことを訴える方は多いよね。ストレスなら，数日でAGMLができあがってもいいかな？

🧑‍🦰 はい。可能性はあると思います。

👨‍⚕️ 阪神淡路大震災の時も，AGMLの患者が増えたことは有名だね。その他にはどうかな？

🧑‍🦰 うーん。難しいですね。アニサキスでもなく，ストレスでもないAGMLの原因……。あ，*H.pylori* ですか？

👨‍⚕️ その可能性は十分あるね。

🧑‍🦰 もしかして，内視鏡で感染したということですか？

Dialogue 5 診断のコツ

患者データ⑥（治療経過1）

- AGMLと診断した担当医は，胃潰瘍に準じてプロトンポンプ阻害薬（PPI）を投与し，1週間後に再診の予約をした。そして，血液検査を追加し，血清抗 *H.pylori* IgG抗体を測定した。

👨‍⚕️ どうして，血清抗 *H.pylori* IgG抗体を測定したか，もうわかるね？

🧑‍🦰 はい。もし，血清抗体が陰性の場合，迅速ウレアーゼ試験陽性ですから，*H.pylori* 急性感染ということになります。

> 正解。そうであったなら，内視鏡検査で感染が成立した可能性が極めて高いことになるね。

患者データ⑦（治療経過2）

- 1週間後に来院した時には，心窩部痛は完全に消失していた。血清抗 *H.pylori* IgG 抗体は陰性であり，内視鏡による *H.pylori* の急性感染と診断された。PPI が継続して計 8 週間処方された。
- 2ヶ月後の内視鏡検査では前庭部の出血びらんは完全に消失していた（図3）。前庭部から採取した生検組織による迅速ウレアーゼ試験は陰性であった。そこで治療終了とし，2ヶ月後に尿素呼気試験を予約した。
- 2ヶ月後の尿素呼気試験では 20 分値 0.5‰ と陰性であった。

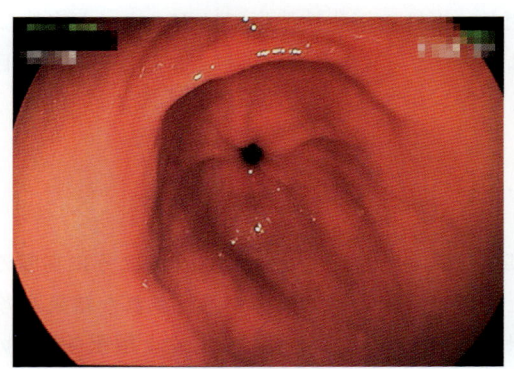

図3 2ヶ月後の内視鏡画像

> 少し整理させて下さい。この方はもともと *H.pylori* 感染がない方で，健診の内視鏡で *H.pylori* をうつされたわけですよね。

> そうだね。

> 2 日程度で腹痛が生じるものですか？

> *H.pylori* を発見した Marshall が自分で *H.pylori* を飲用して内視鏡で経時的に観察した結果を報告しているんだ。胃不快感は飲用後，すぐに出現し，組織学的胃炎は 10 日後に確認されているんだ。

👩 自分で飲み込むなんてすごいですね。今回の発症形式と内視鏡所見は，*H.pylori* 急性感染として矛盾しないのですね。

👨 そう考えてもいいと思うよ。

👩 除菌治療はしなかったんですよね。

👨 そう。除菌治療する前に2回目の内視鏡での迅速ウレアーゼ試験と，その後の尿素呼気試験で *H.pylori* 陰性が確認されているんだ。

👩 自然に除菌されたということですか？

👨 そうだね。慢性の消化性潰瘍では *H.pylori* が自然に除菌されることは少ないと考えられているけど，急性感染では自然に除菌される例が多く報告されているんだ。

👩 どうして自然に除菌されるのですか？

👨 心窩部痛が強く，内視鏡でも AGML のように高度の炎症が認められた症例は，強い免疫反応が惹起された結果と考えられている。その結果，*H.pylori* 感染が自然治癒したと解釈されているんだ。もちろん反対の意見もある。

👩 *H.pylori* は感染が成立すると，慢性化するということですか？

👨 そうなんだ。ただ，そのような症例では感染時の症状が比較的穏やかな場合が多いようだね。

👩 でも，症状が軽いと病院を受診しないので，知らないうちに *H.pylori* によって萎縮性胃炎が進行する危険がありませんか？

👨 確かに，そうだね。実際には内視鏡検査による *H.pylori* 感染はもっと多いのかもしれないね。

👩 AGMLというと，ストレスが原因ではないかと思ってました。

👨 内視鏡検査を受けていない場合は，その可能性が高いと思うよ。面白いことに，1970〜80年代にかけて消毒法が不十分だった頃，内視鏡検査後のAGMLが多数報告されているんだ。この頃は，内視鏡検査によるストレス，さらに内視鏡操作に伴う虚血，過伸展が原因と考えられていたんだけど……。

👩 腕の悪い内視鏡医が原因ということですか？

👨 厳しい表現だけど，そう考えられていたんだ。内視鏡検査に時間がかかる場合には，「胃潰瘍になるぞ！」と先輩に怒られたもんだよ。

👩 でも原因は *H.pylori* だったんですね。

👨 そうなんだ。その多くが *H.pylori* の急性感染だったことが報告されているよ。

👩 内視鏡検査後のAGMLはどのくらいの頻度だったんですか？

👨 多賀須幸男先生という，内視鏡検診のさきがけで，私から見ると神様のような先生がまとめてくれているんだ。それによると，43,499回の内視鏡検査で17件，0.036％と報告されている。この報告でとても興味深いのは，内視鏡検査後のAGMLは胃潰瘍や慢性胃炎をもっている症例には少なく，一見正常と思われた胃に多いことが記載されていることなんだ。

👩 あ，そうか。*H.pylori* 感染をすでにもっていると考えられる慢性胃炎や胃潰瘍の症例には，内視鏡検査を行ってもAGMLが発症しないということですね。

👨 正解。この記述が，まさに内視鏡検査による *H.pylori* 感染を示唆していたんだね。

👩 内視鏡検査による AGML の予防は，内視鏡機器の消毒が重要ということですか？

👨 そうだね。内視鏡の消毒は年々進歩しているけど，内視鏡機器も多様化しているからね。特に細径化によって鉗子口など，消毒液が十分に満たされず，また，気泡などが入り込み，細菌と十分接触できないことが考えられるしね。鉗子口を使った操作が多い内視鏡的逆行性膵胆管造影（ERCP）なども注意が必要だね。

👩 内視鏡を習う時には，まず自分で検査を受けてみるように言われています。今度，私も受けなくてはいけないことになってるんです。何だか怖くなりました。新しく購入した内視鏡で検査させてもらおうかな……。

👨 AGML は比較的若年者に多いことから，過剰な免疫反応の結果とも解釈されているし，自分の免疫能を信じて，いや自分の施設の消毒を信じて，受けて下さい。

👩 よく考えてみます。しかし，この症例は忘れられない気がします。内視鏡検診を患者にいつも勧めていたのに，何だか考え込んでしまいました。

👨 いやいや，専門医の内視鏡検査を一度受けると，*H.pylori* 感染の有無や萎縮性胃炎の程度がわかるのでメリットは大きいよ。もし，*H.pylori* がいなくて，萎縮性胃炎がない場合には，胃癌のリスクはほとんどないと考えてもいいからね。

👩 そんなことまでわかるんですか？

👨 習熟した内視鏡専門医なら，どこの施設でもわかるから，ぜひ受けてごらん。自分が胃癌にかかりにくい胃だとわかったら，ハッピーでしょ？

👩 もし、萎縮性胃炎があって、胃癌のハイリスクだとしたらショックじゃないですか。

👨 ははは。その時は、私が除菌してあげるよ。東先生はまだ若いから大丈夫だよ。

👩 その時は……、ぜひお願いします。

Epilogue

診断：*H.pylori* 急性感染による AGML

- 胃内視鏡検査後の心窩部痛では、この疾患を念頭において、内視鏡検査の再検査を考慮すべきである。
- 自然治癒することが多く、酸分泌抑制薬で治療する。

◆ 参考文献

1) 石倉肇, 他：日本を含む27カ国で発生したAnisakidosisの最新的統計の検討. 臨床と研究 74：3060-3072, 1997
2) Aoyama N, et al：Peptic ulcers after the Hanshin-Awaji earthquake：increased incidence of bleeding gastric ulcers. Am J Gastroenterol 93：311-316, 1998
3) Marshall BJ, et al：Attempt to fulfil Koch's postulates for pyloric *Campylobacter*. Med J Aust 15：436-439, 1985
4) Miyaji H, et al：Endoscopic cross-infection with *Helicobacter pylori*. Lancet 345：464, 1995
5) Moriai T, et al：Clinical course of acute gastric mucosal lesions caused by acute infection with *Helicobacter pylori*. N Engl J Med 341：456-457, 1999
6) Morris A, et al：Ingestion of *Campylobacter pyloridis* causes gastritis and raised fasting gastric pH. Am J Gastroenterol 82：192-199, 1987
7) 唐沢洋一, 他：出血性びらんの前駆症状と内視鏡的経過および組織学的検討. Gastroenterol Endosc 16：252-259, 1974
8) 浅上文雄, 他：胃集検精検時の内視鏡検査と関連が考えられる胃前庭部急性潰瘍の5症例. Gastroenterol Endosc 23：1262-1267, 1981
9) 仲紘嗣, 他：胃内視鏡検査後に発症した急性胃粘膜病変50例の検討. Gastroenterol Endosc 26：2532-2538, 1984
10) 多賀須幸男, 他：内視鏡後のAGML, その現状と対策. 胃と腸 24：653-660, 1989
11) 仲紘嗣：上部消化管内視鏡検査後の急性胃粘膜病変における組織学的検討. 特に *Helicobacter pylori* との関連について. Gastroenterol Endosc 42：953-961, 2000

（瓜田純久）

CASE 27

62歳女性「1年前からの咽頭違和感」

Prologue

患者データ①（病歴）

現病歴：62歳女性。約1年前から咽頭違和感が出現。耳鼻科受診し，食道内視鏡検査を受けたが異常なしと言われた。しかし，症状持続するため来院した。食物のつかえ感，咽頭痛はみられない。咳嗽なし，喀痰なし。食欲も変化ない。夜間の覚醒もなく，口渇感や頻尿もない。喫煙なし，飲酒なし。

既往歴：約6年前，更年期障害で1年間漢方薬を服用していた。

Dialogue 1　主要な鑑別疾患

🧑 喉の症状がある場合には，耳鼻科を受診する患者，内科を受診する患者と分かれるようだね。この方は，まず耳鼻科を受診したけど，異常ないと言われている。どんな疾患を考えて診療を進めていこうか？

👩 まず，1年間持続する咽頭違和感なので，急性疾患よりも慢性疾患を考えるべきだと思います。

🧑 そうだね。患者もおそらく，咽頭癌，喉頭癌などを心配して耳鼻科を受診したんだろうね。私の外来でも，咽頭違和感を訴え，自分で喉を一生懸命に鏡で観察し，舌の有郭乳頭を見て，「舌癌ができた」といって受診する患者も1年に何人かはいるよ。具合の悪い時に，咽頭を見ようとして，舌の奥まで覗いて気づくんだね。

👩 はい。でも，この方は耳鼻科での食道内視鏡で異常なかったので，耳鼻咽喉科領域の悪性腫瘍は否定的です。

👨‍⚕️ では，どんな疾患が考えられるかな？

👩 器質的疾患ではなく，機能的疾患を考慮すべきだと思います。

👨‍⚕️ そうだね。耳鼻科で形態を調べているわけだからね。機能の異常で咽頭違和感が出てく場合は，どのような疾患を考えるかな？

👩 つかえ感もなく，食欲もあることから，嚥下がうまくいかないわけではないようです。

👨‍⚕️ 食事摂取には問題ないわけだから，通過障害を起こすような疾患は考えにくいね。

👩 慢性炎症をきたす疾患とすると，咽喉頭の軽い炎症が長く続く場合が考えられます。

👨‍⚕️ 可能性はあるね。では診察所見と検査所見を見てみよう。

Dialogue 2 身体所見と検査所見

患者データ②（身体所見と検査所見）

- 身長 151 cm，体重 56 kg

バイタルサイン：血圧 128/76 mmHg，体温 36.3℃，脈拍 72 回/min
身体所見：咽頭発赤なし。頸部リンパ節触知せず。甲状腺腫大なし。心音純，肺野ラ音聴取せず。腹部圧痛なく，肝脾触知せず。四肢浮腫なし。

血液検査	・WBC 5,600/μL （WBC 分画では Neut 55%, Ly 42%, Eos 2%, Mon 1%） ・Hb 12.5 g/dL	・Plt 19.2 × 10^4/μL ・T-P 7.1 g/dL ・Alb 3.6 g/dL ・AST 31 IU/L ・ALT 27 IU/L	・γ-GTP 36 IU/L ・UN 12 mg/dL ・Cr 0.9 mg/dL ・CRP 0.1 mg/dL

🧑‍⚕️ 炎症反応の上昇はないね。視診でも口腔内の異常はないようだし，困ったね。次の一手はどうしようか？

👩 年齢的には膠原病について検索する必要があると思います。

🧑‍⚕️ どんな膠原病を想定しますか？　関節痛もないようだよ。

👩 シェーグレン症候群のような，唾液分泌の異常がないか調べる必要があると思います。

🧑‍⚕️ 確かに唾液が必要な時に必要なだけ出なければ，咽頭違和感が生じても不思議はないよね。

患者データ③（治療経過1）

- 診察した医師は，診察所見から器質的疾患は否定的と考えた。シェーグレン症候群を想定して自己抗体と唾液腺シンチグラムを施行した。
- 抗核抗体（−），抗DNA抗体（−），抗SS-A/Ro抗体（−），抗SS-B/La抗体（−），RAテスト（−）であった。
- また，唾液腺シンチグラムでは図1のように明らかな異常はなかった。

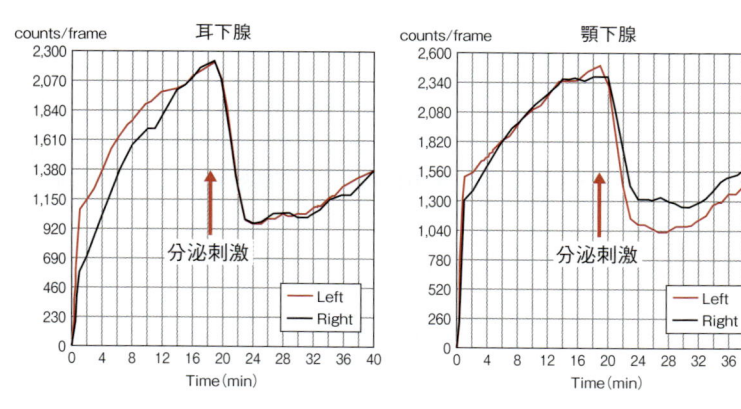

図1　$^{99m}TcO_4^-$による唾液腺シンチグラム
レモン水による唾液分泌刺激にて，耳下腺，顎下腺ともに50％以上が排出されている。

🧑‍⚕️ 唾液分泌は正常だったね。耳下腺，顎下腺ともに分泌刺激で50％以上が排出されているね。唾液腺への集積は大丈夫だったのかな？

👩 はい。放射線科のレポートでは甲状腺とほぼ同等の集積であることが記載されているので，問題ないと思います。シェーグレン症候群関連の自己抗体も陰性でした。

🧑‍⚕️ 唾液腺異常を示す疾患以外のものを考えた方がいいようだね。

👩 うーん，難しいですね。メンタル的なものでしょうか？

🧑‍⚕️ 精神疾患に行く前に，もう少し内科疾患について考えてみようよ。咽喉頭部の軽微な慢性炎症が持続する疾患として，他にないかな？　よく考えてみて。

👩 うーん。ヒントを下さい。

🧑‍⚕️ 消化器疾患。

👩 あ，逆流性食道炎がありました。

🧑‍⚕️ よく気がついたね。少し肥満がある人だよね。このような体型の人には，逆流性食道炎は増加傾向にある疾患だから，鑑別疾患に入れなくてはいけないね。

👩 でも，この方は耳鼻科で食道内視鏡を受けていますが，逆流性食道炎は指摘されていません。それでも，除外することはできませんか？

🧑‍⚕️ 内視鏡で逆流性食道炎の所見はなくても，頑固な胸焼けを訴える症例は多いことが報告されているんだ。そのような症例に24時間食道pHモニタリングをすると，確かに胃食道逆流が多いことも知られているんだ。

👩 胃食道逆流に伴う症状かどうかは，内視鏡だけでは診断できないということですか？

👨 そうだね。胸焼けを訴えて内視鏡検査を受けた人の中で，内視鏡的に逆流性食道炎と診断される割合は2〜10％程度と報告されている。

👩 それでは，診断には24時間食道pHモニタリングをするしかありませんか？

👨 どこでもできる検査ではないよね。ただ，内視鏡医が逆流性食道炎を再認識するようになり，その内視鏡診断率が急激に上昇していることも確かなんだ。だから，もう1回内視鏡を受けるとヒントがあるかもしれないね。

👩 耳鼻科の食道内視鏡では診断できませんか？

👨 そんなことはないけど，食道内視鏡は細いので，画素数も少ないから，画素数の多い消化器内視鏡に比べると，モニターに映し出される画像はその分劣ることになるよね。

👩 内視鏡での逆流性食道炎診断率はそんなに増加しているのですか？

👨 症状によらず，内視鏡を受けた連続6,010例の検討で，16.2％が逆流性食道炎と診断されたという報告があるんだ。

👩 それでは欧米並みの罹患率ですよね。内視鏡検査を施行する医師の認識で，そんなに変わるんですか？

👨 うーん。それを言われると弱いな。別に内視鏡医をかばうわけではないけど，食道胃接合部は細くて，観察が難しいんだ。電子スコープになって，視野が明るく，モニターに大きく映し出されるため，

認識しやすくなったことも確かだけどね。

👩 でも電子スコープは20年前からありましたよね。

👨 少し，ややこしい話になるけど，内視鏡は視野を確保するために魚眼レンズとなっているので，対象物からレンズまでの焦点が合う距離が長いんだ。つまり，近接すると焦点が合わなくなるんだ。

👩 それでは広い空間の胃は観察しやすいけど，狭い食道は見づらいということになるんですか？

👨 そうなんだ。最初から狭い空間を見ることになる大腸内視鏡では，広い視野は必要ないので，強い魚眼レンズを必要としない。そうすると，ある程度近接しても焦点の合った画像が得られる。でも，食道から十二指腸まで観察する内視鏡では，そうはいかないから，難しいね。

👩 この方の場合も，もう1回内視鏡を受けると，新しい情報が何か得られますか？

👨 可能性は十分あると思うよ。

👩 24時間食道pHモニタリングはどこの施設でもできるわけではありませんし，24時間も鼻から管を入れられているのはつらいです。まだ，内視鏡の方が我慢できそうです。

👨 内視鏡で逆流性食道炎があった場合には，咽頭違和感との関連はどう考えるの？

👩 上部食道や咽喉頭まで逆流物質が到達して，慢性の炎症を惹起していると考えればいいと思います。

👨 正解。でも，耳鼻科の診察で異常はなかったわけだよね。

🧑‍🦰 確かにそうですが，炎症がはっきりしなくても，胃酸が少量だけ咽頭に達すると，違和感が出てもいいと思います。上部食道まで到達した胃内容物が，すぐに食道から胃内へ戻った場合には，形態変化を伴わない程度の炎症でも，症状が発現してもいいような気がします。自信はありませんが……。

👨 私も同感だね。まず，内視鏡をすることが最初だよね。平坦型の癌がないとも限らないしね。

Dialogue 3 診断アプローチ

患者データ④（治療経過2）
- 逆流性食道炎を強く疑った担当医は，2日後に内視鏡検査を施行した。食道胃接合部を十分観察するため，内視鏡先端に透明フードを装着して行った。
- 内視鏡検査では食道胃接合部には異常はなかった。しかし，頸部食道に円形の異所性胃粘膜が観察された（図2）。

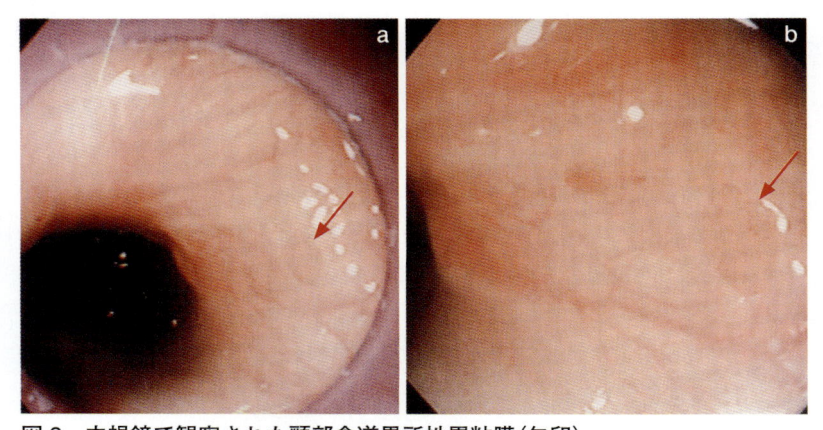

図2　内視鏡で観察された頸部食道異所性胃粘膜（矢印）
aではやや紫色にみえる透明フードが食道壁を固定し，安定した視野が得られている。bは拡大観察。

🧑‍🦰 逆流性食道炎はなかったけど，頸部食道に異所性胃粘膜が見つかりました。これは咽頭違和感の原因になるんでしょうか？

確かに，疑問だね。これが原因となるかどうかははっきりしないよね。頸部食道異所性胃粘膜の成因について調べてくれる？

先天的なものとすると，50歳を過ぎて症状が出現するのはおかしい気がします。

確かにそうだね。でも面白いことに，頸部食道異所性胃粘膜にヘリコバクター・ピロリ（*H.pylori*）が感染した報告もあるんだ。そうすれば，頸部食道異所性胃粘膜にも炎症が起こり，症状を惹起する可能性はあるよね。

後天的に形成された可能性はないんですか？

逆流性食道炎やバレット食道と関連するという考えも根強いんだ。ただ，それを主張する論文では，頸部食道異所性胃粘膜の発見率が1〜2%程度と低い。日本では，内視鏡の草分け的な存在である熊谷先生が，2,393例について検討し，男性14.7%，女性12.6%の頻度を報告しているよ。私たちも1995年に10.1%と報告しているんだ。欧米とは発見率にずいぶん差があるよね。

どうしてですか？

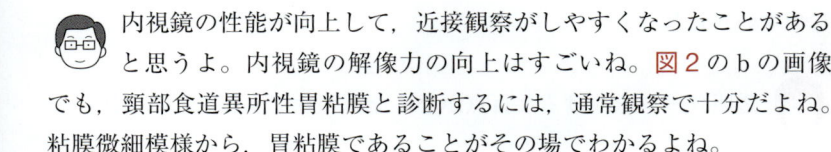

内視鏡の性能が向上して，近接観察がしやすくなったことがあると思うよ。内視鏡の解像力の向上はすごいね。図2のbの画像でも，頸部食道異所性胃粘膜と診断するには，通常観察で十分だよね。粘膜微細模様から，胃粘膜であることがその場でわかるよね。

以前はどうやって診断していたんですか？

ほとんどが生検診断だったんだ。内視鏡を飲んでみるとわかるけど，食道入口部で内視鏡先端を留められると，患者はとても苦しんだ。食道を先端が通過するまで，異物感が強くて，つらいよ。

頸部食道異所性胃粘膜の診断はとてもつらかったんですね。生検以外では診断できないですか？

色素内視鏡でも診断できるよ。扁平上皮に含まれるグリコーゲンと反応するヨード染色を行った場合，頸部食道異所性胃粘膜は不染域として描出されるから，わかりやすい。ただ，これでは胃粘膜以外の病変との鑑別ができないため，pH で色調が変化する色素であるコンゴーレッドやクリスタルバイオレットを撒布して，胃粘膜であることを確認する方法も行われているんだ。

それなら，そんなにつらくないですか？

いやいや。これがとてもつらいんだ。食道入口部で色素を撒布すると，気管を刺激して，むせることが多いんだ。それに，撒布から観察まで時間もかかるしね。

なるほど。内視鏡の性能が向上して，通常の観察で診断できることが，いかにメリットがあるか，よくわかりました。

あとは，内視鏡医の観察力だよなぁ。観察力というよりも，注意力と言った方がいいかもしれないけど。頸部食道異所性胃粘膜という病変を常に意識して内視鏡を操作しないと，狭い部位なので，見逃しやすいからね。

透明フードをつけると盲点がなくなるわけですね。これは凄い。

透明フードは，尾崎元信先生が 1990 年に初めて報告したデバイスです。レーザー治療や食道静脈瘤の硬化療法に用いていたんだけど，体上部後壁，食道入口部，胃食道接合部，十二指腸球部など通常観察では安定した視野が得られない部位の観察が容易になることに気づいたんだ。最初は，「そんな異物を内視鏡先端に装着して，患者はつらいだけじゃないか」と，周りの反応は冷ややかだったのを覚えてるよ。

🧑‍🦰 新しいものは何でも否定する意見が出ますよね。医学だけではなく……。

👨‍⚕️ 今では，治療内視鏡だけではなく，大腸内視鏡でもスクリーニングで使用する施設が増えている。ただ，この透明フードを装着して食道に挿入しても，患者が嚥下すると食道入口部は一瞬で通り過ぎるため，異所性胃粘膜があっても気づかないこともあるんだ。

🧑‍🦰 どうすればいいですか？

👨‍⚕️ 内視鏡を抜く時もゆっくりと観察することが大事だね。

Dialogue 4 診断のコツと治療

患者データ⑤（治療経過3）

- 頸部食道異所性胃粘膜と診断した担当医は，その病態を患者に説明し，逆流性食道炎に準じてプロトンポンプ阻害薬（PPI）を投与した。
- 4週後の診察では咽頭違和感は著明に改善していた。

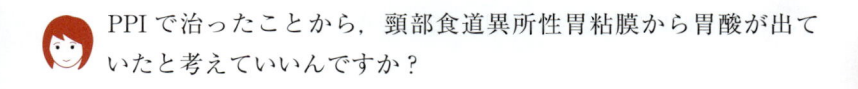

🧑‍🦰 PPIで治ったことから，頸部食道異所性胃粘膜から胃酸が出ていたと考えていいんですか？

👨‍⚕️ 図2のbのピットパターンを見ると，胃底腺領域にみられる点状パターンも一部にみられることから，その可能性は十分あると思うね。

🧑‍🦰 確認するにはどうすればいいですか？

👨‍⚕️ 治療前後で色素内視鏡を行って，頸部食道異所性胃粘膜のpHが上昇していることを確かめるといいけど，つらい検査だから，あまり勧められません。

👩 胃食道逆流が咽喉頭まで到達して症状が惹起された可能性は否定できますか？

👨 これはまったく否定できないね．この鑑別には 24 時間食道内 pH モニタリングが必要です．

👩 やはりつらい検査が必要なんですね．

👨 ただ，臨床の場ではこれらの機序を鑑別する必要はあまりないんだ．どちらも PPI 治療が選択されるわけだからね．もし，PPI で改善しない場合には，胃酸以外の要因を考慮する必要があるよね．

👩 その場合の治療はどうすればいいですか？

👨 この症例ではなく一般論としてだけど，咽頭違和感で来院した人では，まず初めに内視鏡を行って頸部食道異所性胃粘膜が発見され，PPI 治療で改善しなかった場合，唾液分泌能や食道運動の評価をして，次の薬剤の選択をすればいいと思うよ．

👩 具体的には何をすればよいでしょうか？

👨 簡単なのは，食道造影だよね．抗コリン薬を使用せず，バリウムの通過を見ると，食道蠕動をある程度評価できる．

👩 頸部食道異所性胃粘膜は診断されても，それが咽頭違和感の原因となっているかどうかはわからないわけですよね．

👨 確かにそうだけど，症状が出現する機序について，ストーリーは描くことができるよね．頸部食道異所性胃粘膜から発生した腺癌も報告されているし，病変の存在を認識して治療していくことは大事だと思うよ．

👩 ありがとうございました．

Epilogue

診断：頸部食道異所性胃粘膜

- 胃内視鏡では観察しにくい部位であり，注意深い観察が必要。
- PPI 投与によって症状が改善する場合もあるので，まず PPI 治療を行い，症状の変化を見る。

◆ 参考文献

1) Manci C, et al：Are clinical patterns of dyspepsia a valid guideline for appropriate use of endoscopy：a report on 2253 dyspeptic patients. Am J Gastroenterol 88：1011-1015, 1993
2) Kagevi I, et al：Endoscopic findings and diagnosis in unselected dyspeptic patients at a primary health care center. Scand J Gastroenterol 245：145-150, 1989
3) Furukawa N, et al：Proportion of reflux esophagitis in 6010 Japanese adults-prospective evaluation by endoscopy. J Gastroenterol 34：441-444, 1999
4) Gutierrez O, et al：*Helicobacter pylori* and heterotopic gastric mucosa in the upper esophagus(the inlet patch). Am J Gastroenterol 98：1266-1270, 2003
5) Yüksel I, et al：Inlet patch：associations with endoscopic findings in the upper gastrointestinal system. Scand J Gastroenterol 43：910-914, 2008
6) 熊谷義也：食道入口部異所性胃粘膜島(inlet patch)の頻度に関する検討．Prog Dig Endosc 66：19-21, 2005
7) Urita Y, et al：Magnifying observation of ectopic gastric mucosa of the cervical esophagus. Dig Endosc 7：208-214, 1995
8) 尾崎元信，他：透明フードを用いた内視鏡治療．消内視鏡 2：659-666, 1990
9) Hoshino A, et al：A case of primary adenocarcinoma of the cervical esophagus arising from the ectopic gastric mucosa. Esophagus 4：83-86, 2007

（瓜田純久）

Monologue 21　ドレーン

「術中のドレーンは先端が他の方向にはねてしまわないようにしっかりと入れる」のが必須である。しかし「抜けたら嫌だな」と思うあまり，気合が入ってしまって奥に入れすぎると閉腹の時にさらに奥に入ってしまい，先端が少し違う方向に向かってしまったり，骨盤腔に先端が当たって患者が「痛い」と言ったり，ということがある。少し手前がいいようである。「痛い」と言われた時に少し手前に抜く。それで痛みはなくなるが，手術創部そのものが痛いものだから，やはり最初から余計な痛みは起こさないようにしないといけない。ドレーンが必要な手術の場合は，ドレーンを適切な場所に入れやすい大きさの手術創にしないといけない。

（本田善子）

CASE 28

59歳男性「咽頭痛，発熱，右下腿腫脹，全身筋肉痛」

Prologue

患者データ①（病歴）

現病歴：59歳男性。生来健康。5日前から咽頭痛と発熱が出現，2，3日持続したが，自然に軽快した。次いで，3日前に右下肢を打撲。その後同部位に熱感，疼痛，腫脹が出現したが経過観察していた。前日朝から40℃の発熱および全身筋肉痛が出現，症状軽快せず激痛となり，同日22時半に近医受診。インフルエンザ迅速抗原検査は陰性で，炎症反応の上昇，急性腎不全を認め，当日朝4時に集中治療目的にて救命救急センターを紹介され入院となった。

既往歴：特記すべきことなし。

生活歴：会社員。息子夫婦と5歳の孫と同居。旅行歴はここ1年間なし。

システム・レビュー：呼吸苦あり。全身の筋肉痛あり。頭頸部，消化器系，心血管系，精神神経系，生殖器系，皮膚などに特に自覚症状なし。

Dialogue 1　主要な鑑別疾患

さて，今回は，咽頭炎，打撲後の右下肢腫脹を発症し，その後インフルエンザ様の全身症状を呈して急性腎不全に陥った症例について考えてみよう。まず，咽頭炎をきたす鑑別診断としては何が考えられるかな？

咽頭痛は，かぜ症候群の症状の1つである場合が多いと思いますが，その場合には通常はウイルス性の頻度が高いと思います。ウイルス以外の病原体としては，A群レンサ球菌のような細菌性のものが考えられると思います。まれに，クラミジアやマイコプラズマなどの非定型病原体も原因となると聞いたことがあるような気がします。

そうだね。かぜ症候群の一環として考えると，ライノウイルスやコロナウイルス，アデノウイルスといったウイルスの頻度が高いよね。A群レンサ球菌は，小児に発症すると思われがちだけど，成人でも咽頭炎の原因病原体の5～10%を占めるんだよ。非定型病原体も，レジオネラなどは感冒様症状を呈したのちに重症肺炎を発症することがあるよね。

この症例は，咽頭炎の後に打撲を契機とした蜂巣炎を疑わせる病態が出現し，その後にインフルエンザ様症状を発症して急速に重篤化しています。これらの経過が一連である場合と，それぞれが別の病態である場合のいずれの可能性も考えられると思います。なお，59歳男性と比較的年齢が若く，基礎疾患が特にないのにもかかわらず，このような重篤な病態に陥っていることが気になります。

そうだね。基礎疾患が特にない比較的若い年齢の症例で，突然発症しているところは大事なポイントだね。また，咽頭炎は別の病態で，蜂巣炎から敗血症，また打撲の受傷機転によっては挫滅症候群を発症した可能性なども考えられるよね。じゃあ，身体所見をみてみよう。

Dialogue 2 身体所見と検査所見

患者データ②（身体所見）

バイタルサイン：体温39.6℃，血圧80/40 mmHg，脈拍125回/min・整，呼吸数28回/min

身体所見：意識清明だが呼吸苦あり。貧血・黄疸なし。咽頭軽度発赤あり，白苔なし。心音純，心雑音なし。両下肺野にラ音を聴取，喘鳴なし。腹部は軟で圧痛なし，腫瘤，肝脾腫なし。神経学的異常なし。項部硬直なし。浮腫なし。全身筋肉の圧痛あり。右下腿から大腿にかけて，紅斑・発赤・腫脹あり。右下腿に挫傷あり（図1）。両顎下および右鼠径部に圧痛を伴うリンパ節腫脹あり（1ヶ所につき1 cm大のものを2, 3個触知）。

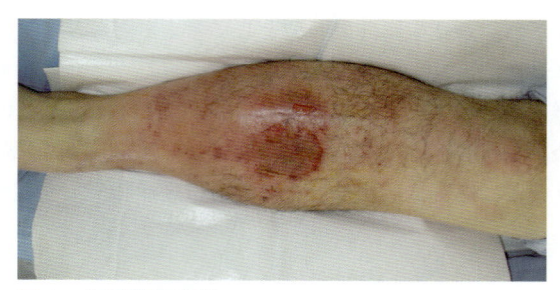

図1 右下腿の挫傷

表1 SIRSの診断基準（4項目のうち2項目以上が該当する場合）

1) 体温＞38℃または＜36℃
2) 心拍数＞90回/min
3) 呼吸数＞20回/minまたはPaCO$_2$＜32 torr
4) WBC数＞12,000または＜4,000/μL，あるいは未熟型白血球＞10%

高熱を認め，血圧が低下しています。脈拍も速く，呼吸も窮迫している状況が想定され，バイタルサインからはSIRS（全身性炎症反応症候群：systemic inflammatory response syndrome），さらに続発したショックの病態が想定されます。SIRSは表1のうち2項目以上が該当する時に診断できます。かなり重症です。

その通りだね。身体所見も合わせて考えると，どのような病態が考えられるかな？

まず，呼吸が窮迫しており，ラ音も聴取することから肺炎が強く疑われます。また，所属リンパ節の腫脹を伴う咽頭炎と蜂巣炎があり，臨床経過からそれらを契機とした敗血症を続発している可能性が考えられます。また，全身の筋肉痛があることからインフルエンザも疑われますが，迅速診断は陰性で，レプトスピラやリケッチアなどの非定型病原体は旅行歴がないことや経過から考えにくいと思います。

よく考えたね。それでは，検査所見をみてみよう。

患者データ③（検査所見1）

血算	・WBC 3,000/μL （Band 16%, Seg 75%, Ly 4.5%, Mon 4.5%)	・RBC 597 × 10⁴/μL ・Hb 15.1 g/dL ・Plt 6.6 × 10⁴/μL	
凝固系	・PT 39%(INR 2.1) ・APTT 124.6 秒	・FDP 1,033.9 μg/mL	・D-ダイマー 311.5 μg/mL
生化学	・CRP 19.5 mg/dL ・Na 136 mEq/L ・K 5.0 mEq/L ・Cl 99 mEq/L ・Fe 19 μg/dL ・UIBC 274 μg/dL ・TIBC 293 μg/dL ・T-P 7.7 g/dL	・Alb 3.6 g/dL ・T-Bil 1.6 mg/dL ・D-bil 0.5 mg/dL ・AST 151 IU/L ・ALT 66 IU/L ・LDH 1732 IU/L ・γ-GTP 133 IU/L ・UN 35 mg/dL	・Cr 4.5 mg/dL ・ChE 261 IU/L ・Amy 64 IU/L ・CK 874 IU/L ・CK-MB 23 IU/L ・BS 142 mg/dL ・HbA1c 6.2%
尿一般・ 沈渣	・比重 1.020 ・pH 7 ・糖（±） ・蛋白（3＋） ・潜血（3＋）	・アセトン（±） ・ビリルビン（−） ・ウロビリノーゲン （±） ・RBC 5〜10/F	・WBC 1〜2/F ・硝子円柱（＋） ・顆粒円柱（＋） ・上皮円柱（＋）
血液ガス 所見	・pH 7.211 ・PO₂ 58 mmHg	・PCO₂ 39.1 mmHg ・HCO₃ 12.2 mM/L	・BE-12.1 （O₂ 10 L マスク）

安静時12誘導心電図：特に異常なし。

胸部単純X線写真：心拡大（CTR 55%）と両側中肺野に浸潤影を認める。

胸部CT：図2

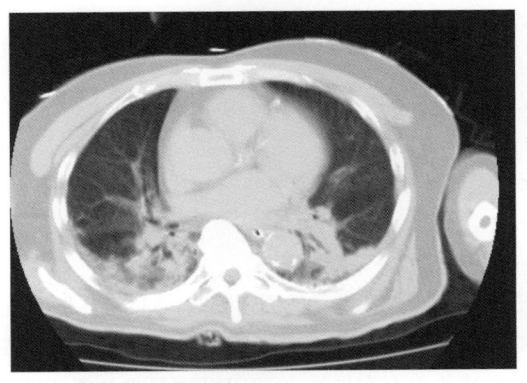

図2 胸部CT画像

CRPは高値で左方移動もあり，DICの診断基準を満たすためDICと診断されますが，敗血症としてはWBC数が少ない感じがします．多臓器不全となっているようですが，AST優位の肝逸脱酵素の上昇とLDHの上昇，カリウム高値などの所見から溶血も否定できないと思います．また，CKが高値なのが気になります．血液ガスでは，著明な代謝性アシドーシスを認めます．

　敗血症ではWBCは必ずしも増加するわけではなく，かえって減少する場合があることは知っておいた方がいいね．この症例は代謝性アシドーシスを呈しており，重症の敗血症の病態が懸念されるね．全身の筋肉痛を訴えており，CKが高値であることから何らかの機序による筋肉組織の破壊が考えられるよね．

　急性腎不全も発症していることから，挫滅症候群の可能性についてはいかがでしょうか．

　病歴では軽い打撲の既往があるのみで，挫滅をきたすような受傷機転はないんだよ．

　すると，一連の経過から咽頭炎，蜂巣炎発症後に肺炎も併発し，敗血症となり多臓器不全，DICを発症した症例，ということになります．

　そうだね．ところで，「敗血症」の定義は知っているかな？

　血液から菌が検出されてショックに陥っている病態と思っていますが……．

　時々そういった認識をもつ先生がいるけど，敗血症とは感染によって惹起された全身性炎症反応症候群（SIRS）のことを指すんだよ．すなわち感染の存在に加え，SIRS項目の2項目以上を満たす病態と定義されるんだ．従来は菌血症（bacteremia）の存在が強調されてきたけど，この定義では必ずしも血液培養陽性を必要としない．また，敗

血症の中でも臓器障害，臓器灌流低下または低血圧を呈する状態を重症敗血症(severe sepsis)というので，この症例は重症敗血症と定義されるね。重症敗血症の中で，十分な輸液負荷を行っても低血圧が持続するものを敗血症性ショック(septic shock)というんだ。これらの病態にみられる循環不全は，交感神経系の機能失調あるいは好中球などから放出されるメディエーターによって起こり，一方の臓器障害は組織酸素代謝失調(dysoxia)によって起こると考えられているんだよ。

勉強になりました。

Dialogue 3　必要な検査

それでは，新たにこの症例の病態の鑑別診断をあげてみようか。

そうですね。重症敗血症を呈した症例で，咽頭炎，肺炎がみられていることから肺炎球菌や髄膜炎菌による劇症型敗血症が考えられますが，神経学的所見に異常がないことから，髄膜炎は否定的と思います。劇症型敗血症としては，A群レンサ球菌やビブリオ・バルニフィカス感染も考えられます。また，蜂巣炎がみられたことからは黄色ブドウ球菌によるTSS(トキシックショック症候群)も考えられると思います。重症肺炎を呈したことから，レジオネラ肺炎も否定はできないと思います。

すごいね。それでは，それらを鑑別するためにどのような検査が必要かな？

まず，血液培養は必須です。また，咽頭，喀痰および挫創部の培養検体を提出します。肺炎球菌，レジオネラを否定するために，尿中抗原検査を施行します。

すべて必要な検査だね。ただし，尿中抗原は別として，その他の検体は培養結果が判明するまでに最低1日は要するよね。そんなに待てるかな？

👩 培養結果が判明するまでは，とりあえず幅広くカバーする抗菌薬を使用しておけばよいかと……。

👨 広域抗菌薬を使用して，起炎菌判明後に target therapy（標的治療）とする de-escalation の概念も大事だけど，実際にどんな菌が問題になっているか目で見ることもできるよね。

👩 グラム染色ですね！

👨 そう。咽頭，喀痰，挫創部のグラム染色を見てみることは有意義だよね。その後の経過を見てみようか。

患者データ④（検査所見2）

- 担当医はただちに血液培養および各部位の培養検体を採取し，抗菌薬を開始。咽頭および挫創部ぬぐい検体と喀痰のグラム染色を鏡検した（図3）。
- グラム染色では，いずれの検体においても多数のWBCとグラム陽性球菌を認め，一部連鎖状を呈していた。肺炎球菌とレジオネラの尿中抗原は陰性であった。

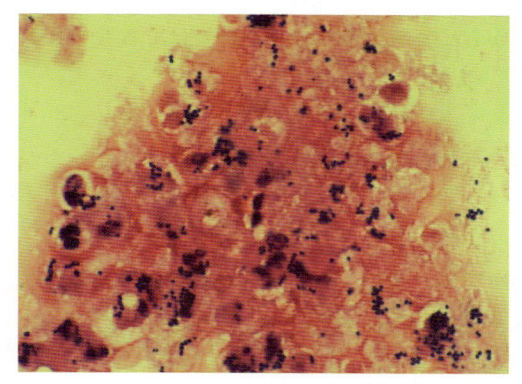

図3 右下腿擦過傷部のグラム染色所見

👩 尿中抗原陰性なので肺炎球菌，レジオネラは否定的で，ビブリオ・バルニフィカスはグラム陰性桿菌なのでやはり否定的です。残るは黄色ブドウ球菌とA群レンサ球菌ですが，連鎖していること考

CASE 28　59歳男性「咽頭痛，発熱，右下腿腫脹，全身筋肉痛」

えるとA群レンサ球菌がもっとも疑わしいということでしょうか。

とてもよい推論だね。注意点は，レジオネラは尿中抗原陰性だからといって否定してはいけないこと。レジオネラ尿中抗原は，レジオネラ感染症の約半数を占めるとされる血清型1のみを検出するんだ。逆に考えると約半数しか検出していないということになるんだよ。レジオネラはグラム染色でも染まらないし，培養に特殊な培地を必要とするので，疑った際には必ず検査部に疑っていることを伝えることが必要なんだ。レジオネラ肺炎は感冒様症状が先行することもあるし，比較的急速に重症肺炎を発症することを知っておいた方がいいね。さて，この症例では，同じグラム陽性球菌として黄色ブドウ球菌とA群レンサ球菌の鑑別が必要になってくるけど，グラム染色における菌の形態で判別する以外に，迅速に判別可能な手段があるのを知っているかな？

A群レンサ球菌の迅速抗原検査があります。

そうだね。A群レンサ球菌の迅速抗原検査を用いれば5分で結果が得られるね。それでは，その後の経過を見てみようか。

Dialogue 4　診断アプローチ

患者データ⑤（検査所見3）

- 担当医は咽頭および挫創部ぬぐい検体のA群レンサ球菌迅速抗原検査を施行。その結果，いずれも陽性と判明した（図4）。

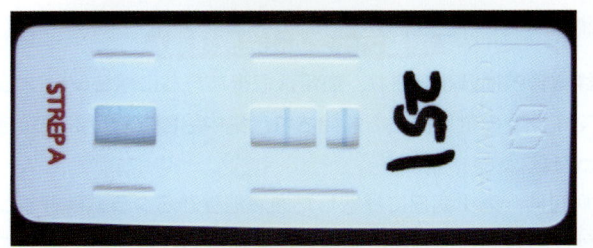

図4　A群レンサ球菌迅速抗原検査法

挫創部のぬぐい検体も抗原検査をしてみたのですね。

通常は咽頭ぬぐい検体しか検査材料として推奨されないけど，壊死性筋膜炎や蜂巣炎の症例に検査を応用して有用であった，とした報告も多数みられているんだ。この症例のように，咽頭ぬぐい以外の検体で迅速抗原検査を施行するのも診断の補助として有用なことを知っておくといいね。

わかりました。これまでの経過をまとめると，この症例は，劇症型A群レンサ球菌感染症である可能性が高いのでしょうか。

その可能性は高くなってきたね。劇症型A群レンサ球菌感染症（STSS：streptococcal toxic shock-like syndrome）の定義は知っているかな？

重篤な病態を呈したA群レンサ球菌感染症……でしょうか。よくテレビで「人喰いバクテリア」って言っていたような気がします。

マスメディアではその名称が好まれるよね。劇症型A群レンサ球菌感染症には診断基準があるので，知っておくといいね。STSSの診断基準を表2に示します。

血圧低下は必須項目なんですね。この症例はその後どうなったんでしょうか？

その後の経過を見てみようか。

患者データ⑥（治療経過）

- 患者は気管内挿管を施され，血培採取後ただちにペニシリンGとクリンダマイシンの併用療法を開始され，集中治療を受けながら経過観察となった。
- 第2病日に，第1病日に採取した血液培養からグラム陽性レンサ球菌が陽性と検査部から報告。集中治療を継続したが，第2病日午前4時に血圧低下し死亡した。
- 結果的に，血液培養検体2セット，喀痰，咽頭・挫創ぬぐい検体すべ

表2　STSS 診断基準

- Ⅰ項AおよびⅡ項を満たすとSTSSの診断が確立。Ⅰ項BおよびⅡ項を満たし，他の疾患が否定できるとSTSSの可能性が高い。
  Ⅰ項：A群レンサ球菌の分離検出
  　A）正常ならば無菌部（血液，脳脊髄液，胸水，腹水，生検組織，手術創など）から検出。
  　B）正常でも菌の存在する部位（咽頭，痰，腟，皮膚表面など）から検出。
  Ⅱ項：臨床症状
  　A）成人では収縮期血圧が90 mmHg以下の低血圧，小児では各年齢の血圧正規分布で下側確率分布5％に相当する値以下。
  　B）以下の2項目以上を満たす臨床所見。
  　　1）腎障害：クレアチニンが成人では2 mg/dL以上，小児では各年齢の正常上限より2倍以上の増加。腎不全の既往がある症例では従来値の2倍以上の増加。
  　　2）凝固障害：血小板が $10 \times 10^4/\mu L$ 以下で，凝固時間延長，フィブリノーゲン減少およびフィブリン分解産物の検出で診断される播種性血管内凝固症候群（DIC）。
  　　3）肝障害：AST，ALTまたは総ビリルビンが各年齢の正常上限より2倍以上の増加。肝不全の既往がある症例では従来値より2倍以上の増加。
  　　4）成人型呼吸窮迫症候群（ARDS）：急激に発症するびまん性の肺浸潤および低酸素血症で診断されるARDS。ただし，心不全，急性に発症した毛細血管透過性亢進による全身性浮腫，または低アルブミン血症による腹水，胸水を否定すること。
  　　5）落屑を伴う全身性の紅斑様皮膚発疹。
  　　6）軟部組織壊死，壊死性筋膜炎および筋炎を含む。

てからA群レンサ球菌が検出され，劇症型A群レンサ球菌感染症と診断された。

　非常に重症化する経過が早いですね……。恐ろしいです。なお，A群レンサ球菌はペニシリンG耐性がないと聞いています。なぜクリンダマイシンを併用するんでしょうか。

　確かにA群レンサ球菌のペニシリン耐性は報告されていないから，ペニシリンGだけでも十分かもしれないね。一方，クリンダマイシンは蛋白合成阻害薬であることから，毒素の産生や，病原因子として重要なA群レンサ球菌のM蛋白の合成を阻害する目的として併用されるんだよ。

　なるほど。でもしっかり抗菌薬治療を行っても助からないんですね……。

劇症型 A 群レンサ球菌感染症は発症までの経過が早く，急速に重篤化し，死亡率は 30〜79％に及ぶとされている．咽頭炎や打撲などを契機として発症することもあるけど，明らかな前駆症状がなく突然に発症する場合もある．この症例では A 群レンサ球菌による咽頭への先行感染があって，下腿，そして全身に感染が広がった可能性が考えられるね．劇症型 A 群レンサ球菌感染症の特徴としては，筋痛はほとんどの症例でみられるとされる．今回の症例でも筋痛が出現していたよね．病状の進行が非常に急激かつ劇的で，入院後 24〜48 時間で多臓器不全や DIC により死亡することも多いんだ．今回の症例は救命できずに残念だったけど，次に同様な症例を診た時に診断の遅れがないように，STSS の特徴，検査法，治療法についてしっかり知っておくといいね．あと，この疾患は感染症法で 5 類感染症全数把握疾患に定められていて，診断したら 7 日以内に最寄りの保健所に届け出るんだよ．

わかりました．勉強になりました．どうもありがとうございました．

Epilogue

診断：劇症型 A 群レンサ球菌感染症

- 比較的に突然発症し，急速な病状の増悪がみられる．
- 筋肉痛がみられることが多い．
- 迅速抗原検査を適宜利用して診断の補助とする．

◆ 参考文献

1) Stevens DL：Invasive streptococcal infections. J Infect Chemother 7(2)：69-80, 2001
2) 清水可方：劇症型 A 群レンサ球菌感染症．綜合臨牀 56：931-937, 2007
3) Bisno AL, et al：Practice guidelines for the diagnosis and management of group A streptococcal pharyngitis. Infectious Diseases Society of America. Clin Infect Dis 35(2)：113-125, 2002
4) 劇症型溶血性レンサ球菌感染症．DWR；2002 年第 46 週号(http://idsc.nih.go.jp/idwr/kansen/k02_g2/k02_46/k02_46.html)
5) Cunningham MW：Pathogenesis of group A streptococcal infections. Clin Microbiol Rev 13(3)：470-511, 2000

〔吉澤定子〕

CASE 29

36歳男性「突然の右上腹部痛」

Prologue

患者データ①（病歴）

現病歴：36歳男性。午前の仕事中，突然右上腹部痛が出現し，次第に右腰背部痛も出現した。痛みは鈍痛であるが，持続的であり，徐々に増悪するため，夕方近医を受診した。血液検査でWBC上昇（15,900/μL）がみられ，腹部単純CTで大腸の腫瘍が疑われたため，21時に紹介され来院した。

既往歴：特記事項なし。

Dialogue 1　主要な鑑別疾患

ありふれた右上腹部痛について考えてみよう。この病歴だと，大腸癌が疑われて紹介されたようだね。

上腹部痛というと，消化管病変がもっとも疑われます。でも，嘔吐や下痢などの随伴症状は記載がありません。

確かに，前医受診までの病歴が少し不足してるよね。腹部症状なのに，消化器症状がほとんど記載されていない。これらがないと仮定すると，どんな疾患が考えられるかな？

まず胃潰瘍，十二指腸潰瘍が考えられます。痛みの部位から考えても，疾患の頻度から考えても，まず鑑別すべき疾患だと思います。

そうだね。でも，消化性潰瘍だとすると，これまで何らかの徴候があったか，確認が必要だよね。

確かに,「突然の上腹部痛」とすると,これまで同様の症状の経験がないと思います。それに,仕事中ですから,あまり食事と関係ない気がします。

背部痛を伴っている点は,消化性潰瘍でも矛盾しないけど,消化管由来の痛みは間欠的な場合が多いよね。消化性潰瘍で持続する痛みが起こる場合は,どんな状況が考えられるかな？

穿孔して腹膜炎を併発した場合には,持続的な痛みとなります。

そうだね。消化管穿孔は緊急性が高い疾患だから,まず考えなくてはいけないね。

Dialogue 2 特徴的な身体所見

患者データ②（身体所見）

バイタルサイン：血圧 112/62 mmHg,脈拍 80 回/min・整,呼吸数 16 回/min,体温 37.2℃

身体所見：顔貌やや苦悶様,意識清明。眼瞼結膜貧血なし,眼球結膜黄染なし。心雑音なし,呼吸音清,反跳痛はない。腹部は平坦で軟,右上腹部に軽度の圧痛があるが,圧迫しなくても痛みがある。背部に叩打痛なし。四肢に浮腫なし。皮膚に皮疹および色素沈着はない。

発症は急激なのに,お腹は柔らかいようだね。反跳痛もないし,腹膜刺激症状はないようだね。それに,痛みが持続的なところが何だか合わないね。

腹膜炎の場合には,急激に発症してお腹が硬くなると思います。

筋性防御はないようだね。筋性防御が起こる仕組みについて考えたことはある？

えーっと，腹膜に消化管内容物や細菌などの刺激が加わって，腹筋に力が入る状態だと思いますけど……。

腹膜炎の診断にしばしば用いられる筋性防御は，意思と無関係に腹筋などの骨格筋が反射的に収縮する状態を指してるんだ。内臓からの求心性情報が同じ脊髄分節の前角にある運動ニューロンを活性化して，骨格筋を反射的に収縮させているんだね。入力が自律神経で，出力が体性神経なので，内臓体性反射ということになるんだ。

それでは自律神経反射に含まれるんですか？

そうだね。一般に自律神経反射といえば，求心路，遠心路ともに自律神経である内臓内臓反射を思い浮かべるよね。お腹の症状では嘔吐反射を考えるとわかりやすいよ。嘔吐反射では求心路が副交感神経の迷走神経だけど，遠心路は迷走神経に加えて，体性神経の横隔神経，肋間神経が加わり，嘔吐が起こる。嘔吐が始まると，もう途中で止まらないね。

なるほど。確かに腹膜炎の患者に「力を抜いて下さい」と声をかけても，お腹の硬さはどうにもならないようですね。脊髄反射ならば，自分の意思ではどうにもなりませんよね。

そうだね。おっと，話がそれたので，症例に戻ろうか。

Dialogue 3 特徴的な検査所見

患者データ③（検査所見）

- 前医で施行された腹部 CT を見ても，明らかな異常を指摘できなかった担当医は，CT が肝胆膵領域を中心に撮影されていたこともあり，患者に再度，造影 CT を施行したい旨を話した。
- しかし，前医で施行されたばかりなので，患者は拒否。そのため補液，抗コリン薬の静脈内注射で治療し，経過観察していた。
- 点滴施行時に行った血液検査では，WBC 13,700/μL，CRP 9.6 mg/

dLと上昇していた。胆道系酵素の上昇はなく，AST 23 IU/L，ALT 24 IU/Lと肝機能も正常範囲であったが，LDH 799 IU/Lと上昇を認めた。
- 尿所見は，潜血（＋），蛋白（±），糖（－）であった。

炎症反応は高いね。急性胃腸炎でも矛盾しないかな？

炎症反応の上昇は急性胃腸炎の所見としていいですが，尿潜血があるので，泌尿器科的疾患を考慮する必要があると思います。

どんな疾患を考える？

尿路結石を考えます。ただ，上腹部痛という点が少し合わないような気もします。

そうかな？　確かに，腎疾患では腰痛や背部痛がよく知られているけどね。腎の痛みを感じる経路について考えてみようか。

腎の痛覚を伝えるのは交感神経ですよね。

そう。もちろん，交感神経と副交感神経の二重支配になるけど。神経のテキストを調べて，確認して。

「交感神経節前ニューロンはTh_5-Th_9部位の脊髄中間外側核に存在する。節前線維は交感神経幹を通過し，大内臓神経から出て腹腔神経節内のニューロンとシナプスを形成する」と書いてます。あれ？　どこかで読んだ文章のような気がします。

それでは胃の自律神経支配について調べてごらん。

「Th_5-Th_9部位の脊髄中間外側核にある節前線維は交感神経幹，大内臓神経を通過して，腹腔神経節内のニューロンとシナプスを形成する」。あれ，腎臓と胃の交感神経幹レベルは同じなんですね。

🧑 そうなんだ。その上，膀胱と異なり腎は副交感神経まで胃と同じ迷走神経支配を受けているから，痛みが似ている場合があってもおかしくないよね。

👩 でも，尿路結石や腎盂腎炎では側腹部痛や腰痛が多い気がしますが，どうしてですか？

🧑 内臓の痛みが体表の痛みとして感じる場合があるのは，よく経験するね。これは関連痛と言われる機序だと考えられているんだ。内臓からの求心性ニューロンと皮膚からの求心性ニューロンが同じ後根から入り，脊髄視床路に達する際に両者が重複して短絡するため，内臓痛が体表の痛みとして感じられることがあるんだ。

👩 難しいですね。

🧑 簡単に言うと，体性神経求心路と臓性神経求心路が，同じ脊髄後角へ収束され，両伝達路間に側副路が生じるからなんだ。それで，脳は内臓痛を体壁に生じたものと解釈してしまうことになる。

👩 なるほど。でも，尿管結石でみられる腰背部痛が「関連痛」というのは何だか意外ですね。

🧑 関連痛というと，離れた場所に生じる胆石の右肩痛なんかの方が，ピンとくる感じかな？

Dialogue 4 診断アプローチ

患者データ④（治療経過1）

- 外来で抗コリン薬を注射するも右上腹部痛は改善せず，担当医は再度患者を説得して，造影CTを施行した。
- 造影CTでは右腎下極に造影されない領域があり，腎梗塞と診断した（図1）。
- そこで，担当医は患者を入院させ，心臓からの血栓による梗塞を否定

するために，心電図も施行したが，心房細動などの不整脈やST変化は認められなかった(図2)。

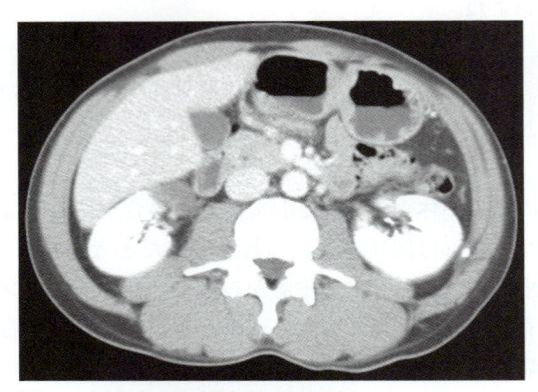

図1　来院時の腹部造影CT画像

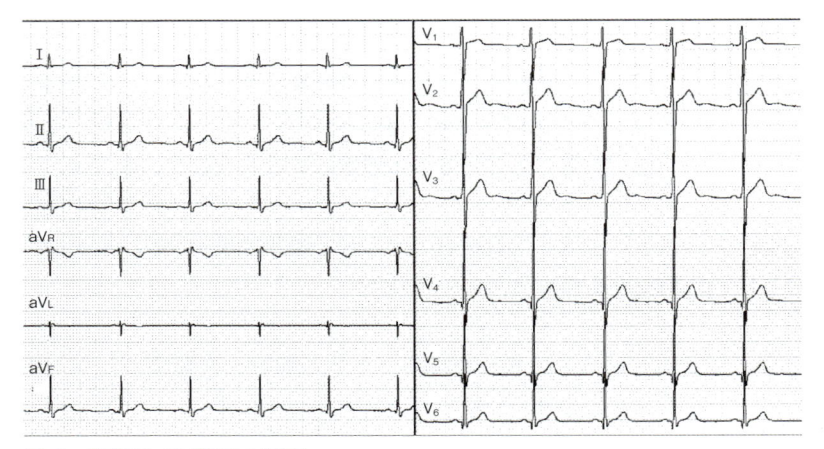

図2　来院時12誘導心電図

造影CTで腎梗塞と診断がついたけど，それで症状は合うかな？

腎梗塞を調べてみると，「腎動脈あるいはその分枝の閉塞によって腎組織の急激な壊死を起こした状態」とあります。他臓器で形成された血栓が剥がれて生じる塞栓と，動脈硬化プラークがその場で形成された血栓によって生じる場合があります。

🧑 突然の発症，持続する痛みは合うね．好発年齢は何歳くらいかな？

👩 あれ，動脈硬化と関係する疾患なのに以外に若いです．文献1では42歳，文献2では51歳と書かれてます（☞ p302）。

🧑 この患者は36歳だから，確かに少し若いね．それよりも，診察する医師が36歳の上腹部痛で血管性病変を疑うのは，なかなか難しいところだね．確かに，虚血性腸炎も以前は高齢者の疾患とされていたけど，50歳代に多いという報告もあり，注意が必要だよね．30歳代でも血管性病変を念頭において，問診をよく聴取することが重要だよね．その他に腎梗塞の診断に重要な点はあるかな？

👩 血尿や蛋白尿は報告によって頻度に差がありますが，血液検査でWBC上昇は85％，LDH上昇は91％とあります．LDHの感受性が高いとされています．

🧑 乳酸脱水素酵素LDHは解糖系の最終段階の酵素だから，ほとんどの細胞にあるわけだ．多くの細胞が一気に障害される腎梗塞で高値になるのは理解しやすいね．LDHは糸球体で濾過されないので，尿中LDHは壊死部からの流出を反映することになる．だから，血中よりも尿中LDHが上昇していることを確認できれば，より診断に近づくことができるね．腎はLDH1とLDH2のサブユニットが多かったんだっけ？

👩 はい．文献を調べると，他に，腎末梢の血流が低下することによって，レニンが分泌されて，高血圧が生じることが多いとされています．この患者は高血圧が認められていません．

🧑 閉塞部位，閉塞血管の太さなどでも違うと思うよ．やはり，診断には画像診断が大きな情報をくれるね．造影CTで特徴的な所見はあったかな？

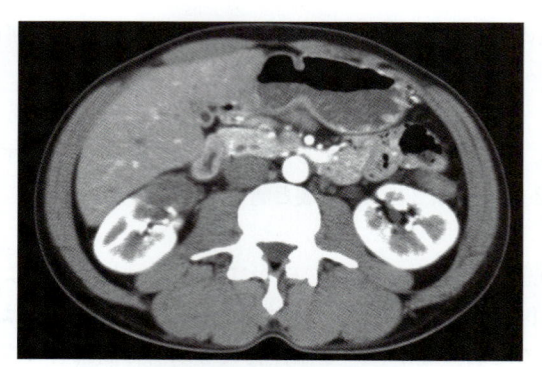

図3　入院4日目の腹部造影CT画像

🙍 はい。この患者では右腎下極に楔状の造影欠損がみられました。この造影不良域の辺縁部に，造影効果が保たれた部分が薄く縁取り状に残存することがあり，cortical rim sign と呼ばれています。陽性率は50％程度とされています。最初のCTではこの所見は明らかではありませんでしたが，4日目に施行した造影CTでは認められています（図3）。

👨 その他に特徴的な画像診断はあるかな？　超音波ではどう？

🙍 一般に腎梗塞は通常の超音波検査では形態の異常を指摘することは難しく，カラードプラを併用して，低灌流域としてとらえることが可能となります。また，超音波造影剤を使用するとさらに精度が増すと言われています。

👨 そうだね。腎障害がみられる場合には造影CTは行いにくいけど，造影超音波検査なら腎機能を気にせずに施行できることが強みだね。もっとも，超音波像では浮腫によって低エコーとして認識されるという意見もあるが，梗塞早期にはやや高エコーになるという報告もあるね。また，腎動脈は腎門部で腹側と背側に分かれて分布することから，長軸方向のスキャンでは見落とされる可能性があり，短軸方向のスキャンも重要だね。血流速度に依存せずに血流を検出できるパワードプラ法は，特に有用だと思うよ。

この患者では腹部超音波検査を入院3日目に行っています。通常のBモード画像では変化はよくわかりませんでしたが(図4)、カラードプラでは梗塞部位の血流が描出されず、典型的な超音波像と思います(図5)。

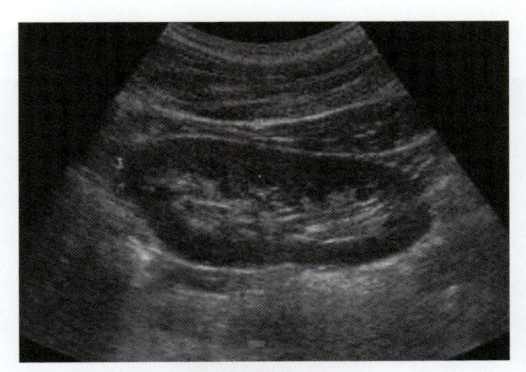

図4　入院3日目の腹部超音波像

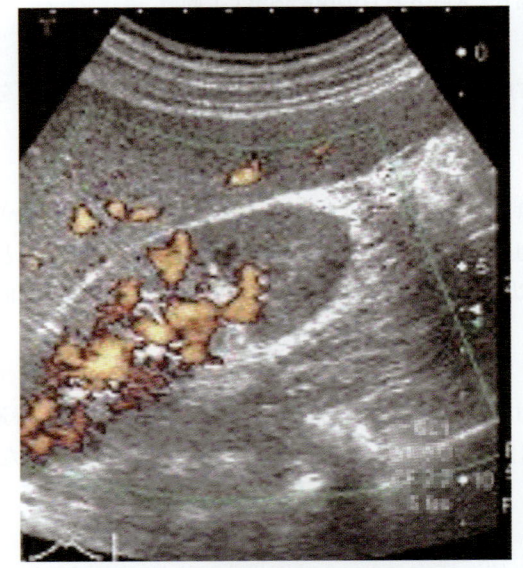

図5　入院3日目のカラードプラ超音波像

患者データ⑤（治療経過2）

- 腎梗塞と診断した担当医は，ヘパリン15,000単位/日で治療を開始した。上腹部痛は徐々に改善し，6日目にはほぼ消失した。
- 8日目に施行した腹部造影CTでは梗塞部は周囲と同程度に造影されていた（図6）。

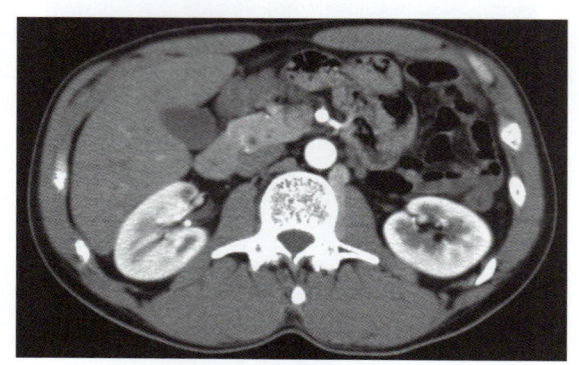

図6　入院8日目の腹部造影CT画像

👨 保存的治療で，担当医はヘパリンによる抗凝固療法を選択したんだね。これはどうしてだろう？

👩 ウロキナーゼやt-PA（tissue plasminogen activator）による線溶療法は，発症から6時間以内の急性期が目安になると言われています。それ以降は抗凝固療法が選択され，再発予防には抗血小板薬を用いることが一般的のようです。

👨 そうすると，発症が午前で診断がついたのが21時過ぎだから，発症12時間程度だね。担当医がヘパリンを選択したのは定石通りなんだ。

👩 太い血管の梗塞でも，3時間以内に血流が再開されると腎機能は回復するとされています。

👨 選択的腎動脈内線溶療法の場合も同じかな？

🧑 心筋梗塞では通常6時間がゴールデンタイムとされていますが，腎梗塞には明確な基準がなく，20時間以内とする報告が多くみられます。

👨 ただ，合併症も報告されてるよね。カテーテルによる血栓の播種や血栓溶解後のリバウンド現象として，血小板凝集能の亢進や凝固系の活性化が指摘されているんだ。また，血栓溶解薬の半減期は短く（ウロキナーゼ16分），リバウンド現象も加わって再梗塞の危険もあるため，抗血小板薬，抗凝固薬の併用は必須とも言われているんだ。
　最後にこの症例についてもう1回まとめてみようか。

🧑 お願いします。

👨 基礎疾患のない36歳男性に突然発症した持続性の上腹部痛でした。血尿，発熱があり，疾患の頻度から考えると，急性腹症の11%が尿路結石による腹痛とされていることから，尿路結石を考えるね。また，男性では1/11，女性では1/26の確率で生涯に一度は尿路結石を発症することも報告されており，血尿をきたす腹痛，腰背部痛の症例では，尿路結石をまず念頭におくことが重要だね。ただ，LDHが高値であることと，持続性の痛みがあることが本例では造影CTを行うポイントとなったわけだ。

🧑 心疾患をもたない若年例に発症した腎梗塞で，比較的まれな症例と考えてもいいのでしょうか？

👨 腎梗塞は剖検例では1.4%に認めるにもかかわらず，生前に診断された例は0.0014%にすぎないことも報告されており，無症候性腎梗塞の頻度が多いことが示されているんだ。実際の頻度はさらに多い可能性がある。心房細動などの不整脈がなくても，若年でも，臨床経過から鑑別疾患に挙げて検査を進めることが重要だね。

🧑 ありがとうございました。

Epilogue

診断：腎梗塞

- 高齢者ではなく中年に多い。
- 持続性の上腹部痛症例で LDH 高値，WBC 上昇を認める場合は腎梗塞を鑑別すべき。
- 腹部造影 CT，カラードプラ超音波検査が有用。

◆ 参考文献

1) 内田潤次：腎血管疾患．腎と透析（臨時増刊）：426-428，2006
2) 佐藤英一，他：僧帽弁置換術後に発生した腎梗塞の一例．西日泌尿 60：31-33，1998
3) 草場哲郎，他：腎梗塞．日本臨牀（増刊 2）：473-476，2006
4) 伊藤雅人：腎梗塞．内科 101：1234-1237，2008
5) 畠二郎，他：上腹部痛を訴えた 65 歳男性．綜合臨牀 55：577-582，2006
6) 小田彰，他：外傷性腎動脈閉塞の 3 例．本邦 27 例の集計．臨外医誌 51：2053-2059，1990
7) 三輪由司，他：異時性両側性腎梗塞の 1 例．泌尿紀要 41：1003-1006，1995
8) 大江宏：腎臓・泌尿器．研究検査．INNERVISION 21：84-88，2006
9) 分田裕順，他：泌尿器科領域における腰痛．臨床と研究 83：518-520，2006
10) Blum U, et al：Effect of local low-dose thrombolysis on clinical outcome in acute embolic renal artery occlusion. Radiology 189：549-554，1993

（瓜田純久）

Monologue 22　EBV 抗体陰性の伝染性単核球症

　Case 12（☞ p110）では，EBV による伝染性単核球症を紹介した．若年者に発症し，遷延する発熱，咽頭痛，リンパ節腫脹を見て EBV 感染症を疑い，発疹や軽度の肝腫大もみられた際には，ここぞとばかりに血液検査と EBV 抗体価測定を施行するだろう．しかし，その結果「陰性だった！」という経験はないだろうか．その時，「な〜んだ，ただのかぜか」で済ませてはいけない．もし肝機能異常もあり，軽度の異型リンパ球増加もあり，症状が遷延する際には，ぜひ，「異型リンパ球が増加する病態」に記載した疾患を鑑別に挙げてみてほしい．さらに，異型リンパの増加が軽微か増加がみられない場合では，HIV 感染症を念頭においてほしい．HIV は，急性期 HIV 感染症発症後は，約 5〜10 年後に AIDS を発症するまで無症候であるため，その間診断されずにいると，水平伝播が懸念される上，AIDS 発症により患者予後にも影響を及ぼす．伝染性単核球症様の症状を認めるのに EBV 抗体が陰性の場合は，HIV 感染症を忘れないでほしい．HIV 感染の早期発見により，先進国では珍しく HIV 新規感染の増加傾向が続くわが国の現状が少しでも改善されればと願う．

（吉澤定子）

CASE 30

25歳女性「頭痛, 嘔気, 悪寒, 心窩部痛に伴う倦怠感」

Prologue

患者データ①(病歴)

現病歴:25歳女性。職業は看護師。前日,夜勤中に頭痛,嘔気,悪寒,心窩部痛がみられたが,我慢して勤務していた。しかし,朝になって倦怠感が強くなり,総合診療科を受診した。嘔気はあるが,嘔吐することはなく,水分摂取は可能であったが,口渇感がある。咽頭痛,咳嗽など上気道炎症状はない。動悸,息切れ,胸痛もみられない。勤務中に血圧測定したところ,通常は収縮期圧110 mmHg程度であるが,80 mmHg台であった。

既往歴:3歳時に口唇口蓋裂で手術。

Dialogue 1 主要な鑑別疾患

🧑 今回の症例は医療従事者が勤務中に発症した事例です。頭痛,嘔気,悪寒,心窩部痛がありましたが,我慢できる程度で,そのまま夜勤を続けていました。いわゆる,感冒様症状だよね。

👩 はい。まず,上気道炎を考えるような病歴だと思います。

🧑 つかみ所のない感じだね。それでも,鑑別診断を考えてみるとどうなるかな。

👩 そうですね。特に基礎疾患のない25歳女性で,頭痛,嘔気,悪寒,心窩部痛となると,やはり頻度から考えると,急性上気道炎や急性胃腸炎のような感染症ですよね。頭痛・嘔気があることから,髄膜炎は鑑別すべきだと思います。

髄膜炎は重要だね。それでは，身体所見を見てみよう。

Dialogue 2 特徴的な身体所見

患者データ②（身体所見）

バイタルサイン：血圧 102/70 mmHg，脈拍 84 回/min・整，体温 36.7℃

身体所見：意識清明。項部硬直なし。咽頭発赤なし。口腔粘膜異常なし。扁桃腫大なし。貧血・黄疸なし。甲状腺腫大なし。外頸静脈の怒張なし。頸部リンパ節触知せず。心音純で雑音なし。呼吸音清。腹部は平坦で軟，圧痛もなく，肝脾腫も触知せず。下肢に軽度の浮腫が認められた。

さて，もう一度鑑別疾患を考えてみようか。

はい。髄膜刺激症状はないようです。胸部聴診所見でも異常なく，呼吸器症状が明らかではありませんので，気管支炎など呼吸器感染症も否定的です。

そうだね。浮腫がわずかにあるけど，外頸静脈の怒張もなく，聴診で奔馬調律も指摘されていないから，心不全も否定的だよね。それに生来健康で若いから，心疾患は考えにくいよね。

若い女性であり，甲状腺疾患は鑑別すべきと思いますが，診察で甲状腺腫大は指摘されていません。また，動悸や発汗亢進，頸部の圧痛もないことを考慮すると，除外してもよい気がします。

倦怠感の原因は感染症として考えていいのかな？

急性肝炎は鑑別すべきと思います。

Dialogue 3 特徴的な検査所見

患者データ③（検査所見1）

- 外来で診察した医師は，早速血液検査と胸部単純X線写真をオーダーし，嘔気もあったため点滴を行った。
- 胸部単純X線写真（図1）では心胸郭比42.5％であったが，左第3弓の拡大がみられた。肺うっ血は認められず，胸水もなかった。
- 血液検査ではWBC 13,700/μL，CRP 2.0 mg/dLと炎症反応が軽度上昇していた。さらにLDH 378 IU/L，CK 1,280 IU/Lと高値であった。
- 肝酵素はAST 49 IU/L，ALT 27 IU/Lであった。

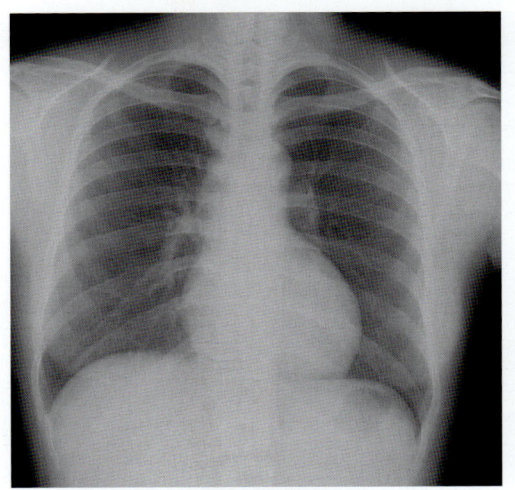

図1　来院時胸部単純X線写真

意外な結果だったね。

CKが高値となっているとは思いませんでした。肝機能はほぼ正常ですし……。

担当医はもっと慌てたろうね。

Dialogue 4 診断アプローチ

患者データ④（検査所見2）

- 次の外来患者を診察していた担当医は，血液検査の結果が判明すると検査室へ連絡し，CK分画とトロポニンIの追加測定を依頼した。その結果，CK-MB 29 IU/L，トロポニンI 3.87 ng/mLと上昇していた。
- 心電図ではやや低電位であるが，ST変化は明らかではなく，不整脈もみられなかった（図2）。しかし，心臓超音波検査では心嚢液が認められ，左心室EFが60％あるものの，心室中隔の奇異性運動，全周性の壁肥厚が認められた（図3）。

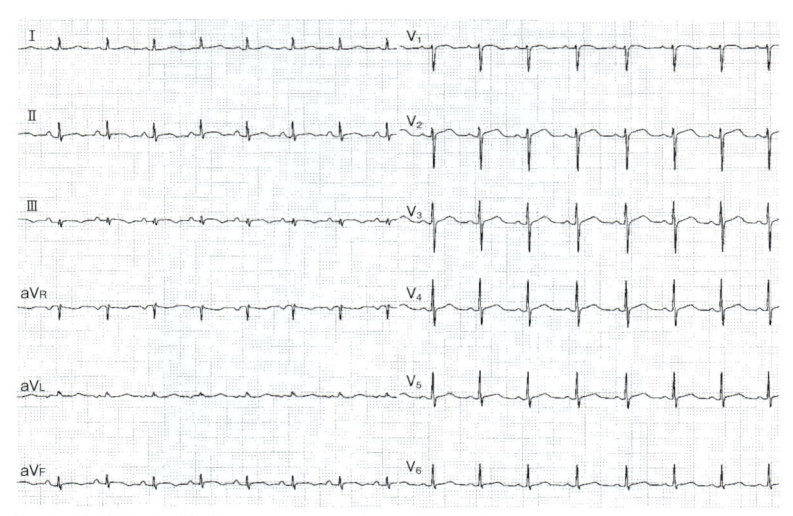

図2　初回の心電図

 ここまで所見がそろうと，もうわかるね。

 はい。心筋炎だと思います。感冒様症状があり，心筋逸脱酵素が上昇しています。

 心筋梗塞は否定できるかな？

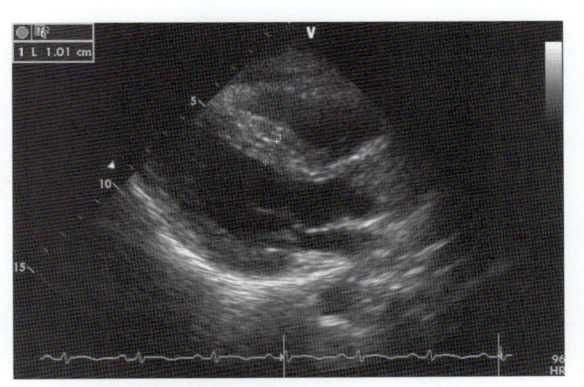

図3 心臓超音波画像

🧑‍🦰 うーん．否定はできないと思います．心電図では明らかな虚血性変化がみられないと思いますが……．

👨 やはり，経時的変化を見るためにもう一度心電図をとりたいね．

患者データ⑤（治療経過1）

- 急性心筋炎と診断され，静脈確保，酸素 nasal 2 L 投与され，救命センターへ入院．
- 血圧は変動なかったが，脈拍 112 回/min と頻脈傾向となった．入院時に再度心電図を施行した（図4）が，明らかな変化は認められなかった．

🧑‍🦰 心窩部痛，頭痛で受診して，急性心筋炎で救命センターに入院なんて，驚きました．それも，受診直前まで病棟で働いていた看護師さんですよね．

👨 急性心筋炎は刻一刻と変化するから，怖いね．この患者は，倦怠感の原因検索のために血液検査を施行し心筋逸脱酵素の上昇があったから，心筋炎を疑うことができたけど，もしCKを測定していなかったら，入院させていただろうか？　ぞっとするね．この症例では急性心筋炎の診断の糸口はどこにあるだろう．

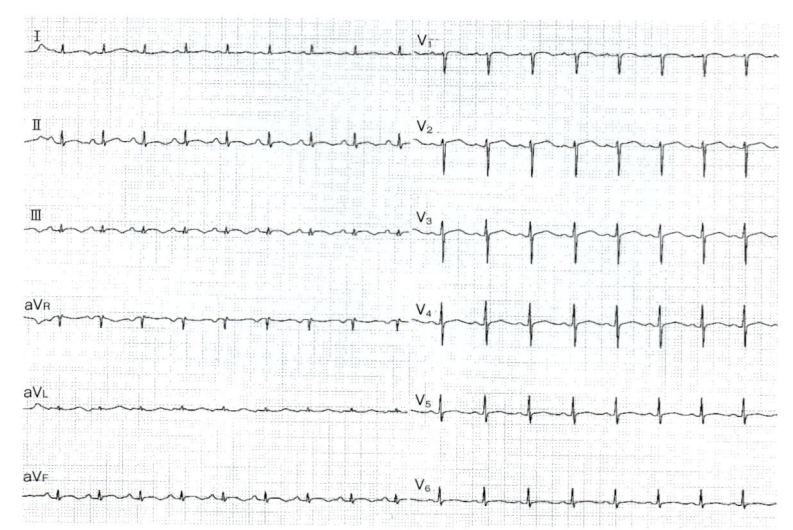

図4　救命センター入室時の心電図

　　心疾患を疑わせる所見は少ないと思います。動悸，息切れ，胸痛，不整脈もありません。むしろ，心窩部痛，嘔気などの消化器症状が目立ちます。

　　そうだね。看護師さんなので，発症から短時間で受診しているね。夜勤明けにちょっと寄っていこうということで，気軽に受診した感じだね。本人も，まさか心筋炎だとは思わなかっただろうね。

　　教科書的には心症状に先行して，かぜ症状や消化器症状がみられるとされています。でも，胸痛，動悸，呼吸困難などの心症状が発現するまでは，診断はとても難しいです。私は急性胃腸炎をまず考えます。

　　そうだね。ただ急性胃炎の診断は安易にすべきではないよ。まず，心窩部痛，嘔気・嘔吐がそろうことが必要です。この症例では嘔吐がありません。加えて，倦怠感が強いわけです。嘔吐もないのに，またバイタルでも脱水ではないのに，倦怠感が強いのはおかしいと思います。採血するポイントです。では，急性胃腸炎と誤診される重篤

疾患はどんなものが考えられますか？

🧑 急性心筋梗塞や虫垂炎，ケトアシドーシスです。

👨 そうです。また子宮外妊娠や，まれですが心筋炎も入れて下さい。繰り返しますが，かぜや胃腸炎の割には倦怠感が強いわけです。やはり「重症感」は大切にしたいですね。あえて心症状を探すとすると，何か挙げられるかな？

🧑 倦怠感は感染症ではだいたいあります。聴診でも，奔馬調律や心膜摩擦音，収縮期雑音も認められてないし，外頸静脈怒張など，心不全を示唆する所見もありません。

👨 問診ではどうかな？

🧑 うーん。勤務中に測定した血圧が 80 mmHg 台と，通常より低いことですか？

👨 よく気がついたね。これは重要な情報だね。来院時は脈拍 84 回 /min とさほど頻脈はなかったけど，点滴して血液検査の結果を待っている間に頻脈傾向となっているね。心電図をとるまでの 1 時間あまりで，脈拍が 110 回 /min 以上となっているんだ。見逃しやすい変化だけど，心タンポナーデや心筋炎を考慮するには，とても重要な変化だよね。

🧑 そういえば，胸部単純 X 線写真で左第 3 弓がやや張り出している所見がありました。

👨 そう。それも見逃してはならない所見だね。もし，CK を測定していない場合には，この胸部単純 X 線写真が大きな情報だね。心電図はどうかな？

👩 心電図を施行した時点では，心疾患を疑っていたわけですから，もう少し変化があると思いました。でも，ST-T変化や異常Q波，期外収縮，房室ブロックなどもありません。もしかして，少し低電位差の所見がみられます。

👨 急性心筋炎の心電図は難しいね。心筋梗塞のように特徴的変化はなく，経過中に何らかの異常を示す，ということがガイドラインにも記載されていて，診断に至る根拠は心電図だけでは難しいね。確かに低電位差ととれるけど，比較する以前の心電図がないと，決め手というにはちょっと弱いね。そこで，すぐ心臓超音波検査をオーダーしたわけだ。

👩 心臓超音波検査で心室中隔の奇異性運動，全周性の壁肥厚，心嚢液貯留が認められて，急性心筋炎と診断されました。そこで，もう一度心電図をとっていますが，これも初回とほとんど変化がない気がします。

👨 確かに変化がないね。心電図に限らず，急性心筋炎では心機能が数時間単位で変化するので，繰り返して施行することが重要だね。

Dialogue 5 診断のコツ

患者データ⑥（治療経過2）

- 救命センター入室後，ウイルス性心筋炎が疑われるため，補液を続け，酸素投与を開始して経過観察した。同時に，劇症化に備え，機械的補助の介入を容易とするため，右鼠径部から動静脈にシースを挿入した。
- 入室6時間後に血圧80 mmHg台となり，嘔吐があった。この時点でドブタミン（ドブトレックス®）投与を開始した。
- 心筋酵素はCK 728 IU/L，CK-MB 24 IU/L，トロポニンI 6.91とピークアウトした。しかし，心機能徐々に低下し，尿量20 mL/hと低下した。
- そこで，鎮静にて，人工呼吸器管理としIABP（大動脈バルーンパンピ

ング），PCPS（経皮的心肺補助装置）を導入した。同時にメチルプレドニゾロン1g，ガンマグロブリン5gを3日間投与した。
- 第4病日から remodeling 予防のため，アンギオテンシンⅡ受容体拮抗薬を開始した。
- 第5病日には IABP，PCPS から離脱，第9病日には人工呼吸器から離脱し，気管内チューブを抜管した。そして第26病日に退院となった。

短時間に心機能が大きく低下し，IABP，PCPS が必要になったわけだ。担当医はこれを見越して鼠径部から動静脈にシースを挿入していたんだ。さすが救命センターだね。

こんなに早く心機能が低下するなんて，もし外来でCKを測定していなかったら，どうなったのか考えると，冷や汗が出ます。これは劇症型心筋炎と考えていいのですか？

そうだね。劇症型心筋炎の定義は明確ではないけど，急激に血行動態の破綻をきたし，致死的経過をとる急性心筋炎で，体外循環補助を必要とする心筋炎と一般に考えられているようだね。

劇症化する機序はわかっているんですか？

心筋炎が発症すると，心筋壊死とともに炎症性物質による心筋細胞機能障害が起こると考えられているんだ。ウイルスによる直接の心筋障害は感染初期に限られ，その後の免疫反応が病態の主役と考えられているんだ。つまり，心不全症状が前景に出てくるころには，すでに防御免疫反応による心筋障害が主体となっているんだ。

なるほど。だから，ステロイド治療が行われるんですね。でも，ウイルス性心筋炎とすると感染症を悪くすることはないのですか？

ウイルスの排除が遅れるという考えもある。でも，免疫学的に考えると，デメリットだけではないような気がするね。

ウイルス感染にステロイド治療を行う意義がよくわかりません。

心筋細胞に感染したウイルスは，樹状細胞，マクロファージなどの貪食細胞の中でプロテアソームによる分解を受け，MHCクラスIとともにCD8をもつT細胞に提示されるんだ。ここでキラーT細胞に分化したT細胞は，感染した心筋細胞をウイルスともどもアポトーシスを起こさせて撃退する。心筋細胞外へ排除されたウイルスはBリンパ球から分化した形質細胞が産生するIgG抗体によって中和されて，排除されるわけだ。

うーん。難しいですね。ステロイドは心筋保護を考えると有効な気がするし，ウイルス感染を早く終息させるには逆効果のような気がします。どちらを選択すべきかわかりません。免疫グロブリンを投与するのはいいように思いますが，これも何で効くのかよくわかりません。

そうだね。わかりにくいよね。さっき言い忘れたけど，IgG抗体は感染細胞の表面に提示されたウイルス抗原とも可変部(Fab)で結合し，定常部(Fc)では他の免疫細胞にあるFc受容体と結合して，シグナルを伝えるんだ。NK細胞のFc受容体と結合すると攻撃されて排除されてしまう。他の抗原提示細胞のFc受容体には，これらの活性を抑制する受容体もあり，これと結合すると免疫反応が弱まることになるんだ。だから，免疫グロブリンを投与すると，マクロファージの抑制性Fc受容体と結合し，免疫反応は弱められる。すなわち，過剰なサイトカイン分泌などの炎症反応を抑制することができるんだ。

たくさんIgG抗体を入れると，下手な鉄砲も数打てば当たる方式で，ウイルスと結合するんだと思ってました。

🧑 それももちろん可能性はあるね。でもそれだけでは，自己免疫疾患や特発性血小板減少性紫斑病に効果があるのを説明することはできないよね。

👩 確かにそうです。

🧑 臨床現場では数時間単位で病状が変化する急性心筋炎については，有効であることはすべて行うという方針で治療することも多いようだよ。これは，急性心筋炎は急性期の血行動態破綻を回避できると，自然回復が期待できるからなんだ。

👩 急性心筋炎と診断されても，ウイルス性と他の心筋炎との鑑別はできるんですか？　とても難しい気がします。

🧑 確かに難しいね。心筋炎の大半は感染症，特にウイルス性だよね。他の心筋炎はどのようなものがあるかな？

👩 病因で考えると，細菌などの他の感染症，薬剤などの心毒性物質，自己免疫・アレルギーが挙げられます。組織所見からはリンパ球性心筋炎，巨細胞性心筋炎，好酸球性心筋炎に分類されるようです。

🧑 それぞれ臨床症状や特徴的な所見はあるのかな？

👩 膠原病などの基礎疾患が明らかな場合には，病因もある程度推定できますが，症状からは難しいようです。

🧑 確かに，感染症による心筋炎も，心症状が出現するころには免疫反応がその主役となっているわけだから，症状も似てくるはずだね。実際，心筋に対する自己抗体がコクサッキーウイルスと交差反応があることから，病原体と自己構成蛋白に分子学的相同性があることが推定されているんだ。

ますますわからなくなりました。でも，急性心筋炎と診断された患者が，人工呼吸器管理となって，補助循環が導入された場合，急性期を乗り切れば大丈夫とわかっていても，ステロイドや免疫グロブリンを使いたくなるような気がします。

　　劇症型心筋炎の場合，死亡率40%以上と報告されているからね。じっと待つのはつらいね。

　　急性心筋炎の怖さがよくわかりました。この疾患はいつも意識していないと，見逃しやすいこと，見逃すと致命的な結果になりかねないことも，理解できました。

　　最後にもう一度，急性心筋炎についてまとめてみよう。

Epilogue

診断：急性心筋炎

- ウイルス性が大半で，感冒様症状が先行し，数日で発症し，頻脈が60～80%でみられる。
- 心電図は時間単位で変化し，CK，CK-MB，トロポニンIの上昇が重要な情報。
- 早期に補助循環導入を要する劇症化が問題となるが，急性期を乗り切れば予後はよい。

◆ 参考文献

1) 循環器病の診断と治療に関するガイドライン 2002-2003 年度合同研究班：急性および慢性心筋炎の診断・治療に関するガイドライン. J Cardiol 45(Appendix)：377-384, 2005
2) Samuelsson A, et al：Anti-inflammatory activity of IVIG mediated through the inhibitory Fc receptor. Science 291：484-486, 2001
3) Maisch B, et al：Cytolytic cross-reactive antibodies directed against the cardiac membrane and viral proteins in coxsackievirus B3 and B4 myocarditis. Circulation 87：49-65, 1993

〈瓜田純久〉

CASE 31

45歳女性「両肩と大腿部の痛み，全身倦怠感」

Prologue

患者データ①（病歴）

現病歴：45歳女性。2週間前から両側の大腿部，腓腹部に歩行時痛みがあり，左の足関節痛も出現したため市販の鎮痛薬を服用していた。数日後大腿部と前腕尺側に小さな皮疹が多発し服薬を中止，その頃37℃台の微熱と鼻汁，著明な全身倦怠感が出現し，手の指が握りづらい感じがあった。皮疹は2日くらいでほとんど消失したが，両側の大腿部から腓腹部の痛みと左足関節痛が増悪し，両側肩から上腕にかけての痛みを伴うようになり，全身倦怠感も持続したため精査目的で来院した。

既往歴：12年前に胃癌にて胃全摘術，花粉症・金属アレルギーあり，薬剤アレルギーの既往なし，現在内服薬なし。

生活歴：主婦で夫と2人暮らし，喫煙歴なし，飲酒歴なし。

Dialogue 1 主要な鑑別疾患

🧑‍⚕️ 両側の肩から上腕と両側の大腿部，腓腹部の痛みを主訴に来院した中年女性です。まず四肢の痛みということで大きく分けて何を鑑別しますか？

👩 まず整形外科・外科領域の痛みか，内科領域の痛みか鑑別します。

🧑‍⚕️ まあ，そういう乱暴な言い方もできるけれども，まず大きく分けて「四肢そのものの局所的疾患か」「頸椎・腰椎疾患の放散痛か」「内科的な全身疾患の1つの症状として四肢の痛みがあるのか」の3つに分けられるね。では局所的疾患にはどんなものがある？

骨折とか打撲，靱帯損傷などがありますが，両側の上下肢ということで交通事故や転倒など外傷のエピソードがないから，この患者ではまず考えにくいと思います。骨髄炎や骨腫瘍も四肢ということで考えにくいです。

もう1つ，救急対応が必要なものとして循環障害，例えば動脈血栓塞栓症，閉塞性動脈硬化症，レイノー病などは忘れないように頭に入れておくのがいいね。痛みについて，どこが，どの程度，どういう時に，どんなふうに痛いのかを詳しく聞き取ることが大切だね。四肢には，皮膚，筋肉，骨，関節，神経，血管などいろいろな要素があるから，そのうちどれが問題なのかは問診でかなり推測できる。その辺をよく聞いてみましょう。

患者データ②（問診）
- じっとしていても痛く，姿勢によって痛みは変わらない。歩行時に痛みは増悪するがしびれ感はなく，階段を登ったり，座った姿勢から立ち上がったりできる。

では，頸椎や腰椎など脊椎・脊髄疾患としたら何を考える？

上肢痛，下肢痛を起こす疾患というと，頸椎や腰椎それぞれの椎間板ヘルニアとか，骨棘による脊髄神経根症が多いですよね……。

脊椎疾患による神経根圧迫のための神経痛様の放散痛は頻度が高いし鑑別疾患に挙げる必要がある。けれど，両側性は少ないし，上肢（頸椎）と下肢（腰椎）両方に両側性に2週間くらいで次々出現するというのは考えづらいね。それから頸椎や腰椎の根症状はそれぞれの前屈，後屈で痛みに変化が起こる。姿勢によって痛みが変わらないという現病歴からも脊椎根症は考えにくいね。この患者の場合，四肢痛は足関節痛を伴っていて，発熱，倦怠感など全身症状もみられるから，内科的疾患の1つの症状としての四肢の痛みが最も考えられる。では内科的な鑑別疾患を挙げてみよう。

両側の肩から上腕および両側の大腿部というように近位筋の痛みが主と考えると，まず多発筋炎・皮膚筋炎，SLEやPSSなど他の膠原病に伴う多発筋炎，リウマチ性多発筋痛症が挙げられます。それから，感染症に伴う筋炎もあります。胃癌の既往があり悪性腫瘍に伴う多発筋炎も鑑別に入れたいと思います。12年前に根治手術できているから，他のところに悪性腫瘍ができたという可能性も……。

膠原病または感染症，悪性腫瘍に伴う多発筋炎を考えているわけだね。問診上は近位筋の筋力低下はなさそうだけど，「だるい」などと表現されることもあるし，身体所見をとってみないとわからないね。足関節痛をどう考えますか？

関節痛があることは膠原病や感染症を疑わせます。指の握りにくさ，指関節のこわばり，足関節痛を合わせて多発関節痛とも考えられ，関節痛だけをとると，関節リウマチは否定できません。

そうだね。発熱や全身倦怠感は？

膠原病または感染症，悪性腫瘍，何でも全身疾患の非特異的な症状の可能性があります。経過途中に鼻汁と微熱，倦怠感が出ているので，偶然にこの時にかぜをひいたのでしょうか？

うーん，全体を総合して考えましょう。この患者は経過中に皮疹が出ているね。どう考える？

鎮痛薬を服用した後出現しているので薬疹でしょうか。消えてしまったようだし……。

薬疹の可能性があるけど，膠原病や感染症の皮疹の可能性もあるから，本当に消えているのかしっかり身体所見をとることが必要だ。それから，問診から可能性は低いけれど，バイタルサインを見て敗血症や出血性ショックによる循環不全のための四肢痛の除外がまず必要だね。

Dialogue 2　特徴的な身体所見

患者データ③（身体所見）

バイタルサイン：血圧 120/80 mmHg，脈拍 70 回 /min・整，体温 37.3℃，呼吸数 17 回 /min

身体所見：顔面に浮腫・皮疹なし。眼瞼結膜に貧血軽度あり，黄疸なし。口腔内異常なし。頸部リンパ節腫脹なし，甲状腺腫なし。心音純，呼吸音清。腹部は平坦で軟，上腹部正中に手術痕あり，圧痛なし，肝脾触知せず，腫瘤触知せず。深部腱反射，上腕二頭筋　右2＋/左2＋，上腕三頭筋　右2＋/左2＋，膝蓋腱反射　右＋/左＋。知覚は上下肢とも異常所見なし。徒手筋力テストは，上下肢とも 5/5　左右差なし。両側上腕，大腿部の筋肉に把握痛あり，同部位に発赤，腫脹なし。両側大腿部伸側に米粒大の平坦な紅斑が散在。左足関節のみに軽度の腫脹・熱感・圧痛あり。上下肢に浮腫なく色調の変化なし。手指の腫脹・関節痛・変形なし。

　皮膚筋炎に特徴的なヘリオトロープ疹とかゴットロン徴候，SLE の蝶形紅斑とか典型的皮疹はないですね。多発筋炎・皮膚筋炎の基本症状の筋力低下も全然ないなあ……。把握痛は上肢も下肢も両側近位筋優位にあるけど，関節が腫れているのは両側じゃなくて左足首だけってどういうことかなあ……？　米粒大の紅斑が大腿部に散在してる？　膠原病らしい皮疹っていう感じじゃないし……感染症だったらもっと全身に出て，発熱ももっとありますよね……？　あんまりよくわかりません。皮疹は薬疹の残りでしょうか？

　まず身体所見を整理してみよう。四肢の筋肉そのものが痛い，筋力低下はない，関節炎が指関節や他の関節にはないが左足関節にだけある，小さな紅斑が両側大腿部にある，軽度の貧血があり，微熱がある，などが所見だね。

　はい，そうです。

これらの所見は今まで問診から推測してきた診断の方向を否定するものではないね。では検査データを見てみよう。

Dialogue 3　特徴的な検査所見

患者データ④（検査所見1）

末梢血	・WBC 5,500/μL 　・Eos 4% 　・Neut 47% 　・Ly 40%,	・RBC 291 × 10⁴/μL ・Hb 9.7 g/dL ・Ht 29.2%	・MCV 92.1 ・MCH 34.0 ・Plt 26 × 10⁴/μL
生化学	・T-P 7.3 g/dL ・Alb 4.2 g/dL ・Cr 0.6 mg/dL	・AST 34 IU/L ・ALT 36 IU/L ・CK 184 IU/L	・CRP 0.2 mg/dL
尿	・蛋白（−）	・潜血（−）	・尿沈渣異常なし

多発筋炎・皮膚筋炎で上昇するCKの上昇はわずかで，あまり有意にはとれないね。多発筋炎・皮膚筋炎が考えにくいとすると，四肢の強い痛みがあるのにCKの上昇しないのが特徴のリウマチ性多発筋痛症はどうだろう？

CRP上昇やWBC増加の炎症反応がみられないので否定的です。それに年齢が若すぎるんじゃないですか？

そうだね。通常は60歳以上だからね。悪性腫瘍に合併する多発筋炎もCKが上昇しないのが特徴だけど，これまでのところ悪性腫瘍を第一に疑う所見はないので膠原病か感染症の方向からまず考えてみよう。

CRPが陰性でWBC数が正常だから，細菌感染症は否定できます。でもこの検査結果だけではSLEなどの膠原病は否定できないですよね。ウイルス感染症の可能性はあると思います。筋炎を起こすというと……インフルエンザウイルスでしょうか？　でも熱は微熱だし。他にもいろんなウイルスがあるけどそんなの全部測定できないし……。だいたい，下肢の痛みが先で，後から感冒様症状が出ているん

だから，下肢の筋炎を伴う膠原病の人が鎮痛薬を飲んで，薬疹が出て，薬をやめたからその後足関節痛が悪化して，それから上肢の筋肉痛が出たんでしょうか……？　何だか，段々こじつけになってきたような気がしてきます。

患者を診断する時の基本は，まずすべてを一元的に説明しようと考えてみることだよ。でも膠原病の診断には自己抗体の測定が必要だね。

Dialogue 4 診断アプローチ

患者データ⑤（治療経過1）

- 外来担当医は初診時に前述の検査に加えて抗核抗体，補体，Jo-1抗体を提出し，1週間後の再診とした。薬疹の可能性も否定できないと考えて投薬はせず，自宅安静を勧めた。
- 1週間後の再診では皮疹は消失，左足関節痛は著明に軽快し関節腫脹も消失していた。肩から上肢の痛みは半減し，下肢の痛みは大腿部で70%程度に軽快していた。

患者データ⑥（検査所見2）

- 抗核抗体 80倍陽性（homogenous 80倍，speckled 80倍），Jo-1抗体（−）。
- C_3 60 mg/dL，C_4 17 mg/dL，CH_{50} 23.0 U/mL と軽度低下。

抗核抗体80倍なんて，意味ないですよね。でも補体とか微妙に下がっているのが何だか気になります。炎症なら補体は上がるはずなのに，症状や検査所見がSLEなどの膠原病のようで，でも治ってきている……。感染症でしょうか？　それとも症状が寛解したり増悪したりしながら疾患がはっきりしてくる膠原病の初期ということでしょうか？

感染症とも膠原病の初期とも考えられるね。感染症としたら，何を考える？

🧑‍🦰 ウイルス感染ですよね。でも何のウイルスか考えつきません。

👨 子どもとの接触機会はどうかな。

🧑‍🦰 子どもに多い感染症っていうことですか？　この患者にはお子さんはいませんよ。それから確か主婦だから，保育園や小学校と関係ないですよね。それにこの患者は45歳だから，普通，幼小児で流行する感染症の抗体はあるはずです。だいたい子どもの感染症で成人に伝染して四肢が痛くなる感染症なんて考えつきません。

👨 小児に多い伝染性紅斑，いわゆる「りんご病」は成人では典型的な頬部の紅斑がまれで，小さい紅斑が手足に少し短期間に出るだけのことが多いんだ。本人も気づいてなかったり，関係ないと思って聞かないと自分からは言わないからね。発熱もはっきりしないことがあって，浮腫や関節痛・筋肉痛が主訴になることが多い。原因のヒトパルボウイルスB19の抗体保有率は成人で50％，その後保有率がだんだん上がって60歳代で80％以上と言われている。大きな流行があって子どもが「りんご病」と診断された場合は，その親が熱を出したり関節痛が出たりすれば診断がつきやすいけど，内科医は小児科医と違ってパルボウイルス感染症は最初から鑑別診断に入れてないから，まず成人に多い疾患を考えて違う方向に行ってしまう危険性がある。

Dialogue 5　診断のコツ

患者データ⑦（治療経過2）

- 外来担当医は成人ヒトパルボウイルス感染症を疑った。患者からよく聞いてみると，アパートの隣室に住む保育園児を母親の外出時にたまに預かることがあり，1ヶ月くらい前にその子どもが熱を出したことがあったという。その子どもが「りんご病」とは聞いていない。外来担当医は採血で，ヒトパルボウイルスB19抗体価の測定をオーダーし，その2週間後の外来受診を指示した。

患者データ⑧（検査所見3）

- 抗ヒトパルボウイルスB19抗体 IgM（EIA）8.01　陽性。
- 抗ヒトパルボウイルスB19抗体 IgG（EIA）11.4　陽性。

患者データ⑨（治療経過3）

- 検査結果から抗ヒトパルボウイルスIgM抗体が陽性で，成人ヒトパルボウイルス感染症と診断した。その時点で全身倦怠感は消失し，軽度の大腿部の痛みのみとなっていた。
- まれに遷延化したり，膠原病が発症したりする例もあるので，念のため2ヶ月後の再診とし，症状が増悪したりした時は必ず受診するよう指示した。

　はぁ，考えてもみなかったけど，何だか次の患者に会ったら診断できるような気がしてきました。

　こういう感染症が大人にもあることを知っていれば，そんなに診断の難しい病気ではないよ。例えば経過中，浮腫が約8割に起こるけど，手足の先に起こるのが特徴的だ。「手の指が握りづらい」というのが典型的な訴えで，実際に棒のように腫脹していることもある。足の裏が痛いとか腫れているとかいう訴えで，足の裏を見るとなんだかパンパンになっていて圧痛があったりする。見慣れていないと「何だこれは？」ということになる。厄介なのは，そういう軽度な例から全身浮腫や心不全を起こしたりする高度な例まで程度がいろいろあることなんだ。胸部X線写真で葉間胸水が溜まっていたり，腹部超音波検査を施行したら傍大動脈リンパ節が腫脹していて腹水があった，などという例もある。そうなると，心疾患，肝疾患，腎疾患，膠原病，悪性腫瘍……と鑑別疾患が山ほどある。

　蛋白尿が出る例は多くはないけれど，まれに急性糸球体腎炎として報告されている。尿蛋白は軽度で一過性に起こり，低蛋白血症は通常起こらない。関節痛や筋肉痛から膠原病を疑って補体や抗核抗体が測定されるけど，低補体血症や抗核抗体，抗DNA抗体が弱陽性になる例が40～50％くらいあるからSLEがよく疑われるんだ。ウイルス感染症だからAST，ALT，LDHの上昇が目立つこともあって，自己免疫性肝炎

が疑われたりとさまざまだ。経過も1相の「発熱・感冒様症状」から2相の「皮疹・浮腫・関節痛」と進行するのが典型的と言われているけれど，1相，2相が同時だったり，皮疹が先だったり本人がどこで気づくかにもよるので一様でない。

🧑‍🦰 浮腫以外だと筋肉痛や関節痛も成人に多い症状なんですね。

👨 そう。程度はいろいろだけど，経過中に8割くらいがこのどちらか，あるいは両方が出る主要な症状だ。関節痛は足関節が多いけど，首や肩だったり，片側の肘とか片側の膝とか，関節リウマチにしては何か変だな，という現れ方が多い。2009年米国／欧州リウマチ学会の新しい診断基準から「対称性」が外れたことを考慮しないといけないけれども。

🧑‍🦰 でも，「りんご病」の児童との接触を問診で聞けばすぐ診断できるんですよね。

👨 「りんご病」と子どもが診断されてからその親が来ればわかりやすいけれど，実際はそんなに簡単ではない。子どもは発疹もなくて1日熱が出ただけで治ってしまって，かぜをひいたと思っていたり，そもそも根掘り葉掘り聞いても児童との接触が全然考えつかない場合も結構あるんだ。

🧑‍🦰 でも，ウイルス抗体価は値段が高いでしょう？　患者の負担も大きくなるし，そんなに気軽に測れないですよね。

👨 そうなんだよ。それで，こういう所見があったら抗体価を測ってみましょう，という条件を考えてみた(表1)。この条件は大きめに網をかけて，抗体価を測って確定診断するために試作したものなんだ。

🧑‍🦰 今度使ってみます。診断がついたら隔離は必要ですか。

表1　成人ヒトパルボウイルスB19感染症を疑い抗ヒトパルボウイルスB19抗体を測定すべき症例の「条件」

1. CRPが低値か陰性，WBC数上昇なし
2. 短期間出現する粟粒大の皮疹（顔面はまれ）
3. 上下肢の関節痛や筋肉痛（必ずしも対称性でない）
4. 四肢，特に指先，足首，足底の浮腫
5. 患児（子，孫）との接触
6. 倦怠感，頭痛，発熱など感冒様症状
7. 補体正常か低値，自己抗体陽性

以上7項目のうち1を必須項目とし，残り6項目のうち3項目以上を満たすものをこの「条件」を満たす例とする。

（永井洋子，他：当科で2年間に経験した成人ヒトパルボウイルスB19感染症の検討．感染症誌 83(1)：45-51，2009 を一部改変して引用）

👨 パルボウイルス感染症は，皮疹や浮腫・関節痛などの症状が出た時はもうウイルス血症は終わっていて感染の危険はないんだ。

👩 それでは，治療のことを教えて下さい。

👨 浮腫に対して短期間利尿薬を使ったり，関節痛に非ステロイド性抗炎症薬（NSAIDs）を投与したりすることはあるけれど，薬剤を使わずに治ってしまうことが多いね。

👩 じゃあ，診断がついたら放っておいていいんですか。

👨 そこなんだけど……。おおかたは症状が出てから1～3週間でよくなる。しかしまれに遷延化して慢性疲労症候群を発症したとか，関節リウマチなど膠原病を発症してきたとか，再燃したとかいう例が報告されているんだ。症状の改善が遅いとか，自己抗体がいろいろ出ているとかいう例は半年くらい経過を見たりしているよ。リウマチ因子や，抗体価は低いけれど，抗核抗体や抗DNA抗体，それからANCAまで調べると陽性に出たりすることがあるし，低補体血症や貧血も高度な例がある。低補体血症は2～3週間くらいで正常化するけれど，抗核抗体などは消えるまで3～4ヶ月くらいかかる。このウイルスが関節リウマチやSLEの発症原因の1つという説もあるから，患者には膠原病

の症状を教えておいて、こういう症状が出てきたらまた必ず受診して下さい、と言っておくのがいいね。

なるほど、よくわかりました。ありがとうございました。

Epilogue

診断：成人ヒトパルボウイルス B19 感染症

- 多彩な症状、経過を呈する患者を診断する時は、まず 1 つの疾患ですべてが説明できないかを考える。
- 小児で典型的経過をとる感染症も、成人発症では経過が一様でないことが多い。
- まれに重症例や遷延例があるので注意が必要である。

◆ 参考文献

1) 永井洋子，他：当科で 2 年間に経験した成人ヒトパルボウイルス B19 感染症の検討．感染症誌 83(1)：45-51，2009
2) Waza K, et al：Symptoms associated with parvovirus B19 infection in adults：a pilot study. Internal Medicine 46(24)：(1975-1978)，2007
3) Anderson MJ：Experimental parvovirus infection in humans. Journal of Infectious Disease 152：257-265，1985

(永井洋子)

Monologue 23 骨盤内膿瘍で想定すべき原因細菌

骨盤内膿瘍(PID)で想定すべき原因細菌は、市中腹腔内感染では、大腸菌などのグラム陰性桿菌と *Bacteroides fragilis* などの嫌気性菌が高率に分離され、これらを想定して抗菌薬を選択する(大腸菌 20.2％，*Bacteroides fragilis* 18.8％：外科感染症分離菌研究会 1982～2002 年度から抜粋。腸球菌も腸管の常在細菌のため穿孔性腹膜炎などでは高率に分離されるが弱毒菌のためこれを狙った抗菌薬の選択はあまり推奨されていない)。

PID は基本的に原因菌を検討して抗菌薬治療が基本ではあるが、抗菌薬治療で改善しない場合や膿瘍形成の場合は外科的治療が必要となる。抗菌薬の効果が不良な場合は敗血症になるケースもあるため早期の診断と治療が重要である。

(本田善子)

CASE 32

94歳女性「1週間前からの腹部膨満と嘔吐」

Prologue

患者データ①(病歴)

現病歴：94歳女性。1週間前から腹部膨満を自覚した。5日前から排ガスなく排便もなかった。腹部自発痛はなかった。数日前から少量ずつ食物残渣を嘔吐するようになり，昨日から頻回になったため本日他院受診したが，精査加療目的で当院紹介となり救急車搬送となった。便柱狭小なし，血便なし。

既往歴：29年前大腸癌の診断で手術を受けた(病期など詳細不明)。数年前から胸部単純X線写真で異常陰影を指摘されていたが放置していた。以前から便秘症あり。分娩歴3回，薬剤アレルギーなし。

システム・レビュー：精神神経系，生殖器系，代謝系，脳神経系，耳鼻咽喉系，眼科，皮膚において，特に自覚症状を認めず。

Dialogue 1　主要な鑑別疾患

今回は「嘔吐」を訴える症例について考えてみよう。少量ずつ，徐々に頻回になる嘔吐をきたす鑑別疾患としては何が考えられるだろうか？

はい，主要な鑑別疾患として，「噴出するような嘔吐」を伴う場合は頭蓋内圧の亢進，「食事との関連のある嘔吐」をきたす疾患として急性胃炎，消化性潰瘍，アカラシア，腸閉塞などが挙げられます。この患者は94歳という高齢者であり，「少量ずつ，徐々に頻回になる嘔吐をきたす」という症状から，消化性潰瘍，癌，胆石症，腸閉塞などが考えられます。その他に消化管へ二次的に炎症をきたし腸管蠕動に影響する可能性のある，婦人科系・泌尿器科系の炎症性疾患も鑑別として挙げられます。

鑑別疾患はそれでいいね。手術歴があって以前から便秘症があり，少量ずつ，徐々に頻回に嘔吐するようになった94歳の女性ということから，消化管疾患のリスクが高い症例であることがわかるね。

はい，嘔吐についての病歴聴取のポイントを教えて下さい。

「嘔吐」を訴える患者をみたら，食事摂取内容や嘔吐の性状（悪心を伴うかどうか，吐物の性状）について詳細に病歴を聞いていく必要があるね。また，原因疾患を確定する上で，随伴症状の病歴聴取も重要だね。随伴症状とは，腹痛，発熱，頭痛・意識障害，胸痛などの有無だね。

この症例では嘔吐の性状は食物残渣ですね。随伴症状としては，腹痛はあまりなかったようです。意識障害や胸痛はなかったようですが。発熱はどうだったのでしょうか。症状が出現する以前の食べ物の内容はどうだったのでしょうか？

そうだね。では問診の追加と身体所見を見ていこう。

Dialogue 2 特徴的な身体所見

患者データ②（問診）

- 腹部症状が生じる前に特に生ものや消化の悪いものは摂取していなかった。排便が停止する前から排便は2〜3日に1回の割合だった。特に硬便ではなかった。腹部に自発痛はなかった。

「血便」や「便柱狭小」はなかったようですが，もともと便秘があったようですね。病態としては腸管内容の通過障害でよいでしょうか？

そうだね。それでは「腸管内容の通過障害」であるイレウスについて考えてみよう。イレウスはどのように分類されるかな。

🧑‍🦰 単純性イレウスと複雑性イレウスに分類されます。

👨 単純性イレウスと複雑性イレウスについて知っていることを説明して下さい。

🧑‍🦰 単純性イレウスは腸間膜の血行障害がないものであり，複雑性イレウスは腸間膜の血行障害があるもので緊急手術を必要とすることが多いです。

👨 その他の分類はどうかな？

🧑‍🦰 はい，機械的イレウスと機能的イレウスに分類することもあります。

👨 それらについて知っていることを説明して下さい。

🧑‍🦰 機械的イレウスは腸管や腸管外の器質性病変によって腸管の狭窄や閉塞をきたした病態です。機能的イレウスは腸管の狭窄や閉塞をきたす病変はありませんが，腸管内容の通過が障害された病態です。

👨 その通り。原因によって機械的イレウスと機能的イレウスに分類することができるね（表1）。ここまでの情報で，この症例はどの分類に当てはまるかな。

🧑‍🦰 この症例は自発痛がなく，症状の進行は数日前からと緩徐であり，問診からは血行障害のない「単純性イレウス」で，原因としては「機械的イレウス」に当てはまると思われます。

👨 そうだね。その通りだね。ところで「イレウス」は腸管内容の通過が障害された状態と定義されている。日本では「イレウス」（ileus）と腸閉塞（obstruction）はほとんど同義語として用いられているが，欧米では「ileus」は「paralytic ileus＝麻痺性イレウス」を意味している。英語の文献を引用する時は注意をしたほうがいいね。それでは身体所見を見てみよう。

表1 機械的イレウスと機能的イレウス

機械的イレウス	小腸の疾患	先天性疾患	メッケル憩室，重複腸管
		炎症性疾患	クローン病，放射線性腸炎，小腸憩室炎
		腫瘍	腸重積をきたす場合がある
		その他	アニサキス，食餌性など
	小腸外の疾患	癒着	術後（単純性，絞扼性），炎症の既往（結核など）
		先天性	腸回転異常症，卵黄腸管遺残
		ヘルニア	外ヘルニア，内ヘルニア
		腫瘍	癌性腹膜炎
		炎症性	
機能的イレウス	麻痺性		神経性，代謝性，薬物性，感染性
	血管性		動静脈血栓など
	偽性腸閉塞症		慢性経過をたどる

患者データ③（身体所見）

- 身長145 cm　体重40 kg

バイタルサイン：血圧186/108 mmHg，脈拍86回/min，呼吸数18回/min，体温36.7℃，SpO₂ 96%（room air）

身体所見：意識清明，眼瞼結膜貧血なし。眼球結膜黄染なし。口腔内乾燥。甲状腺腫大なし，明らかな外頸静脈の怒張なし。頸部・腋窩・鼠径部に腫瘤およびリンパ節を触知せず。心音・整，心雑音聴取せず，呼吸音やや減弱しているがほぼ清で左右差を認めず。腹部膨隆かつ軟，圧痛を認めず。腸蠕動音聴取せず。左大腿部を伸展屈曲すると大腿部内側に圧痛あり。四肢浮腫を認めず。

腹部には特に強い所見は認められないようです。

では続いて検査結果を見てみよう。

Dialogue 3 特徴的な検査所見

患者データ④（検査所見1）

- 血液検査所見では WBC 8,300/μL，CRP 2.7 mg/dL と軽度の炎症所見を認めた。

胸部単純X線検査：右下肺に異常陰影を認めた（図1）。

腹部単純X線検査（臥位）：（紹介元の前医で造影CT検査を行ったため両側尿管から膀胱に造影剤貯留を認めた。）小腸ガスの拡張を認めた。大腸の拡張は認められなかった（図2）。

腹部単純CT検査：広範囲の小腸の拡張を認めた（図3）。

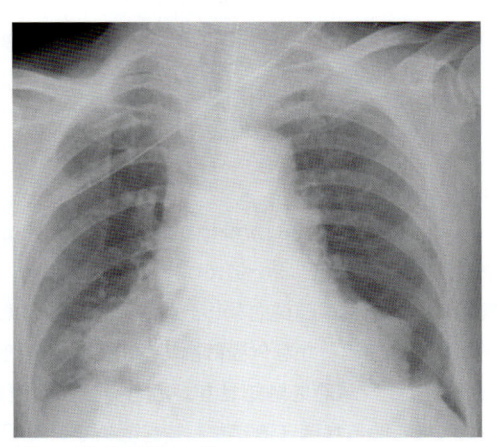

図1　胸部単純X線

🙍 CT画像では小腸が広範囲に拡張しています。ただ，私にはこの画像からは主病変と思われる狭窄部位がわからないのですが……。

👨 確かにはっきりとした狭窄部位はわからないけれど，大腸は拡張していないので，回腸付近の閉塞機転が予想されるね。血液検査で腎機能障害がなかったから，患者に薬剤アレルギーの有無を確認してから腹部造影CT検査をしてみよう。

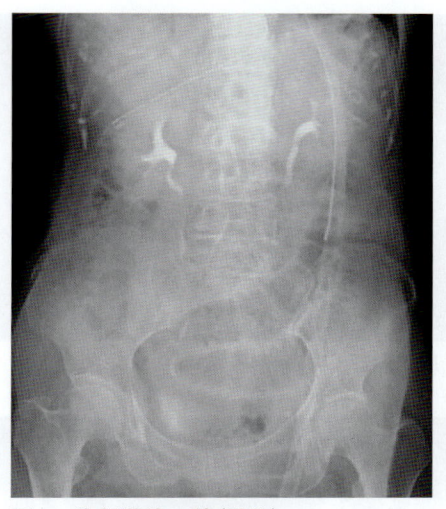

CASE 32 94歳女性「1週間前からの腹部膨満と嘔吐」 331

図2 腹部単純X線（臥位）

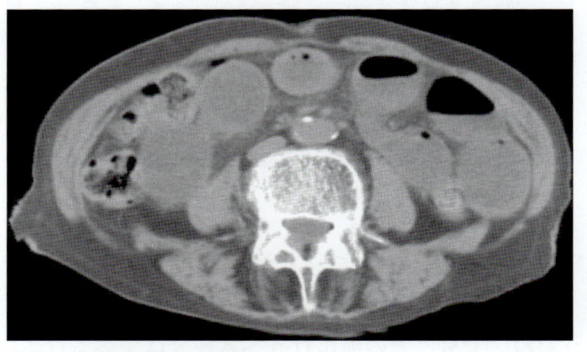

図3 腹部単純CT画像

患者データ⑤（検査所見2）

- 担当医は患者に造影剤アレルギーがないことを確認して腹部造影CT検査を行った（図4，図5）。

腹部造影CT検査：回腸末端までの広範囲の小腸拡張を認めた。腸管壁はすべて均一に造影され，壁肥厚部位や造影不良の部位は認められなかった。

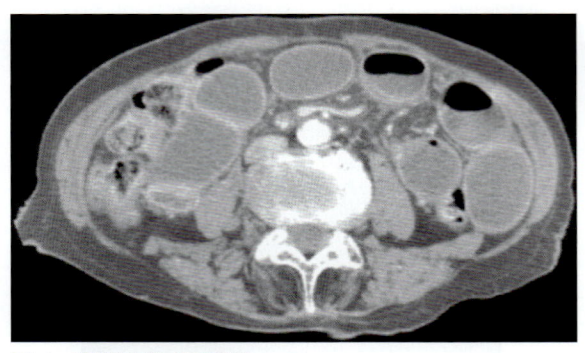

図4　腹部造影CT画像

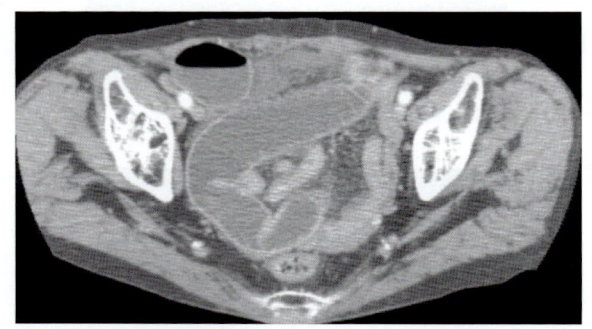

図5　腹部造影CT画像

狭窄部位がわからないので，イレウス管を入れた方がよいでしょうか？

そうだね。でも，その前に行うべき検査はすべて行えたかな？
今回撮影した腹部単純CT検査では恥骨の上のレベルまでの撮影だったね。通常の腹部CT検査ではこのレベルまでの撮影になるね。ただ，身体所見では鼠径部体表に異常所見は認められなかったけれど，体表に所見が認められなくても腸閉塞をきたす疾患があったね。その疾患を確認してみようか。

Dialogue 4 その後の経過

患者データ⑥（検査所見3）
- 担当医の指示で恥骨上から大腿部までの骨盤部単純CT検査を追加し

た。先ほど使用した造影剤はまだ血管内に残存していた。左恥骨筋と外閉鎖筋の間に辺縁が明瞭な低濃度の腫瘤を認めた（図6）。
- 担当医は腹部超音波検査を追加した。腹部超音波検査では左鼠径靱帯下走査で約7.5 mmの間隙からの腸管の脱出を認めた（図7）。脱出腸管の血流はわずかに認められ，腸管内に液の貯留を認めた（図8）。

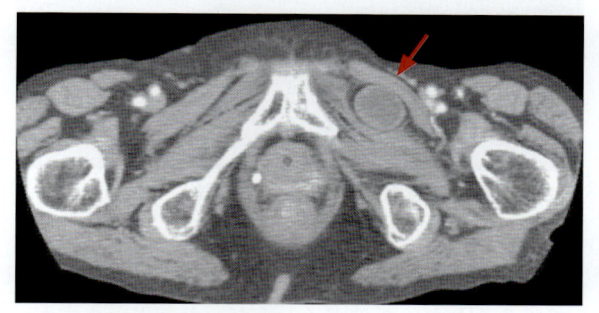

図6　骨盤部単純CT画像

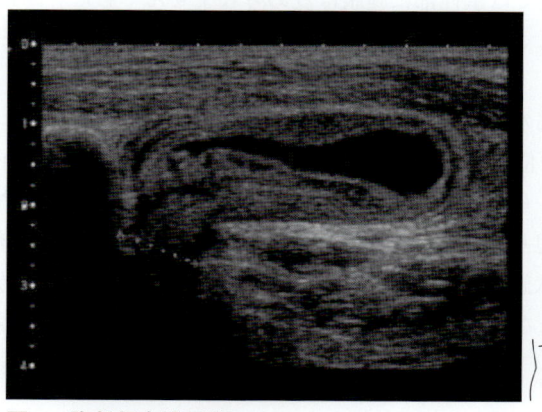

図7　腹部超音波画像

閉鎖孔ヘルニアですね？

そうだね。

「高齢のやせた女性，開腹歴がない，イレウス」の症例では鼠径部（大腿も含む）ヘルニアや閉鎖孔ヘルニアを念頭におく必要性があ

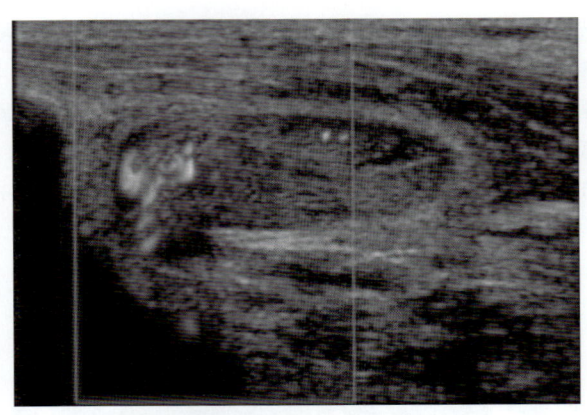

図8　腹部超音波画像(パルスドプラ法)

る，と学生の時に学んだ記憶があります。鼠径部ヘルニアは鼠径部の触診で腫脹していることが診断のポイントだったと思いますが，この場合，腹部診察所見では鼠径部に腫脹は認められませんでした。閉鎖孔ヘルニアは腹部もしくは鼠径部の触診の段階ではわからないのでしょうか？

　鼠径部のヘルニアは触診でわかるけれど，閉鎖孔ヘルニアは解剖学的な位置のため通常の視診や触診ではヘルニアの存在はわからないんだ。一般的に視診や触診でわかるはずの大腿ヘルニアの場合でも，鼠径部辺りの脂肪組織が多い患者では，通常の診察時の体位(膝を屈曲させた状態)ではかえって大腿部の腫脹がわかりにくい場合もあるね。そのような場合は「膝を伸展させた仰臥位での大腿部の視診」が重要になる。

　閉鎖孔ヘルニアは視診や触診ではヘルニアとしての診断は困難ならば，イレウスとしての腹部所見と画像診断が重要ということですね。

　そうだね。閉鎖孔ヘルニアの診察所見については，すべての症例で適応するわけではないけれど，経腟的な診察で閉鎖孔の腫脹がわかる場合もある。特殊なケースだけれど，超音波で観察しながら経腟的に閉鎖孔ヘルニアを用手還納した報告例もあるんだ。

そのような方法もあるのですか？　閉鎖孔ヘルニアの場合はすべて手術治療を行うと認識していました。高齢者の疾患のため，できれば手術治療の侵襲をなくしたいという考えでしょうか。閉鎖孔ヘルニアについて教えてください。

閉鎖孔ヘルニアはかつては死亡率が10〜50％という高い率で報告されていたんだ。悪性疾患ではないのにこんなに死亡率が高かった理由は，疾患そのものがあまり知られていなかったためと，疾患名を想定して恥骨よりも足側のレベルの腹部CT検査が行われなかったためなんだよ。軽微な症状を繰り返すことから重症度が低くみられて，症状が非常に強くなってからやっと診断されること，基礎疾患が多い高齢者に発症するため，術後管理が難しくなること，などから疾患を念頭において診断をしたかどうかが問われるんだ。閉鎖孔は恥骨と坐骨に囲まれた間隙で，内外閉鎖筋と閉鎖膜で覆われている。閉鎖孔の上外側には閉鎖管と呼ばれる閉鎖動静脈と閉鎖神経の通る孔がある。その閉鎖管の入り口をヘルニア門として大腿の上部内側に脱出するヘルニアが閉鎖孔ヘルニアだよ（図9）。高齢のやせた多産婦に多いとされて，発生頻度は全ヘルニアの0.07から0.48％といわれているまれな疾患だね。右が60％以上と多いが，両側性も15％程度ある。腸閉塞の症状を呈する場合以外に，軽い症状を繰り返して起こしながら徐々に全身状態が悪化していく場合もあるよ。それはヘルニア門が小さくて，Richter型と呼ば

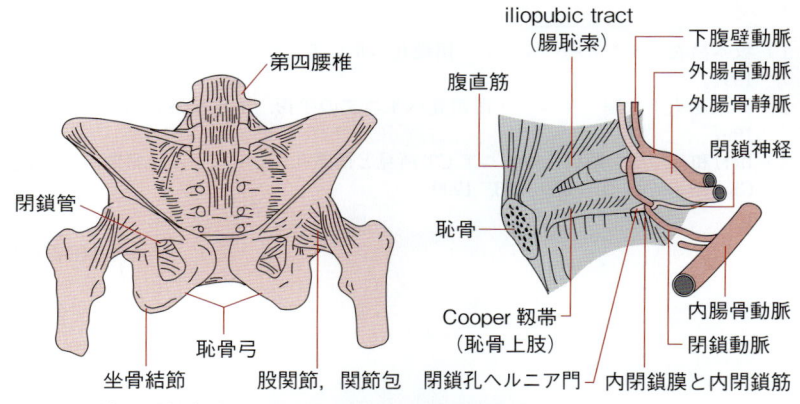

図9　女性の骨盤（左）と腹腔側からみた右骨盤壁（右）

れる腸管壁の一部分のみが嵌頓するタイプであることが多くて，自然還納される場合もあるからなんだ．診断方法としてはCT検査が必須だね．

では，イレウス管を入れて，手術室と麻酔科医に連絡をしようか．

患者データ⑦（治療経過）

- 術中所見では左閉鎖孔ヘルニアに回腸が嵌入していたため，腹腔内に戻した．嵌入していた腸管の損傷はなかったため腸管切除を行わず，漿膜筋層の修復のみを行った．左閉鎖孔ヘルニアにメッシュプラグを挿入しミリカン法でヘルニア門を閉鎖した．
- ミリカン法とはヘルニア門からのmigrationがないようにする方法であり，ヘルニア門の中で広がるようにして辺縁を縫合する．メッシュプラグの使用時に推奨されている．
- 術後経過は良好であり，2週間後に退院となった．

Epilogue

診断：左閉鎖孔ヘルニア嵌頓

- 高齢者のイレウス症例では鑑別疾患として考慮する必要がある．
- 閉鎖孔ヘルニアのCT検査は，腹部のみではなく恥骨より足側の腹部CT検査も必要である．

◆ 参考文献

1) 坂本昌義，他：大腿ヘルニア・閉鎖孔ヘルニア手術．消化器外科 14(8)：389, 1991
2) 冲永功太：大腿ヘルニア・閉鎖孔ヘルニアの手術．消化器外科 20(7)：1175, 1997
3) 田村和哉，他：閉鎖孔ヘルニアCT所見と閉鎖孔のCTによる正常解剖．Jpn J Clin Radiol 44(2)：259-266, 1999

（本田善子）

第 V 章

（難易度 ★★★★★）

- CASE **33** —— p338
- CASE **34** —— p350
- CASE **35** —— p360
- CASE **36** —— p373
- CASE **37** —— p387
- CASE **38** —— p397
- CASE **39** —— p405
- CASE **40** —— p415

CASE 33

50歳女性「高血圧患者に起こった突然の複視」

Prologue

患者データ①（病歴）

現病歴：50歳女性。来院3日前の起床時に，右眼周囲の重い感覚と「目線が合わない，物が二重に見える」ことを初めて自覚し，歩行にも支障をきたす状態であった。その後2日たっても症状は変わらなかったため，来院した。

既往歴：10年ほど前に高血圧を指摘されていたが無治療で放置していた。顔面・頭部外傷の既往はない。

Dialogue 1　複視とは？

今回は複視の症例を診断してみよう。複視を詳しく定義すると，「眼球運動障害によって視線の不一致を起こし，その結果，両眼で見た単一のものが二重に見える」という症状のことだね。複視の原因を内科学の教科書で調べると，眼球運動に関わる脳神経や外眼筋を侵す疾患が網羅されているけど，その他の原因は思い浮かばないかな？

眼球運動障害という意味では，物理的に眼球が動きにくくなっても起こりますよね？　ということは，眼球が収まっている眼窩に問題がある場合も複視が起こると思います。

そうだね。だから，眼窩骨折や眼窩腫瘍によって，眼球運動が物理的に制限されても複視の原因になるね。でも，もっとありふれたことで「物がだぶって見える」こともあるんだけど。どんな時だと思う？

👩 複視とはまれな症状だと思うのですが……。ちょっと思いつきません。

👨 物が二重に見えるのは，わりとよくある症状なんだ。ただし，「物が二重に見える」と訴える患者は，普通は眼科を受診するから，「内科ではまれ」なだけなんだ。例えば，眼鏡やコンタクトレンズの調子が悪い時や，白内障や乱視で視線が合わなくても，「物がだぶって見える」ことがあるんだよ。実際に複視の鑑別診断をする場合には，眼科的異常も考慮しなければならないのは内科医には盲点だね。

👩 でも，さっきおっしゃった定義によれば，複視とは眼球運動障害で起こるものではないのですか？

👨 患者は「複視で困ってます」なんて訴えはしないよね。原因はともあれ，患者にとっては「物が二重に見える」ことに変わりないんだ。つまり，よくある眼科的異常は「広い意味」での複視に含まれる。一方，眼球運動障害によるのは「狭い意味」での複視といえるかな？

👩 では，複視の鑑別の第一歩は，眼科にコンサルトして「広い意味」の複視を除外するということになります。

👨 そんなことはないよ。よく考えてごらん。眼球運動障害による視線の不一致は両眼であるからこそ起こる症状だから，この場合の複視は片目ずつで見ると起こらない。眼科的異常で起こる複視は，悪い方の眼だけが原因で物が二重に見えるんだよ。だから，前者を「両眼複視」，後者を「単眼複視」というんだ。単眼複視か両眼複視かは，複視遮蔽試験を行うと簡単に見分けられる（図1）。単にコンタクトレンズの不具合が原因なのに，高価な頭部MRI検査をオーダーするような失敗をしないようにね。

👩 注意します。

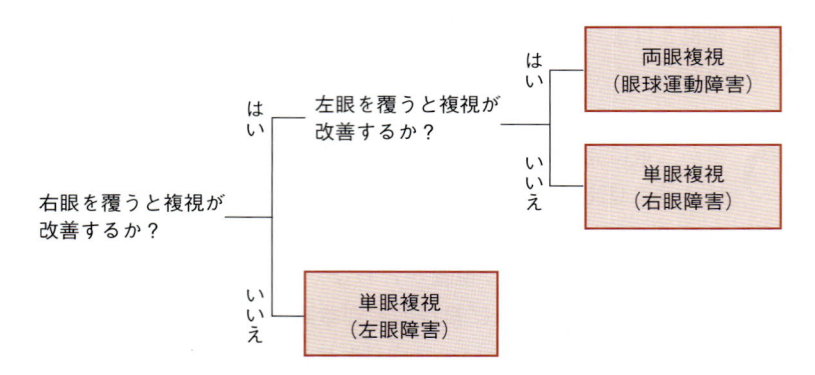

```
                                    はい    ┌─────────────────┐
                          左眼を覆うと複視が ──→│ 両眼複視         │
                    はい  改善するか?          │(眼球運動障害)    │
                   ┌──────┤                    └─────────────────┘
                   │      │    いいえ          ┌─────────────────┐
右眼を覆うと複視が ─┤      └──────────────────→│ 単眼複視         │
改善するか?        │                           │(右眼障害)        │
                   │                           └─────────────────┘
                   │  いいえ  ┌─────────────┐
                   └─────────→│ 単眼複視     │
                              │(左眼障害)    │
                              └─────────────┘
```

図1 複視遮蔽試験

　複視の診断で気をつけるべき点は，原因が脳神経疾患だと速断しないこと。複視の原因としての脳神経障害は半数以下なんだ。例えば，内分泌疾患である甲状腺機能亢進症も複視の原因として有名だよ。これは，外眼筋の慢性炎症によって眼球運動障害を起こすんだ（図2）。

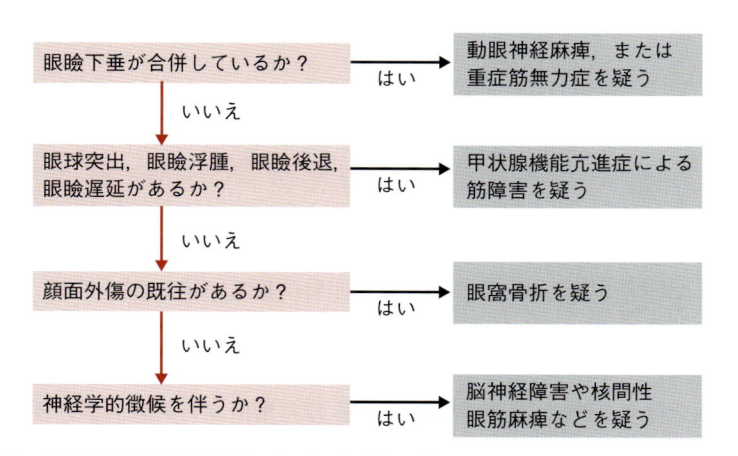

```
┌──────────────────────┐            ┌──────────────────────┐
│ 眼瞼下垂が合併しているか? │──はい──→│ 動眼神経麻痺，または   │
└──────────────────────┘            │ 重症筋無力症を疑う     │
           │いいえ                   └──────────────────────┘
           ↓
┌──────────────────────┐            ┌──────────────────────┐
│ 眼球突出，眼瞼浮腫，眼瞼後退，│──はい──→│ 甲状腺機能亢進症による │
│ 眼瞼遅延があるか?       │          │ 筋障害を疑う           │
└──────────────────────┘            └──────────────────────┘
           │いいえ
           ↓
┌──────────────────────┐            ┌──────────────────────┐
│ 顔面外傷の既往があるか?  │──はい──→│ 眼窩骨折を疑う         │
└──────────────────────┘            └──────────────────────┘
           │いいえ
           ↓
┌──────────────────────┐            ┌──────────────────────┐
│ 神経学的徴候を伴うか?    │──はい──→│ 脳神経障害や核間性     │
└──────────────────────┘            │ 眼筋麻痺などを疑う     │
                                    └──────────────────────┘
```

図2　両眼複視の鑑別診断における初期アプローチ
上記の後に，障害されている外眼筋を特定するための詳細な診察を行う。

　複視の鑑別疾患では，詳細な神経学的検討をする前に調べておくことがたくさんあるんですね？

そういうことだね。ところで，この症例を「両眼複視」だと仮定して，まず，最初に除外しなければいけない緊急性の高い疾患とは何だと思う？

　突然発症の脳神経障害というふうに考えると，脳梗塞を考えたいと思います。

　そうだね。第一に脳梗塞を考えなければいけない。この患者は高血圧を無治療のまま放置していたようだしリスクはある。でも，もっと重大な複視の原因疾患があるよね。

　うーん……。

　一番怖いのは，内頸動脈後交通動脈にできた動脈瘤だね。これが動眼神経を圧迫すると眼球運動障害から複視をきたすんだ。動眼神経を圧迫するくらいの動脈瘤は，破裂寸前だから緊急事態だよ。

　複視は脳動脈瘤切迫破裂の徴候の場合もあるんですね！

　これを忘れてはいけない。その他にもう1つ緊急性の高い疾患はないかな？

　脳腫瘍ですか……？

　脳腫瘍は重要な鑑別疾患だけど，一刻を争うということはないよね。もちろん，大きな脳腫瘍で脳ヘルニアになっていれば緊急事態だけど，その場合は複視以外に明らかな異常所見があるから診断に困ることはない。

　外眼筋の筋力の低下という点から考えると，重症筋無力症はどうですか？　重症筋無力症は急激に進行して呼吸不全をきたすこともありますよね。

そうだね。重症筋無力症の 2/3 は眼の症状で発症するとされているから，注意が必要だね。

重症筋無力症で思いついたのですが，ギラン・バレー症候群はどうですか？　これも筋力低下が急激に進行して，呼吸筋麻痺を起こしますよね。

鋭いね。頻度は低いけど，複視をきたす緊急疾患になりえるよ。重症筋無力症とギラン・バレー症候群は問診が大切だね。重症筋無力症の麻痺症状は午後に強く症状が出やすいから，症状の日内変動を聞くといいよ。ギラン・バレー症候群には，先行感染の有無が大切だ。

患者データ②（問診）

- 発症した日から症状の変化はない。特に症状の日内変動は自覚しなかった。発熱，上気道症状，下痢症状など，先行感染を示唆する症状は特になかった。
- 遮蔽試験でまず右眼を覆ったところ，複視はなくなった。次に，左眼を覆っても複視は消失した。つまり，片眼にすることによって複視はなくなった。

問診上は，重症筋無力症とギラン・バレー症候群を疑わせるものはありません。遮蔽試験の結果は両眼複視です。

では，内科的疾患ということになるね。それでは，次に身体所見を見ていこう。動脈瘤による動眼神経麻痺や重症筋無力症は，眼瞼下垂を起こすことが多いから，眼瞼下垂が認められれば，迅速に対応しないといけないよ。

Dialogue 2　神経学的所見の解釈

患者データ③（身体所見）

バイタルサイン：体温 36.2℃，血圧 162/94 mmHg，脈拍 66 回 /min・整

> **身体所見**：意識清明で会話は流暢．起立は可能であるが，複視のため歩行は安定しない．項部硬直なし．瞳孔径は正常で左右不同なく，対光反射も正常．軽度の右眼瞼下垂を認める．右眼はほぼ外下方に固定されており外転のみ可能，左眼の運動障害は認めず．眼振なし．輻輳可能．顔面神経麻痺なし．腱反射正常で左右差なし．四肢麻痺なし．筋トーヌス異常なし．感覚障害なし．指・鼻・指テスト異常なし．眼瞼浮腫なし．眼球突出なし．頸部リンパ節触知せず，甲状腺の腫大なし．胸・腹部に異常所見なし．下腿浮腫なし．
>
> - 複視によって歩行困難をきたしているため，入院の上，検査を進めていくことになった．脳動脈瘤の有無を調べるために，緊急で頭部 MRI 検査を行った．
> - 結果は，脳出血や脳梗塞を疑わせる異常信号なく，MR アンギオグラフィー（MRA）において脳動脈瘤は認められなかった．

　　眼瞼下垂を伴うので心配しましたが，MRA 検査では動脈瘤は認められませんでした．ひと安心です．神経所見上は，構音障害や四肢筋力の低下もなく，重症筋無力症やギラン・バレー症候群を疑わせるものありません．ただし，これらは完全に否定されたわけではないので，注意深く神経症状の変化を見ていく必要があると思います．

　　とりあえず緊急事態ではなさそうだから，じっくり神経所見を考察していこう．右の眼球運動障害と眼瞼下垂があるようだけど，この時点で複視の原因は，神経，外眼筋，眼窩のどこに原因があると考える？

　　顔面外傷の既往歴はないので，眼窩骨折による眼球運動障害は否定的ですし，MRI では眼窩に腫瘍は確認されていません．したがって，眼窩の異常ではないと思われます．すると……？

　　外眼筋が原因である場合は，全身の筋力低下を起こす疾患と，外眼筋のみを侵す疾患に分けるといいかもしれないね．前者の例は重症筋無力症で，後者の例は甲状腺機能亢進症だね．

えーっと……。神経学的所見では右外眼筋以外の筋力低下は認めないので，現時点では，全身性の筋障害を支持する所見はありません。外眼筋自体の障害で眼瞼下垂は起きないので，この症例は脳神経の異常である可能性が高いと思います。

眼球運動障害を考える時には，眼瞼下垂の有無は重要だね。ちょっと補足しておこう。眼瞼は上眼瞼挙筋と上眼瞼板筋の収縮によって挙上するんだ。前者は動眼神経支配で，後者は頸部交感神経支配だね。ホルネル症候群などの交感神経麻痺では，眼球運動障害は認められず，眼瞼下垂は軽度なことが多いんだ。このような神経麻痺による眼瞼下垂は一側性のことが多いけれども，重症筋無力症ではしばしば両側性に起こる。参考になったかな？

この症例は，一側性の眼瞼下垂で眼球運動障害を伴っているので，動眼神経麻痺ですね。

そうあせらずに，もう少し眼球運動の診察所見を詳しく検討しよう。どの外眼筋が障害されているかを見極めて，それから障害された筋の支配神経を推定していこう。

眼球運動は動眼（Ⅲ），滑車（Ⅳ），外転（Ⅵ）神経によってつかさどられています。すると……？

眼球は6つの外眼筋と3つの脳神経によって複雑な動きをするから，「神経―筋―動き」の対応を暗記するのは大変だ。表1と図3を参考にして考えよう。

ありがとうございます。この症例では外転運動は可能なので，外直筋と外転神経は障害されていないようです（表1）。動眼神経か滑車神経のどちらかの異常と思われますが，滑車神経の単独障害では眼瞼下垂は起こらないので，動眼神経が障害されているのは間違いないと思います。

表1 眼球運動をつかさどる外眼筋と支配神経

動き		外眼筋	神経
外転		外直筋	外転(Ⅵ)神経
内転		内直筋	
上転	外上転	上直筋	動眼(Ⅲ)神経
	内上転	下斜筋	
下転	外下転	下直筋	
	内下転	上斜筋	滑車(Ⅳ)神経

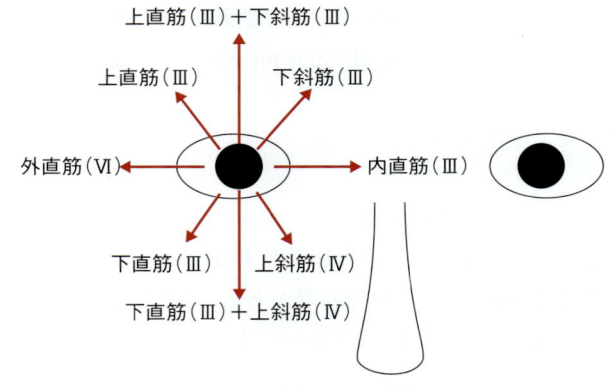

```
                上直筋(Ⅲ)＋下斜筋(Ⅲ)
                       ↑
        上直筋(Ⅲ)  ↖ ↑ ↗  下斜筋(Ⅲ)
                       
外直筋(Ⅵ)←────── ● ──────→内直筋(Ⅲ)

        下直筋(Ⅲ)  ↙ ↓ ↘  上斜筋(Ⅳ)
                       ↓
                下直筋(Ⅲ)＋上斜筋(Ⅳ)
```

図3 眼球運動をつかさどる外眼筋と支配神経

動眼神経の単麻痺か，動眼神経と滑車神経の複合麻痺か。右眼が右下にほぼ固定されているのが興味深いね。動眼神経の単麻痺では，外転神経と滑車神経が優位になるので，外直筋と上斜筋の作用によって患側眼球が外下方を向くんだ。眼球偏位から考えると，動眼神経の単麻痺の可能性が高いかな。ちなみに，滑車神経は脳神経の中で頭蓋内を最も長く走行するから，頭部外傷によって麻痺を起こす頻度が高いんだよ。この症例では外傷の既往はないけどね。

動眼神経の麻痺があるのは間違いなさそうです。

ここで注意してほしいのは，散瞳や対光反射減弱は認められないこと。神経解剖の知識で思い出してほしいのは，眼球運動を支配

する脳神経のうち，動眼神経だけは外眼筋以外にも上眼瞼挙筋と瞳孔括約筋を支配するということ。

👩 では，動眼神経が完全に麻痺すると，眼球運動障害以外に眼瞼下垂と散瞳や対光反射減弱も認められるはずですね。この症例では，眼瞼下垂は認められても，散瞳や対光反射減弱が認められないということは，不完全な動眼神経の麻痺なのでしょうか？

👨 いい指摘だね。動眼神経麻痺の鑑別疾患では，瞳孔所見の有無はとても大切なんだ。散瞳の有無で脳動脈瘤の検査前確率が大きく違うからね。「瞳孔回避則（pupil-sparing rule）」って知ってる？

👩 習ったような……。

👨 心もとないね。瞳孔回避則は，脳動脈瘤による動眼神経圧迫と，虚血性変化による神経障害を鑑別するのに有効なんだ。脳動脈瘤では散瞳や対光反射がない（瞳孔回避がある）のはたったの5％未満なのに対して，虚血性障害でこれらがないのは75％にもなるんだ。

👩 すると，動眼神経麻痺で瞳孔回避が認められれば，脳動脈瘤の可能性がグッと低くなるんですね。興味深いですね。ぜひ，瞳孔回避が起こるメカニズムを教えて下さい。

👨 瞳孔括約筋を支配する副交感神経は，動眼神経束の最外側を走行しているから，動脈瘤による外からの圧迫では高率に障害されるんだ。でも，虚血による神経障害では中心部の脱鞘が主体だから，周辺の副交感神経は障害を免れることが多い。だから，瞳孔回避の有無で麻痺の原因を絞り込めるんだよ。同じ理由から，脳動脈瘤による動眼神経麻痺の場合，外眼筋麻痺による複視よりも，内眼筋麻痺による散瞳と対光反射消失が先行するんだ。

👩 この症例では瞳孔回避が認められるので，脳動脈瘤である可能性はとても低かったのですね。でも，そうであればMRI検査を行

う必要はあったのでしょうか？　だって，瞳孔回避のある動眼神経麻痺では，脳動脈瘤である可能性は5％にも満たないわけですから……。

　検査の選択を考える上で，検査前確率を考慮するのは大切だよね。瞳孔回避のある動眼神経麻痺の例において，脳動脈瘤を有する確率が5％と仮定すると，95％の例では「無駄に」高価なMRI検査を受けたことになるね。でも，本当に「無駄かどうか」は，患者が被る不利益を考慮して決めなければいけない。脳動脈瘤破裂の重大性を考えると，5％は十分高い確率だよ。やはり，緊急の画像検査は必要だったと思うよ。

　そうですね。

Dialogue 3　診断アプローチ

患者データ④（検査所見）

血液検査：随時血糖 164 mg/dL，HbA1c 7.2％，貧血なし，肝機能異常なし，腎機能異常なし，TSHと遊離F4の異常なし，尿糖（＋）だが尿蛋白（－）。
胸部単純X線写真：異常なし。
心電図：左心室肥大の疑い。

　それでは，ここまでの情報をまとめて，最も可能性の高い診断名を挙げてみてくれるかな？

　はい。高血圧の既往を有する中年女性に突然発症した複視です。おそらく動眼神経の単麻痺と考えられますが，滑車神経麻痺も合併しているかもしれません。動眼神経麻痺に関しては，瞳孔回避が認められますので，脳動脈瘤による圧迫ではなく虚血による動眼神経麻痺の可能性が高いと考えられます。頭部MRI検査では動脈瘤や梗塞巣は認められず，血液検査で糖尿病が疑われるのみです。診断は……，頭部MRIに写らないような極狭い範囲の中脳梗塞でしょうか？　動眼神経核と滑車神経核は中脳のごく近いところに存在し，かつ外転神経核は橋

に存在することを考えると，外転運動だけが保たれていることを説明できそうです。

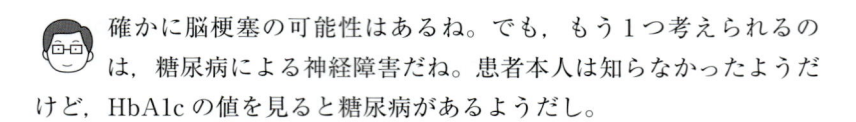

確かに脳梗塞の可能性はあるね。でも，もう1つ考えられるのは，糖尿病による神経障害だね。患者本人は知らなかったようだけど，HbA1cの値を見ると糖尿病があるようだし。

糖尿病で動眼神経麻痺が起こるんですか？

糖尿病性眼筋麻痺というんだよ。神経内小動脈の内膜肥厚のため神経栄養血管の閉塞をきたし，そのため起こる虚血が原因と考えられているんだ。動眼，滑車，外転神経のどれでも障害される可能性はあるんだけど，一般的には動眼神経麻痺が多い。MRIに写らない極小さな脳梗塞の可能性は否定できないけど，状況証拠からは糖尿病性眼筋麻痺を考えたいね。最近のMRI画像の精度は高いから，MRIに写らない梗塞っていうのも……ね。ただし，糖尿病性眼筋麻痺は基本的に除外診断だから確定はできない。

糖尿病性眼筋麻痺だったら，治療はどうするんですか？

自然治癒傾向がとても強いから経過観察だね。多くの症例で，2～3ヶ月以内に症状は完全に回復するんだよ。

患者データ⑤（治療経過）
- 入院して精査が勧められた。テンシロンテストと髄液検査が施行されたが，異常所見は認められなかった。
- 入院後1週間頃から眼球の可動域が広がってきており，複視も改善してきた。入院後2週間の時点で，日常生活に支障ない程度に複視が改善したために退院となった。
- 退院2週間後の外来受診時には，複視は消失し，眼瞼下垂と眼球運動障害も完全に回復していた。
- 外来で，糖尿病に対して経口血糖降下薬による治療が，高血圧に対してはアンギオテンシンⅡ受容体拮抗薬による治療が開始された。

👩 特異的な治療はしていないのに自覚症状も他覚的異常所見も急速に改善しています。やはり糖尿病性眼筋麻痺だったのですね。

👨 その可能性が高いね。脳梗塞による症状であれば，もう少し遷延するか機能不全が残ると思うよ。この症例検討で大切なのは，眼に関わる神経学的所見を再確認することだね。特に，眼瞼下垂と瞳孔回避則の理解が大切。「目は口ほどに物を言う」だね。

👩 眼の診察は大切ですね。ありがとうございました。

Epilogue

診断：糖尿病性眼筋麻痺

- 複視には単眼複視と両眼複視がある。前者は眼科疾患の可能性が高い。
- 両眼複視を訴える場合，眼瞼下垂と瞳孔回避則が重要である。

◆ 参考文献

1) 柴田寿彦(監訳)：マクギーの身体診断学．pp416-426, エルゼビア・ジャパン，2004
2) 小泉俊三(監訳)：10分間診断マニュアル．pp83-86, メディカル・サイエンス・インターナショナル，2009
3) 丸尾敏夫：眼球運動制御とその異常．総合診療 53：2647-2652, 2004
4) 向野和雄, 他：糖尿病の神経眼科．眼紀 46：132-137, 1995
5) 山口喜移, 他：糖尿病性眼筋麻痺9症例．臨床と研究 70：1857-1862, 1993

（佐仲雅樹）

Monologue 24 シナプス

　シナプス間隙では，電気的な信号が神経伝達物質すなわち化学的伝達に入れ替わり，これが後シナプス膜に到達して，再度電気的刺激に変わる。この時，シナプス前線維終末端への電気刺激がある程度の頻度で到達すると発火レベルに達して脱顆粒が起こり，神経伝達物質が放出され後シナプス膜に信号が伝わる。発火レベルに達しない少ない電気信号は，それ以降中枢へ伝えられない。すなわち，軽微な信号は伝わらない。情報を選別している仕組みともいえる。腹痛が間欠的であるのは，この発火レベルに到達する信号が持続しないことによると思われる。

（瓜田純久）

CASE 34

15歳女性「下腹部痛」

Prologue

患者データ①（病歴）

現病歴：15歳女性。2ヶ月前から時々下腹部痛がみられたが，我慢できる程度であったため，放置していた。2日前より増悪したため近医受診し，整腸薬を処方されたが，改善しないため，救急外来を受診した。嘔吐，下痢はなく，発熱もみられなかった。食欲は良好。
既往歴：特記事項なし。

Dialogue 1　主要な鑑別疾患

　15歳か……。内科医が担当する最年少の患者だね。15歳女性の下腹部痛で，鑑別診断としては何が考えられるかな？

　下腹部痛ですから，消化器疾患，婦人科疾患，泌尿器科疾患が考えられます。

　考え方としては，いいね。具体的に疾患名を挙げてみようか。

　嘔吐や下痢がないので，急性胃腸炎は考えにくい気がします。

　頻度から考えると急性胃腸炎はもっとも鑑別すべき疾患といえるね。

　それに，食欲もあります。

　比較的慢性の経過で，食欲に影響がない疾患というと，どんな疾患が考えられるかな？

😊 お腹の調子がよくないのに食べられる疾患ですか？ 炎症性腸疾患は痩せることが多いし……。過敏性腸炎ですか？

🧑‍⚕️ IBS（過敏性腸症候群；irritable bowel syndrome）だね。IBSというと，サラリーマンの疾患のような気がするけど，若い人にも増加傾向にあるよね。

😊 若い人にもストレスが増えているからですか？

🧑‍⚕️ 自分でも，テストの前にはトイレに行きたくなることがあったなあ。

😊 IBSは単純にストレスによる疾患と考えられているのですか？「病は気から」ということですか？

🧑‍⚕️ 現在では視床下部から分泌されるCRH（corticotropin releasing hormone）がトリガーになっていると考えられているんだ。ストレスに反応してCRHが分泌されると，ストレスの種類にかかわらず心拍数が増加して，リンパ組織が萎縮し，大腸運動は亢進することになるんだ。

😊 ストレスの種類は関係ないんですか？

🧑‍⚕️ うん。ストレスという概念を考えたセリエはすごいね。いろんな刺激を実験動物に与えても，同じ障害がみられることを確認しているんだ。

😊 この患者はIBSでもいいような気がしてきました。

🧑‍⚕️ IBSについては2006年にRome Ⅲという新たな診断基準ができたんだ（表1）。

表 1　過敏性腸症候群（IBS）の診断基準

過去3ヶ月間，月3日以上にわたって，腹痛もしくは腹部不快感が繰り返し起こり，下記の2項目以上がある。
1. 排便によって症状が改善する。
2. 排便頻度の変化とともに始まる。
3. 便形状（外観）の変化とともに始まる。

表1を参照すると，この患者はIBSの診断基準を満たしてはいません。

経過が2ヶ月であることと，何と言っても排便との関連がなさそうだよね。他に鑑別疾患を挙げてみようか。

虫垂炎も鑑別する必要があると思います。

この症例は右下腹部痛ではないけど，腹痛の場合には常に虫垂炎を考慮する必要がある。この患者は経過が2ヶ月であることと，あまり強い痛みではない点から，強く疑うことはないけど，虫垂炎は経時的に変化するので，早期に除外することには慎重であるべきだね。これは，経験を積むほど慎重になる感じがするなあ。それでは経過を見てみよう。

Dialogue 2　特徴的な身体所見

患者データ②（身体所見）

- 身長 146 cm，体重 42 kg

バイタルサイン：血圧 92/60 mmHg，脈拍 66 回/min，体温 36.6℃
身体所見：皮膚所見に異常はない。貧血，黄疸なし。心音は純で，雑音なし。呼吸音清。下腹部に手拳大で表面平滑で弾力のある腫瘤を触知。わずかに圧痛あり，反跳痛はない。グル音は正常。

下腹部に腫瘤を触知しているね。この時点で疾患はかなり絞られる気がするね。

👩 はい。若年で下腹部に腫瘤を形成する疾患ですから，消化管疾患はあまり考えなくてもいいような気がします。婦人科疾患を強く疑います。

👨 そうなると問診で聞き忘れたことがあるね。

👩 はい。月経について聞いていませんでした。

Dialogue 3 診断アプローチ

患者データ③（検査所見）

- 診察した医師は骨盤内腫瘤と考え，早速，超音波検査所見を施行した（図 1, 2）。
- 膀胱の背側に，膀胱内の尿よりもやや高エコーで，内部に均一な高輝度領域を含む液体貯留を示唆する腫瘤が認められた。
- 血液検査では WBC 4,600/μL，Hb 13.4 g/dL，CRP 0.1 mg/dL，AST 10 IU/L，ALT 8 IU/L，BUN 8 mg/dL，Cr 0.6 mg/dL と明らかな異常はみられなかった。
- 担当医は婦人科疾患を想定し，再度患者と母親から病歴を聴取することにした。

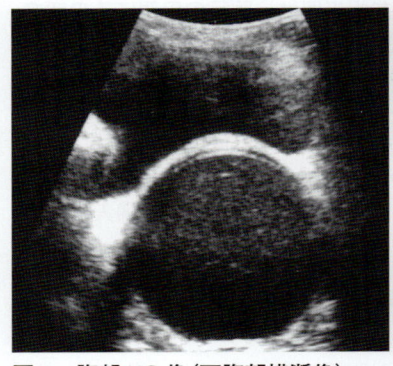

図1　腹部 US 像（下腹部横断像） 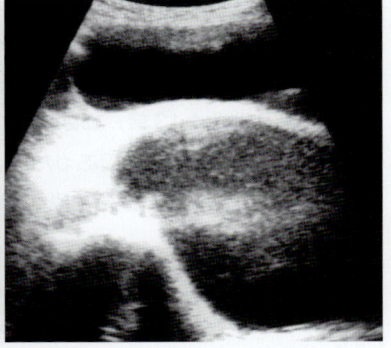　　図2　腹部 US 像（下腹部矢状断）

👩 検査では炎症所見もないんですね。すると卵巣腫瘍が心配です。

難易度 ★★★★★

🧑‍⚕️ 確かに，卵巣腫瘍の若年化傾向は私たち内科医にもよく知られているからね。

👩 すぐに婦人科に診察をお願いすべきでしょうか？

🧑‍⚕️ うーん。臨床現場では悩むところだね。若年女性の心理的負担を考慮すると，もう少し情報を得てから決断したいね。

👩 この超音波画像からは，卵巣腫瘍で間違いないでしょうか？

🧑‍⚕️ 卵巣嚢腫としても矛盾はないと思うけど，それにしては嚢腫下縁がずいぶん下まで及んでいるのが，不自然だね。

👩 どうしてですか？

🧑‍⚕️ 狭い骨盤内に向かって発育するよりも，腹腔内へ発育する方が自然だよね。

Dialogue 4 診断のコツ

患者データ④（治療経過1）

- 超音波検査で卵巣腫瘍を強く疑った担当医は，同行の母親にその旨を伝え，月経についてさらに家族歴について聴取した。
- その結果，これまで患者には月経がないことが明らかとなった。さらに母親の初経は13歳，姉は12歳であったことから，母親は無月経を心配していたとのことであった。
- この時点で，担当医は処女膜閉鎖による腟溜血腫を考え，婦人科受診を強く勧めた。

🧑‍⚕️ 診断がついたようだね。でも，卵巣腫瘍ではなくてよかったね。今後の長い生涯を考えると，開腹手術はできるだけ避けたいところだよね。

👩 15歳の学生さんを婦人科にお願いするのは何だか勇気がいります。

患者データ⑤（治療経過2）

- 婦人科の診察では腟出口部が認められず，処女膜の膨隆がみられた。診察所見と超音波検査所見から，処女膜閉鎖による腟溜血腫と診断された。
- ガス麻酔下で膨隆した処女膜に十字切開を施行したところ，暗赤色のチョコレート状の月経血約600 mLを自然排出した。術後5週間で，自然月経の発来を認めた。

👨 担当医も最初はまったく念頭になかった疾患だったようだね。超音波検査の時点でも，卵巣腫瘍をもっとも心配していたと思うんだ。

👩 自分でも処女膜閉鎖症という疾患は頭にありませんでした。

👨 この疾患は経験すると忘れられないけど，最初に遭遇した場合には診断に難渋するね。

👩 確かに，腹部超音波検査をすぐ施行できたから速やかに婦人科に依頼できましたが……。問診の重要性も再認識させられました。

👨 母親からの情報が大事だったね。

👩 はい。比較的小柄ですが，栄養状態はいいわけですから，内分泌疾患や染色体異常による無月経は考えにくいところです。確かに無月経と診断するには，母親や姉妹と比べると参考になります。

👨 そうだね。母や姉の初経を2年以上過ぎていることは大きな情報だね。それでは処女膜閉鎖症について，調べたことを最後にまとめて下さい。

👩 はい。処女膜閉鎖症は尿生殖洞，ミュラー管の発生異常に起因すると考えられています。その頻度は0.014〜0.024％と報告されていますが，遺伝性はないとされています。月経発来後に潜伏月経のための周期的下腹痛，例えば月経モリミナを訴えるケースが大多数ですが，腹痛，便秘などの消化器症状，あるいは尿閉や頻尿などの尿路系の症状で発症する場合もあることが知られています。

👨 なるほど。思春期になって初めて症状を呈するため，今回のように内科を受診することも少なくないんだね。思春期の下腹部痛では鑑別診断としてはぜひ念頭におくべき疾患だね。

👩 診断には問診と外陰部所見が重要ですが，内科での診察では腹部超音波検査により，嚢腫様に腫大した腟が観察できれば，比較的容易に診断されます。

👨 腹部超音波検査は有用な手段だけど，子宮との連続性が腸管ガスにより観察できない場合もあるよね。この患者は，嚢腫と思われた腫瘤の下縁が恥骨を越えていた点が，腟溜血腫を示唆する所見だったわけだ。どんな治療法が行われているの？

👩 治療は処女膜を切開，内容液を排出させることが一般的です。予後良好であり，再閉鎖や癒着などの報告はまれとされています。

👨 この患者も処置が終われば，ほぼ安心できるんだね。

👩 おそらく，大丈夫だと思います。

👨 最初に受診する診療科は，やはり婦人科が多いのかな？

👩 少し古い報告ですが，11例中小児科2例，婦人科3例，泌尿器科3例，外科2例，整形外科1例という報告がありました（文献7 ☞ p359）。診断に時間がかかったケースもあります。実際に虫垂炎と診断されて開腹手術で診断された症例も報告されています（文献8 ☞ p359）。

👨 うーん。考えさせられるなあ。腹部超音波検査を行っても鑑別が難しかったんだろうなあ。診断までに時間を要するケースはどんな場合かな？

👩 はい。IBSが疑われた症例では，IBSの診断基準が長い観察を必要とするせいか，時間がかかっているようです。

👨 小児科では画像診断を最初から行うのは，いろいろ難しい点もあるからね。それに，腹痛があっても腫瘤を触知しない場合もあるだろうし。

👩 頻度から考えても，腫瘤性疾患を疑って，すぐに腹部超音波検査を行うことはほとんどないと思います。

👨 やはり，問診が重要なんだね。今回は15歳であり，母親や姉妹の情報が診断に大いに役立ったけど，これが11歳頃だともっと診断が難しくなるよね。

👩 はい。近年は月経早発化傾向であることを考えると，小児科を受診する可能性が高くなると思います。

👨 この患者は他の画像診断は行われていないのかな？

👩 はい。腹部超音波検査だけです。

👨 他の画像診断でみられる所見について，調べてくれるかな？

👩 はい。腹部超音波検査でも，典型例では，囊腫性腫瘤内部に鏡面像を呈するとされています。これは血球成分と血漿成分が分離するためとされています。MRIは超音波検査と同様に，任意の方向からの観察が可能であり，解剖学的異常所見を把握しやすく，貯留液体の性状も評価が可能であり，処女膜閉鎖症にはもっとも診断的価値が高いとされています。慢性期血腫はT_1強調画像，T_2強調画像ともに高信号，

あるいは T_1 強調画像で高信号，T_2 強調画像にて低信号として描出されることが報告されています（文献9 ☞ p359）。これは，T_1 強調画像，T_2 強調画像の高信号は met Hb により，T_2 強調画像の低信号は血清と分離した血餅成分やヘモジデリンの常磁性体効果によると言われています。

よく調べてくれたね。この患者では，経過が長いことから考えると，おそらく T_1 強調画像，T_2 強調画像ともに高信号を呈しただろうね。腹部 CT はどうかな？

腹部 CT は若年であることから，被曝の問題もあって，積極的には勧められないとする報告が多いようです。

年齢，症状，診断，治療において内科，小児科，婦人科，外科，泌尿器科など実に多くの診療科を受診する可能性のある疾患だね。内科医が診療する場合，思春期の下腹部痛においてはぜひとも念頭に置く必要があることを改めて痛感しました。

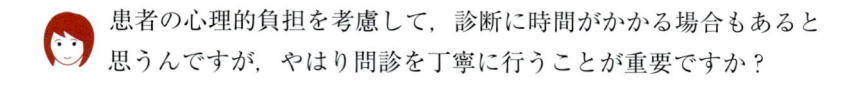

患者の心理的負担を考慮して，診断に時間がかかる場合もあると思うんですが，やはり問診を丁寧に行うことが重要ですか？

その通りだけど，診察室の状況など問診で聞きにくい場合もあるね。腫瘤が明らかでない場合も，年齢と無月経がある場合には，腹部超音波検査を施行することが大事かな。

ありがとうございました。この超音波画像は忘れないと思います。

Epilogue

診断：処女膜閉鎖症

- 下腹部痛を主訴とする思春期女性では，月経の有無を必ず確認。その際，母，姉などの初経年齢が参考になる。
- 虫垂炎，卵巣腫瘍との鑑別が重要。

- 外陰部所見が重要であるが，内科では腹部超音波検査で嚢腫様に腫大した腟が観察できれば，比較的容易に診断できる。

◆ 参考文献

1) Vale W, et al：Characterization of a 41-residue ovine hypothalamic peptide that stimulates secretion of corticotropin and beta-endorphin. Science 213：1394-1397, 1981
2) ハンス・セリエ 著，細谷東一郎 訳：生命とストレス．工作舎，1997
3) Di Lorenzo C, et al：Childhood functional gastrointestinal disorders：child/adolescent. In：Drossman DA(ed)：Rome III：The Functional Gastrointestinal Disorders. 3rd edition, pp723-777, McLean, VA, Degnon Associates Inc, 2006
4) 竹下茂樹，他：処女膜閉鎖症の2例．日産婦東京会誌 36：405-408，1987
5) 田中昭一，他：腟閉鎖症（処女膜閉鎖症）の臨床．思春期学 7：263-268，1989
6) 司馬正浩，他：処女膜閉鎖症の1例．産婦人科の実際 53：151-154，2004
7) 高橋直樹，他：子宮溜血腫および腟溜血腫を認めた処女膜閉鎖症の1例．青森臨産婦誌 8：22-25，1993
8) 濱田徹，他：右下腹部痛を主訴とした処女膜閉鎖症の1例．臨外 61：523-526，2006
9) Togashi K, et al：Endometrial cysts：diagnosis with MR imaging. Radiology 180：73-78，1991

(瓜田純久)

Monologue 25　診断ミスを減らすための科学

　Case 17(☞ p163)では，さまざまなバイアスによって診断ミスが起こることを紹介した。医学教育学の分野では，以前から「診断推論」という分野のトピックがあり，その学問的な枠組みで，正しい診断を下すためのアプローチ法が研究されてきた。しかしながら，逆に「診断ミスを減らすための科学」という枠組みで捉え直すことも大切であり，むしろその方が患者安全の視点からみた場合はより重要である。

　実際，欧米では最近の数年間に，「診断ミスを減らすための科学」に関する英知の蓄積が急速に進んでおり，医学教育や看護教育への導入が始まっている。この中でのキーワードとしては，「メタ認知」や「クリティカル・シンキング」などがある。最近筆者は，診断ミスを減らすためのスキルを効果的に獲得する方法について，認知心理学，スポーツ心理学，座禅，スピリチュアリティーなどの分野を総合的に動員しながら，日本人向けのワークショップ・プログラムを開発中である。このようなスキルを備える医師を数多く養成することで，より安全で良質な臨床現場が実現できることを期待している。このプログラムに興味のある方は筆者まで連絡をいただきたい(e-mail：tokuyasu@orange.ocn.ne.jp)。

(徳田安春)

CASE 35 ★★★★★

63歳男性「食後の一過性意識障害」

Prologue

患者データ①（病歴）

現病歴：63歳男性。（同伴した友人の話によれば）当日の19時頃から，患者と友人の2人で，飲食店の座敷で食事をしていた（ビール中瓶1本と焼肉定食）。20時頃食事が終わり席を立とうとしたところ，患者が急に崩れ落ちるように倒れこんでしまった。友人が患者を仰向けにし，呼びかけてみたが開眼しなかった。痙攣は認められなかった。店主に救急車を要請してもらい，救急外来に搬送された。

救急隊員の報告：20時21分に現場到着，20時37分に出発。搬送中の意識レベルはJCS-300で，バイタルサインは血圧140/88 mmHg，脈拍110回/min（心電図モニター上は洞調律），呼吸数20回/min，酸素飽和度97％（100％酸素5Lマスク）。搬送中，20時42分に患者の意識が回復した。20時47分に病院到着。

Dialogue 1 失神か否か？

「急に意識を失くして倒れて救急車で来院したが，病院に到着する前には意識が戻っていた」といったような例は，救急外来で時々経験するよね。

一過性意識障害，つまり失神（syncope）の症例ですね。私も最近経験しました。その時は，一過性脳虚血発作（TIA；transient ischemic attack）を疑って緊急で頭部CTを撮ろうとしたら，指導医の先生に「失神の原因がTIAであることは少ないから，緊急でCTなんて撮る必要はない」と注意を受けてしまいました。

よくある話だね。その先輩の指摘は正しい。だけど，君の言った「一過性意識障害＝失神」は正しくない。

えっ，違いますか？

誤解があるようだから，最初に「一過性意識障害」と「失神」の違いを説明しよう。意識障害には覚醒障害と意識内容の変化という，2つの側面があることは知っているよね。

はい。覚醒障害とは「意識がある／ない」といった意識レベルのことですよね。意識内容の変化とは「興奮状態」とか「意思の疎通ができない」とか，よくせん妄の時にみられる状態ですね。

そうだね。今回は意識消失の症例だから，覚醒障害に焦点を絞ろう。正常な覚醒状態は，脳幹にある網様体賦活系が発する覚醒のインパルスを，両側大脳半球が受信することによって維持される。つまり，覚醒障害が起こるということは，脳幹から覚醒インパルスが出ないか，両側の大脳がインパルスを受け止められない場合といえる。

脳幹部の障害か，びまん性の大脳半球の障害ということですね。

別の言い方をすれば，一側性の大脳半球病変や橋下部以下に限局する病変は，原則的に意識障害を起こさない。そこでTIAの話になるけど，TIAで意識障害が起こるためには，脳幹部か両側大脳半球の虚血がなければならないことになるね。椎骨脳底動脈の狭窄で脳幹虚血が起これば，まれに一過性に意識障害を起こすことはある。一方で，広範な大脳半球の血流低下が起こるには，2本の椎骨動脈と2本の内頸動脈のうち，最低2本に高度な狭窄が必須だろうね。これは，超レアケースだよ。

なるほど。

簡単に言えば，一過性意識障害の原因は，広範な脳の可逆的異常で起こるということ。では，原因として，どんな病態を考える？

そうですね。例えば，脳ヘルニアは意識障害を起こしますが，一過性であるとは考えにくいし……。

脳の実質的ダメージではなく，一時的な機能障害を考えるといいんだ。脳の活動は血流，酸素，ブドウ糖によって支えられていることを思い出そう。つまり，脳全体の低灌流，低酸素血症，低血糖などが挙げられるね。

なるほど。そうであれば，高カルシウム血症などの電解質異常，尿毒症などの代謝性脳症，てんかんも原因として挙げられます。

その通り。ここで，一過性意識障害の機序を整理すると，脳全体の灌流低下，電解質異常，代謝性・薬物性因子による全脳の機能障害，そして椎骨脳底動脈狭窄によるTIAとなるね。そこで，失神の話に戻ろう。失神の定義は知ってる？

単純に「一過性の意識障害」だと認識していましたが……。

そうではない。失神には，もっと正確な定義があるんだ。それは，1)突然に起こる一過性意識消失発作，2)筋緊張（トーヌス）の消失のため患者はその場に倒れる，3)特別な処置や治療をしなくても速やかに後遺症を残さず回復する，というものだ。「一過性」とは，数秒から数分の持続時間であり，10分以上の意識障害は失神と言いがたい。

厳密な定義があるんですね。失神症状のイメージがわいてきました。

この定義に当てはまる機序は，ほとんどの場合，一時的な血圧低下による，可逆的な脳全体の灌流低下だよね。

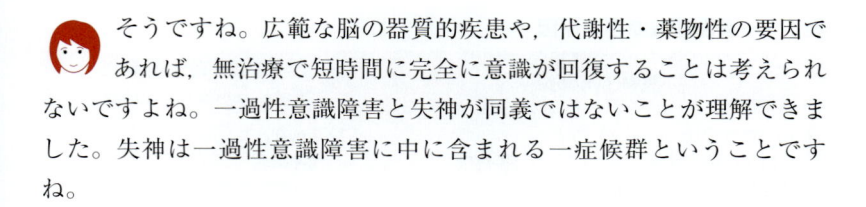

そうですね。広範な脳の器質的疾患や，代謝性・薬物性の要因であれば，無治療で短時間に完全に意識が回復することは考えられないですよね。一過性意識障害と失神が同義ではないことが理解できました。失神は一過性意識障害に中に含まれる一症候群ということですね。

そういうこと。

でも，なぜ，わざわざ「一過性意識障害」と「失神」を区別するのですか？

失神であると見極められれば，鑑別疾患がグッと絞り込まれてくるからだよ。意識障害の鑑別疾患は多岐にわたるけど，失神だと断定できれば，一過性の血圧低下を起こす状態や疾患を考えればいいからね（表1）。先ほどの定義を覚えていれば，失神の認識は容易だよね。ちなみに，TIA は非失神性発作（non-syncopal attack）に分類される。脳幹部の TIA は必ず局所神経症状を伴うので，意識障害だけの TIA はないんだよ。

でも，TIA の場合，患者が病院に来た時には，症状や神経所見はなくなってますよね。脳幹部の TIA か失神かの区別はどうやってつければいいのでしょうか？

意識消失の前に，めまい，呂律がまわらない，複視などの脳幹部症状がなかったかどうか，丁寧に問診するしかないね。でも，基本的に TIA による意識障害はまれだから，病歴で脳幹部症状が確認できない場合は，まず「失神」として鑑別診断を行うことだね。

TIA は一過性意識障害の鑑別疾患リストの末席ということですね。

そういうことになるね。では，そろそろ，症例検討に入ろう。一過性意識障害の診断は，失神と非失神性一過性意識障害とを区別

表 1　一過性意識障害の原因

失神(syncope)	非失神性一過性意識障害 (non-syncopal attack)
1) 起立性低血圧 　・自律神経の異常 　　純型自律神経失調症 　　神経内科疾患(パーキンソン病など) 　　代謝疾患(糖尿病性ニューロパチーなど)など 　・薬剤性 　　アルコール，降圧薬，硝酸薬など 　・循環血液量減少 　　脱水，出血など 　・その他 　　食後低血圧など 2) 神経調節性失神 　・血管迷走神経反射 　・頸動脈洞過敏症候群 　・状況失神 　　排尿・排便失神 　　嚥下性失神 　・咳嗽失神 3) 心原性 　・不整脈：洞不全症候群，房室伝導障害，心室頻拍，上室性頻拍など 　・心疾患：大動脈弁狭窄症，閉塞性肥大型心筋症，急性冠症候群，肺塞栓症など 4) その他 　・鎖骨下動脈盗血症候群 　・過換気	1) てんかん 2) 代謝障害 　・低酸素血症 　・低血糖 　・電解質異常 　・ウェルニッケ脳症 　・尿毒症 　・肝性脳症など 3) 脳血管障害 　・クモ膜下出血 　・椎骨脳底動脈系の一過性脳虚血発作(まれ) 　・頸動脈起源の一過性虚血発作(極めてまれ) 4) 薬物中毒 5) 心因反応 　ヒステリーなど

することから始まる。この症例は失神だと思う？

　おおむね失神の定義に合致するようですが，30分以上意識を失ってという点は当てはまりません。もしかしたら，アルコールの影響で意識障害が遷延したのかもしれませんが……。

　失神とは断定できないね。広く，「一過性意識障害」として考えていこう。ただ，無治療で意識が回復していることを考えると，低血糖，電解質異常，代謝性脳症，薬物中毒なんかは否定的だね。

Dialogue 2　緊急性の高い疾患

患者データ②（問診と身体所見）

問診：意識がなくなる前には，不快感，嘔気，発汗といった症状はなかった。立ち上がろうとしたら，急に眼の前が暗くなり，頭がスーッと軽くなって意識がなくなった。それから救急車内で意識が戻るまでのことは覚えていない。頭痛はなく，呼吸困難はない。発作前に極端に首を動かしたことはなかった。20年ほど前に高血圧を指摘され，一時期，数年ほど降圧薬を内服していたが，自己判断で中止した。5年前の健診で高血糖を指摘されたが放置し，その後は検査を受けていない。喫煙は60本/日を38年間。機会飲酒。常用薬なし。突然死の家族歴なし。

バイタルサイン：体温36.3℃，血圧148/90 mmHg，脈拍104回/min・整，呼吸数は14回/min，SpO_2 97%（room air）

身体所見：意識は清明で会話は流暢。項部硬直なし。瞳孔径は正常で左右不同なく，対光反射も正常。眼瞼下垂や眼球運動障害は認めず。眼振なし。顔面神経麻痺なし。腱反射正常で左右差なし。病的反射なし。四肢の筋力低下なし。筋トーヌス異常なし。感覚障害なし。指-鼻-指テスト異常なし。眼瞼結膜に貧血なし。眼球結膜の黄染なし。頸静脈の怒張なし。右頸動脈雑音を聴取する。心雑音，過剰心音，ラ音は聴取しない。腹部は平坦で軟らかい。下腿浮腫なし，下腿の把握痛なし，下腿に静脈瘤を認めず。

「一過性意識障害」で最も緊急性の高い疾患といったら何だろう？

えーっと，表1を参考にしますと，クモ膜下出血，急性冠症候群，肺塞栓ですね。

そうだね。急性冠症候群の20%弱と，肺塞栓の10%程度は失神で発症するといも言われているしね。クモ膜下出血も要注意だね。発症直後に意識を失った場合は，頭痛のことを覚えていない場合があるからね。では，それらの疾患について，本症例の問診と身体所見からどう考える？

無治療で放置された糖尿病と高血圧がありそうだし，かなりのヘビースモーカーでもあるので，動脈硬化のリスクは高いと思います．意識消失発作前後で，頭痛，胸痛，呼吸困難といった訴えはありません．バイタルサインでは，軽度の高血圧を認めますが，血圧と酸素飽和度は正常です．急性冠症候群や肺塞栓を示唆するものはありません．項部硬直はなく，動脈瘤を疑わせる動眼神経麻痺所見はありません．右頸動脈雑音は，動脈硬化に関連した基礎疾患を示唆しているかもしれません．下腿においても，深部静脈血栓症を疑わせる所見はありません．

では，血液検査や心電図などの緊急検査の結果を見てみよう．あと，頭部CTも必要だろうね．失神の診療ガイドラインでは，「神経学的異常所見のない失神患者には頭部CTは不要である」というコンセンサスが得られているけれども，今回の症例は失神とは言い切れないから，CTでクモ膜下出血は否定すべきだろうね．

患者データ③（検査所見1）

頭部CT：クモ膜下出血なし，mid-line shiftなし，粗大病変なし．

血液検査			
	・WBC 8,800/μL ・Hb 15.2 g/dL ・Plt 25×10^4/μL ・T-P 7.4 g/dL ・T-Cho 261 mg/dL ・HDL-C 39 mg/dL ・TG 360 mg/dL ・LDL-C 150 mg/dL （= 261 − 39 − 360/5），	・UN 12 mg/dL ・Cr 0.8 mg/dL ・Na 142 mEq/L ・K 5.1 mEq/L ・Cl 108 mEq/L ・CRP 0.4 mg/dL ・随時血糖 262 mg/dL ・HbA1c 6.5% ・CK 100 IU/L, ・CK-MB 8 IU/L	・トロポニンT 　< 0.1 μg/L ・D-ダイマー 0.5 μg/mL（動脈血ガス分析） ・pH 7.445 ・PCO$_2$ 31 mmHg ・PO$_2$ 92.9 mmHg ・HCO$_3^-$ 21.0 mEq/L

胸部単純X線写真：心胸郭比52%，肺うっ血なし．

心電図：心拍数72回/minで洞調律．左室肥大あり．心筋虚血を示唆するQ波やST-T変化は認めない．

CTの結果ですが，まずクモ膜下出血はないようです。もちろん完全に否定はできませんが，頭痛の訴えもないので緊急に腰椎穿刺を行う必要はないと思います。症候性てんかんのfocusとなるような所見もなさそうです。心電図や生化学検査の結果から，急性冠症候群の可能性も低いと思います。

　　肺塞栓症の可能性はどうかな？

　　深部静脈血栓症を疑わせる所見はありません。また低酸素血症は認めないし，かつ感度の高いD-ダイマーが陰性であることから，否定的だと思います。

　　急に立ち上がった時に意識を失くすというのは，肺塞栓症を思わせるパターンだけど，失神を起こすような肺塞栓であれば，肺動脈の閉塞は50％以上と高度であるはずだ。意識回復後の安定した状態を見ていると，肺塞栓症の可能性は低そうだね。

Dialogue 3　診断アプローチ

　　緊急事態でもないし，非失神性発作の可能性も低そうだから，「失神」として考えてみようか。失神の鑑別には，前駆症状の有無と，発作直前にとった行動と姿勢が非常に大切になってくるよね（表2）。問診や検査結果で気づいた点は？

　　神経調節性失神の誘因となるものはなさそうです（表2）。飲酒と食事後に立ち上がって起こったという点からは，起立性低血圧が疑わしいと思います。HbA1cが高値であり，糖尿病性自律神経障害の関与もあるかもしれません。その他，貧血はなく，血糖も電解質も正常です。

　　食後の起立性低血圧はありうるね。ただ，30分以上も意識を失くしていたのは解せないけどね。

表2　失神の機序と誘因

1) 起立性低血圧
　自律神経異常，循環血液量の絶対的・相対的減少による。
　・起立後
　・食後
　・降圧薬の開始・増量
　・貧血
2) 神経調節性失神
　最も高頻度である。日常の動作・行為によって迷走神経刺激や静脈還流減少するために起こる。発作前の腹部不快感や，発作後の嘔気・冷汗があれば，神経調節性失神の可能性が高くなる。
　・血管迷走神経反射：採血などの医療行為，疼痛，不快な光景や臭い，長時間の立位や座位，不眠・疲労・恐怖などのストレス。
　・頸動脈洞過敏症候群：頸部の回旋，圧迫，過伸展（着替え，運転，荷物の上げ下ろし，きついネクタイ）。
　・状況失神：排尿（アルコール摂取後に多い），排便（いきみ），嚥下（食道内圧上昇），咳そう（気道内圧・胸腔内圧上昇）。
3) 心原性
　最も予後不良。器質的心疾患や不整脈による心拍出量の減少によって起こる。
　・臥位または労作時の失神は心原性を強く示唆する。
　・突然死の家族歴。
　・重症心疾患の既往。
4) その他
　・鎖骨下動脈盗血症候群：上肢を動かした後。
　・過換気 PCO_2 低下による脳血管抵抗の上昇によって起こる。

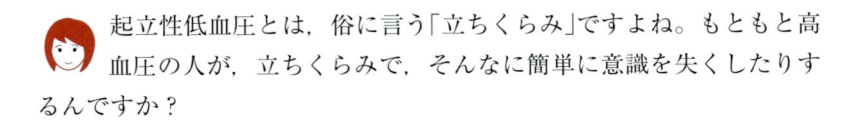

起立性低血圧とは，俗に言う「立ちくらみ」ですよね。もともと高血圧の人が，立ちくらみで，そんなに簡単に意識を失くしたりするんですか？

仰臥位から立位になると，約500〜800 mLの血液が胸腔内から下腿や腹部に移動するため，心臓への還流が約30%減少するんだ。それに，食後には，腸管へ分布する血流が増えるから血圧が下がる。通常は自律神経反射で過剰な血圧低下を抑制できるし，脳血管には，収縮期圧が70〜150 mmHgの範囲内で脳血流を一定に保つ自動調節機能がある。でも，高血圧患者や高齢者では，神経反射制御機能や脳血流調節機能が低下していることがあるから，起立後や食後に失神を起こしやすいんだ。この患者の場合は，ビールも飲み，さらに食事後に急に立ち上がったものだから，脳灌流圧が下がった可能性はあるね。

🧑‍🦰 いくつかの因子が重なったのですね。

👨‍⚕️ 可能性としては起立性低血圧が考えやすいけど，生命予後という点では心原性失神が重要だから，心臓疾患について，さらに精査が必要だね。

患者データ④（検査所見2）

- 来院時の診察と検査の結果から，起立性低血圧による失神が最も疑われた。しかし，意識消失時間が長く，失神としては非典型的であったため，入院の上，精査を行うことになった。
- ベッドサイドで体位変化に伴う血圧変動が評価された。仰臥位では血圧 152/88 mmHg，続いて立位として3分後には血圧 134/94 mmHg と低下傾向を認めたが，めまいやふらつきといった症状は認められなかった。
- 入院後，心原性失神の可能性に関して心臓超音波検査と24時間心電図が行われたが，問題となる所見は得られなかった。

👨‍⚕️ 起立性低血圧を評価するには，仰臥位・座位から立位へ体位変換させて血圧の変化を見るんだ。受動的起立試験と能動的起立試験があるんだ。受動的起立試験（HUT：passive head-up tilt）はイソプロテレノール静注を行う方法もあり，人手を要するし，偽陽性の問題もある。現場では，能動的起立試験がいいでしょう。それには特に一定の方法や基準はないけど，起立後1分ごとに測定して，3分以内に収縮期圧が20 mmHg以上もしくは拡張期圧が10 mmHg以上低下した場合を有意とすることが多い。

🧑‍🦰 有意な低下ではありませんが，起立性低血圧の傾向がありそうです。やはり，アルコール摂取と食後という因子が加わって，起立直後に大きく血圧が低下したのだと思います。一方で，心原性失神は否定的です。

👨‍⚕️ あとは，なぜ意識障害が遷延したかがわかれば納得できるけどね。

🧑‍🦰 そういえば，身体所見で，右の頸動脈雑音が聴取されましたよね。もしかすると，右の内頸動脈に高度の狭窄があるのではないでしょうか？ そうであれば，起立後に低下した脳血流が回復するのに時間がかかってしまい，そのせいで意識障害が遷延したのかもしれません。

👨 なるほど，その可能性はあるかもしれないね。

患者データ⑤（検査所見3）

- 右頸動脈雑音に対して頸動脈超音波検査を行ったところ，左右の内頸動脈に高度な狭窄が認められた。
- MRアンギオグラフィー（図1）が追加され，両側内頸動脈と右中大脳動脈に有意な狭窄が確認された。治療目的で血管外科へ転科となった。

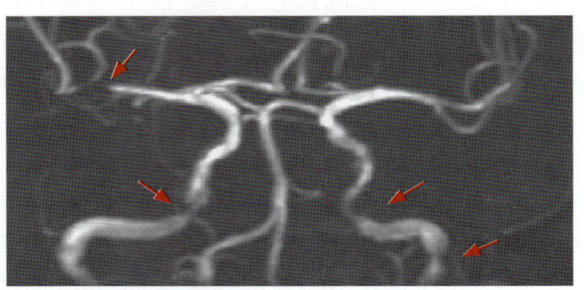

図1　頭部MRアンギオグラフィー
左右の内頸動脈と右中大脳動脈の狭窄が認められる（矢印）。

👨 最初に話していた「超レアケース」だったんだね。

🧑‍🦰 右だけではなく左の内頸動脈にも高度の狭窄があったんですね。ということは，結局，今回の症例は内頸動脈のTIAだったのでしょうか？

👨 微妙だね。でも，病態の説明は可能だよ。アルコールと食事に関連した起立性低血圧が意識障害のトリガーだったんだろう。健常人であれば意識消失にまで至らない程度の血圧低下でも，両側の内頸動脈狭窄のせいで，容易に両側大脳半球が高度虚血状態になり，かつ血流の回復も遅れたんだろうね。

Dialogue 4 頭部画像検査

🧑‍🦰 やはり，失神であろうとなかろうと，一過性意識障害例では，頭部の画像検査が必須ですね。

👨 それは違うよ。最初から「超レアケース」を意識してたくさんの検査を行うのは，非効率的だし医療資源の無駄遣いだ。論理的な思考に基づいて考えていけば，不要な検査をせずに，妥当な結論に至るはずだよ。

🧑‍🦰 そうでしょうか……？

👨 今回の症例を振り返ってみてごらん。まず，一過性意識障害が，失神か非失神性発作を区別することから始めたよね。でも，意識消失時間が長いという点で，明確に区別できなかった。失神と断定できなかったから，クモ膜下出血を除外するために頭部 CT を行ったわけだ。

🧑‍🦰 ガイドラインでいう「失神であれば頭部 CT は不要」の裏返しですね。

👨 頭部 MRI 検査も，論理的な考察に基づいて適応を判断したよね。起立性低血圧が意識消失のトリガーだとしても，それだけでは意識消失の遷延を説明できないから，何かプラスアルファがあるはずだと考えた。そこで，頸部の聴診所見から内頸動脈狭窄を疑い，そのために必要な MRI 検査を追加して，プラスアルファ，すなわち内頸動脈狭窄を診断するに至ったわけだ。「何かが見つかるだろう」といった曖昧な目的で，闇雲に検査してはいけない。論理的な推論の結果，「○○を見つけるため」または「△△を否定するため」というように明確な目的をもって検査すべきだよ。

🧑‍🦰 そうですね。そう考えてみると，一過性意識障害が失神か否かを判断することが大切だということがわかります。

区別ができなければ、今回のように、広く「一過性意識障害」として考え、危険な疾患から除外していくこと。そして、どういう点で「一過性意識障害」と「失神」の区別がつかないかを考えると、診断のヒントになると思うよ。

わかりました。ありがとうございます。

Epilogue

診断：両側内頸動脈狭窄症

- 一過性意識障害は、まず失神か非失神性発作を区別する。
- 一過性意識障害の原因として、最初からTIAを疑う必要はない。
- 一過性意識障害の鑑別疾患において最も重要なのは、問診と身体所見である。

◆ 参考文献

1) 失神の診断・治療ガイドライン．Circ J 71(suppl Ⅳ)：1049-1101, 2007
2) 内山富士雄：TIAは一過性に意識消失を起こすのか？ 治療 88：1125-1129, 2006
3) 高木誠，他：失神とその前兆の4症例．JIM 4：376-383, 1991
4) 上田剛士：失神の入院へのアプローチ．レジデントノート 10：630-637, 2008

（佐仲雅樹）

Monologue 26 　腎梗塞に左右差はあるのか？

　腎動脈は上腸間膜動脈分岐部の約1cm尾側で腹部大動脈から左右同じレベルで分岐する。左腎動脈の分岐角度は矢状断で90度よりやや大きく、背側に向かって横走する。右腎動脈の分岐角度は矢状断で約60度であり、やや腹側に向かうが、すぐに下大静脈背側を通り、やや尾側背側に向かう。誤嚥性肺炎が右側に多いように、腎外塞栓物質による腎梗塞も分岐角度の小さい右側に多いという報告もある（草場哲郎，他：日本臨牀 64：473-476, 2006）。しかし、全体では左右差がないとする報告もあり（佐藤英一，他：西日泌尿 60：31-33, 1998），腎動脈内で形成された血栓が内腔を閉塞する場合が多いことがうかがわれる。

（瓜田純久）

CASE 36

35歳女性「両下腿浮腫と両下腿痛」

Prologue

患者データ①（病歴）

現病歴：35歳女性。生来健康であった。5ヶ月前から健康食品会社のレトルト食品ダイエットメニューを開始。3ヶ月前から食欲不振，全身倦怠感，両下肢痛が出現，徐々に増悪した。2ヶ月前から両下腿浮腫，四肢末梢の感覚障害も出現したため近医受診。甲状腺機能低下症と診断されたが，放置していた。1ヶ月前から上肢のむくみ，息切れ，動悸が加わり，腓腹筋の圧痛を伴う疼痛も出現した。最近では起立や歩行が困難となったため救急外来を受診した。

既往歴：その他特記すべきことなし。薬剤，食物アレルギーなし。

生活歴：最近1ヶ月間に5kgの体重増加を認めた。喫煙は20本/日を13年，飲酒はビール350mL/日を9年。

システム・レビュー：消化器系，精神系，生殖器系，耳鼻咽喉科系，眼科などにおいて，特に自覚症状なし。

Dialogue 1 主要な鑑別疾患

🧑 今回は，両下腿浮腫と両下肢痛を訴える症例を検討してみましょう。込み入った症状を訴えているね。簡単に整理するとどうなりますか？

👩 はい。1ヶ月毎に症状が進行しているようです。まず浮腫の訴えと疼痛・感覚異常の2つの要素があると思います。浮腫は2ヶ月前から緩徐に進行し，最近1ヶ月で5kgの体重増加，これに動悸・息切れが加わります。疼痛・感覚障害も下肢から始まっているようです。筋肉の圧痛を伴う疼痛は浮腫の随伴症状だけで説明がつくか，筋力の低下と関係があるかなどが問題解決の糸口になりそうです。

🧑‍⚕️ その2つの要素に分けたのはよい着眼点です。できればそれらが1つの病因で説明がつけば，さらによいと思うのですが，鑑別診断としてはどのような疾患を考えますか？

👩 鑑別疾患としては，心不全ですが，その原因に感覚障害を伴うものがあるとぴったりですね．浮腫や疼痛，感覚障害についてもう少し問診してみたいですね．その他，内分泌疾患，特に甲状腺疾患は診断されていますが加療はされていないようですので，再確認が必要です．鑑別すべきと思います．

🧑‍⚕️ 若年ですが糖尿病など代謝性疾患や感染症，先天性疾患も考慮に入れておきましょう．それでは，その2つの要素について少し詳しく問診してみましょう．

患者データ②（問診）

- 浮腫は両下肢から始まり，大腿まで徐々に上行し，その後，両上肢の浮腫が出現した．浮腫は足背，脛骨前面で著しく，容易に圧排され，ゆっくり戻る．
- 痛みは足背部や腓腹部に針で刺すような痛みから鈍痛までさまざまで，持続時間は長くて数十分程度，下肢腓腹部の圧痛も出現していた．
- 感覚障害は，温痛覚低下・鈍麻で対称性に足から始まり，次に手へ進んで，徐々に下肢，上腕の中枢側に上行した．

👩 浮腫の機序を推測する上で何に着目すればよいでしょうか？

🧑‍⚕️ まず，両側性（全身的）か片側性かを見分けます．この症例の場合は両側上肢にも浮腫が認められますが，両側性（全身的）であれば全身性疾患を考え，両下肢の浮腫であれば総腸骨静脈合流部から下大静脈下部より頭側の閉塞・狭窄病変を考えます．この浮腫は圧痕を残す指圧痕性浮腫（pitting edema）で時間は明確に記載してありませんが，ゆっくり（20秒以上かけて）復帰するので「遅い浮腫 slow edema」と言われ，心不全などの静脈圧上昇を伴う浮腫が該当します．「早い浮腫 fast edema」で代表的なものは低蛋白血症（低アルブミン血症）を伴う浮腫で

す。リンパ浮腫では圧排されないことが多く，粘液水腫（myxedema）でもゴムのような硬さを呈する non-pitting edema です。

身体所見を見てみましょう。

Dialogue 2　特徴的な身体所見

患者データ③（身体所見1）

- 身長 168 cm，体重 65 kg
- **バイタルサイン**：血圧 114/62 mmHg，脈拍 110 回/min・整，呼吸数 20 回/min，体温 36.7℃，SpO_2 95%
- **身体所見**：意識清明で，表情，会話正常。貧血なし。黄疸なし。甲状腺は硬化，腫脹，腫瘤を認めない。頸静脈怒張を認める。心音はⅡ音の亢進とⅢ音，胸骨右縁第3肋間に Levine 2/6 度の収縮期雑音を聴取した。呼吸音は右下肺野で減弱を認めるが，湿性ラ音は聴取しない。腹部は平坦で肝脾触知せず。末梢は温かく，下肢に強い四肢浮腫を認めた。体幹・四肢筋力は左右差なく，徒手筋力試験 4/5 程度。腱反射は全般に減弱していたが，左右差，病的反射はなし。四肢末梢，臍周囲に温痛覚低下を認めた。位置覚，振動覚に異常は認められない。

感覚異常についてはどうでしょうか。

感覚異常はグローブ・ストッキング型（左右の手袋や靴下で覆われる部分）の温痛覚鈍麻で疼痛を伴っており，腱反射は減弱しているため，多発性末梢神経障害と考えられます。運動神経麻痺症状は，筋力検査からは，はっきりしませんが，起立，歩行困難があるため運動神経麻痺は存在すると考えられます。

多発性末梢神経障害として鑑別すべき病態・疾病は，1）ビタミン欠乏症（B_1，B_{12} 群），2）薬物中毒（INH，キノフォルムなど），3）代謝異常（糖尿病，尿毒症，アルコール症），4）遺伝性疾患（遺伝性運動感覚性ニューロパチー；シャルコー・マリー・トゥース病など），5）炎症性疾患（ギラン・バレー症候群），6）傍腫瘍（癌性）症候群があります。

🧑‍⚕️ 頻脈が認められ，Ⅲ音が聴取され，脈圧はやや開大しています。頸静脈拡張が認められていますが，診察上，定量的な目安がありますか？

👨‍⚕️ 内頸静脈圧は縦隔内大静脈圧すなわち中心静脈圧をある程度反映します。一般に胸骨体部と胸骨柄の接合部である胸骨角は，右房と上大静脈接合部の5cm上方とされていますから，背中をまっすぐにした場合，内頸静脈波動が観察された所から胸骨角までの距離を測定してその距離に5cmを加えれば中心静脈圧の目安になります。内頸静脈は胸鎖乳突筋の後ろに隠れているため，その波動を見るには胸骨角から5〜7cm上方でないとはっきりしないので，もし頸静脈怒張が見えたら中心静脈圧は10cm以上あることになり，その圧は高値になるわけです。頸静脈もa波，v波があり，血液にも比重があるので，おおよその目安として考えておきましょう。

🧑‍⚕️ よくわかりました。呼吸音は右下肺野で減弱していますが，ラ音は聴取されません。胸水貯留が考えられます。
　循環動態としては，体重増加，浮腫，頸静脈怒張などからも心不全を考えたいと思います。

👨‍⚕️ 循環動態の把握としてはよいでしょう。では，検査結果を見てみましょう。

Dialogue 3　特徴的な検査所見

患者データ④（検査所見1）
- 救急担当医は心電図と胸部単純X線撮影を行った。
- 心電図は，正常洞調律，正常軸であるが低電位，T波の平低化を認めた（図1）。
- 胸部単純X線写真ではCTR 53%で，両側肺野の透過性減弱，肺血管陰影の増強，両側心横隔膜角と肋骨横隔膜角の鈍化を認め，胸水貯留が明らかだった（図2）。

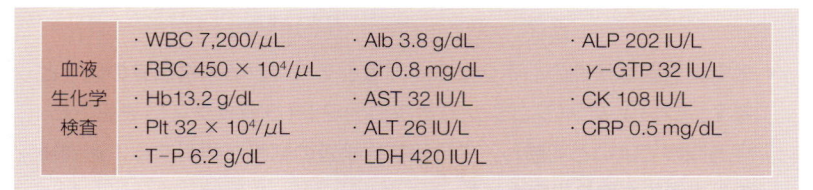

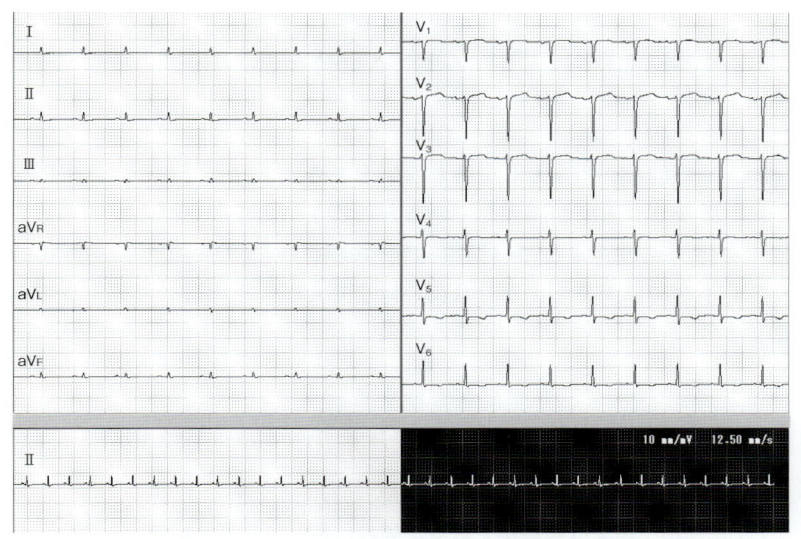

CASE 36 35歳女性「両下腿浮腫と両下腿痛」

血液生化学検査	・WBC 7,200/μL ・RBC 450 × 10⁴/μL ・Hb 13.2 g/dL ・Plt 32 × 10⁴/μL ・T-P 6.2 g/dL	・Alb 3.8 g/dL ・Cr 0.8 mg/dL ・AST 32 IU/L ・ALT 26 IU/L ・LDH 420 IU/L	・ALP 202 IU/L ・γ-GTP 32 IU/L ・CK 108 IU/L ・CRP 0.5 mg/dL

図1 心電図(初回)

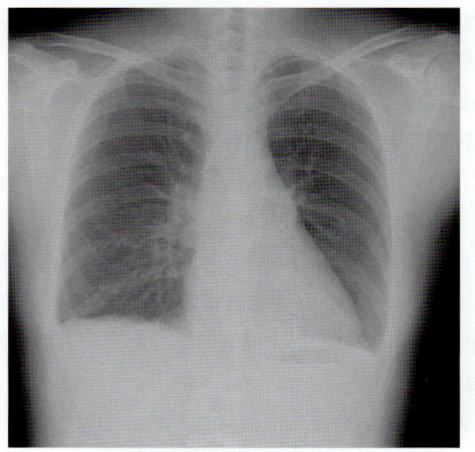

図2 胸部単純X線写真(初回)

患者データ⑤（治療経過1）

- 救急担当医は慢性の心不全による浮腫とそれによる末梢感覚の低下と考え，ジゴキシン（ジゴシン®）とフロセミド（ラシックス®）を処方し，経過観察でよいと判断し，内分泌特殊検査の結果が判明する1週間後の外来予約を取り帰宅させた。

> 担当医も心不全が病態の基本と考えたようです。私も同様の処置を行うと思います。

> 一般的な心不全として合わないところがありませんか？ 末梢が温かく，脈圧が開大しているところが気になりませんか？ その他，身体所見の異常とこの循環動態への関与がまだ明確ではありません。心不全の原因を考えなければいけませんが，その後の経過を見てみましょう。

Dialogue 4 外来経過と内分泌検査所見

患者データ⑥（治療経過2，身体所見2，検査所見2）

- 1週間後，患者は救急車で外来を受診した。前回受診後数日，症状は軽快したが，その後四肢浮腫は増悪し，顔面や背部にも進展し，腹部膨満感が出現，尿量減少を認めた。動悸，息切れが増悪し，日中は坐位で，就寝は半坐位で過ごしていた。
- 昨日から頭がふらふらし，吐き気があり，わずかの水分しか摂っていない。7日間で4 kgの体重増加を認めた。

バイタルサイン：血圧 90/30 mmHg，脈拍 130回/min，呼吸数 27回/min，体温 37.2℃，SpO$_2$ 91%

身体所見：心音は低下し，Ⅲ音を聴取，呼吸音は両側下肺野で低下していたが，湿性ラ音は聴取せず，腹部はやや膨隆し，肝臓を2横指触知，全身浮腫は増強していたが，感覚障害，腱反射減弱，筋力低下は軽度の増悪を認めた。

検査所見：初診時の内分泌系血液検査；TSH 3.6 pg/mL，FT3 2.5 pg/mL，FT4 1.2 ng/dL，ACTH 41.3 pg/mL，Cortisol 22.7 μg/dL

- 今回の血液生化学検査では，血清 Na 128 mEq/Lと低下，B型ナトリ

ウム利尿ペプチド(BNP) 670 pg/mL と上昇を認める以外，前回緊急検査と変化なく正常であった。
- 胸部単純 X 線写真は図 3 に示す。両側胸水貯留，下肺野のうっ血が認められるが，CTR は 50% であった。
- 救急外来担当医は全身状態の悪化のため患者を入院させた。

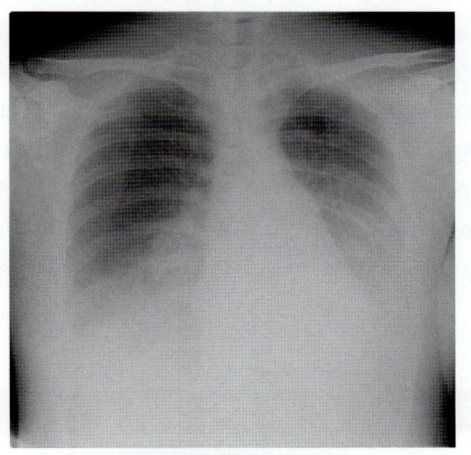

図 3　胸部単純 X 線写真（入院時）

🙎 初診時処方の効果がなかったようですね。心不全の原因がはっきりしないと，症状に対する一般的な処方や処置では間に合わないということでしょうか。

👨 いきなり正解が出ることは，病状が複雑になるとまずありえないと思っていたほうがいいでしょう。診断的治療と言われるものの多くは，かなり診断が煮詰まっている時に用いられる言葉と考えてください。この 1 週間で増悪している症候は？

🙎 はい。胸水やおそらく腹水などを含めて全身性の浮腫の増悪が目立ちます。頻脈，低血圧があり血管内脱水がありそうです。感覚障害はあまり増悪していないようです。初診時の内分泌検査成績でも大きな異常を認めません。

🧑‍⚕️ その通りです。脈拍数や呼吸数は，35歳の女性としても限界に近いと考えなければなりません。逆に胸部X線では心陰影は拡大していませんから，いくつかの例外を除いて，器質的な心疾患の存在は少ない証拠となるかもしれません。

👩 心陰影の拡大がなくて心不全を起こす疾患があるのですか？

🧑‍⚕️ 心疾患の早期には心拡大は，あてにならない場合もあります。しかしこの場合，経過も早期とは言えませんから，収縮性心膜炎などの心膜疾患を鑑別にぜひ入れて下さい。収縮性心膜炎は，蛋白漏出性胃腸症などの消化器症状や低血圧，頻脈など循環器症状など症状は非常に多彩で，診断がなかなか難しい疾患ですので，復習してください。この症例は，この時点で循環，呼吸障害が悪化し，一刻を争う事態と考えます。

Dialogue 5　入院経過と循環呼吸管理

患者データ⑦（検査所見3）

- 入院後，担当医は心臓超音波検査を施行した（図4）。
- 左心機能は壁運動の低下はわずかで，EF 58.5％であった。右室系の拡張により，中隔の偏位が認められ，推定PA圧50 mmHg，中等度から高度の三尖弁閉鎖不全を認めた。
- 心嚢液貯留は軽度認められたが，心膜の肥厚・石灰化は認められなかった。両側胸水貯留あり。下大静脈径は23 mmで呼吸性変動はわずかであった。中等度の肺高血圧の鑑別疾患が検討された。
- 静脈超音波検査では，IVC径太く，呼吸性変動に乏しく，膝窩静脈まで定常流を認めず，うっ滞が著しいが血栓，塞栓を認めず，狭窄部もなかった。

👩 肺高血圧をきたす疾患はどのようなものがありますか。

🧑‍⚕️ 安静時臥位の肺動脈平均圧が25 mmHgを超える病態を総称しますが，明らかな原因のない原発性肺高血圧と，先天性心疾患，呼

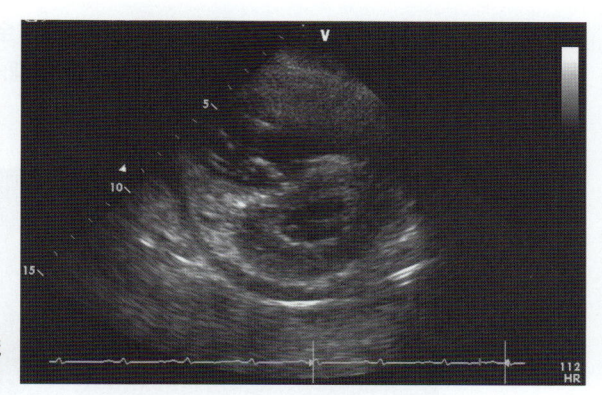

図4 入院時心臓超音波検査

吸器疾患，慢性肺血栓塞栓症，膠原病などに伴う2次性（続発性）肺高血圧に区別されます。続発性で頻度が多いのは肺血栓塞栓症，呼吸器疾患で慢性の低酸素血症から肺血管収縮が高血圧を起こすもの，僧帽弁疾患など左心系障害から肺静脈高血圧を伴う肺動脈高血圧などです。原発性肺高血圧は，約100万人に1人とまれな疾患で，患者は30歳代の女性が多い。血管内皮細胞の機能的障害，血管平滑筋細胞や線維芽細胞の増殖が関与して肺動脈血管抵抗が上昇し高血圧が起こる疾患で，通常，肺静脈圧は正常とされています。この症例の鑑別検査結果を見てみましょう。

患者データ⑧（検査所見4，治療経過3）

- 肺高血圧の鑑別診断が行われた。ピルなど常用する薬物はなく，生化学的検査で炎症や膠原病を示唆する所見は得られなかった。
- 下肢静脈超音波検査では血栓，塞栓を認めず，肺シンチグラフィでも特に分布，欠損像は存在しなかった。
- 心臓超音波検査でも先天性心疾患や左心系異常の所見は見出せず，肺静脈圧はほぼ正常であった。
- 原発性肺高血圧症の疑診にて利尿薬に加えて肺動脈血管拡張薬（プロスタグランジン I_2，ホスホジエステラーゼ阻害薬）が開始された。
- しかし，水分バランスを負にすると，利尿薬使用時に尿量は得られるものの，効果がなくなると尿量はかえって減少し，血清 UN 43 mg/dL, Cr 1.43 mg/dL, UA 12.5 mg/dL と上昇し，胸水の増加，低血圧が生じ，Na 123 mEq/L と低下した。

- 精神的な不穏，低酸素血症も目立つようになり，全身管理目的にてICUに転棟し，鎮静下に気管内挿管，人工呼吸管理，集中管理を施行した．その時の胸部単純X線写真を図5に示す．

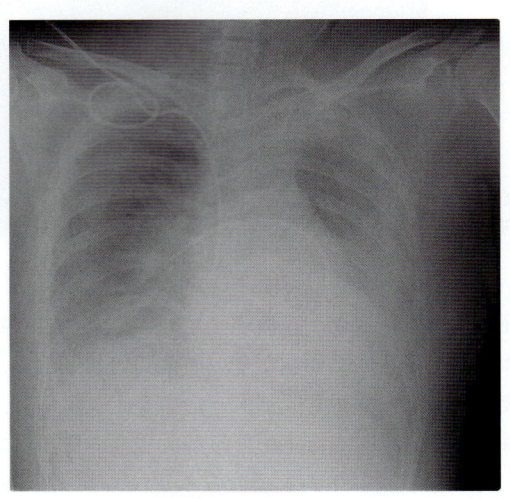

図5　ICUにてスワン・ガンツ・カテーテル挿入時の胸部単純X線写真

ここまでの治療経過としては，心臓超音波検査所見から肺高血圧による心不全，特に右心不全に治療の焦点が絞られたわけですが，前負荷が十分でないと左心系虚脱を招き，低血圧をはじめとする低心拍量症候群となり，腎機能低下を招いてしまい，負荷を増やせば胸水や浮腫が増えて，呼吸障害などを招くという状態で，一般的な治療法では血行動態の悪化を改善するのが困難だったわけですね．

その通りだけど，肺高血圧に伴う心不全にしては合わない大事な所見があることに気がつきませんか？　血圧脈圧が大きい，胸部の聴診で湿性ラ音が聴取されない，四肢末梢が温かいなどで，典型的な低心拍出量症候群でない点です．また原発性肺高血圧としても，この症例のように著しい右心不全が出るほどの肺高血圧ではなさそうです．ICU入室後の検査データを見てみましょう．

患者データ⑨(治療経過4)

- ICU に転棟後,血圧 70/30 mmHg,脈拍 110 回/min となり,DOA 11γ/kg/min,DOB 2.5γ/kg/min,ホスホジエステラーゼ阻害薬(コアテック®)0.5γ/kg/min を投与しながらでスワン・ガンツ・カテーテルを循環管理目的に挿入した。
- 結果は表1の①に示す通りで,肺動脈圧は高値であるものの心拍出量は正常であったため,治療方針が転換された。
- 末梢血管抵抗低下に伴う心拍出量増加による肺高血圧が示唆され,心不全の原因は肺高血圧ではなく,高心拍出量性心不全と理解された。
- バソプレシンの投与とともに,ビタミン B_1(VB$_1$)200 mg 静脈投与直前の循環指標は表1の②であった。
- そして,2時間後に循環指標は一変した(表1の③)。体血管抵抗は上昇し血圧はようやくショックを脱し,CI は低下,肺動脈圧は正常化し,肺動脈楔入圧は低下し,正常化した。肺血管抵抗の上昇は軽度だった。
- 同時に撮った心臓超音波画像を示す(図6)。右室圧と左室圧が逆転し,左室が充満し正常化している。尿量も血圧の上昇に伴って良好に回復した。
- VB$_1$ 投与3日目にバソプレシン投与を漸減中止した時点のデータは表1の④で,ほぼ正常化した。

表1 VB$_1$ 投与前後の循環指標の変化

	①	②	③	④
心拍数(回/min)	132	137	114	77
血圧(mmHg)	65/20	47/30	94/70	134/76
CVP	18	13	8	6
PAP	40/24	38/13	23/14	23/11
PCWP	20	20	15	9
CI(L/min/m^2)	4.3	4.6	2.6	3.3
SvO$_2$(%)	86	90	85	75
SVRI(dynes・sec/cm)		620	2,196	1,840
PVRI		120	146	189

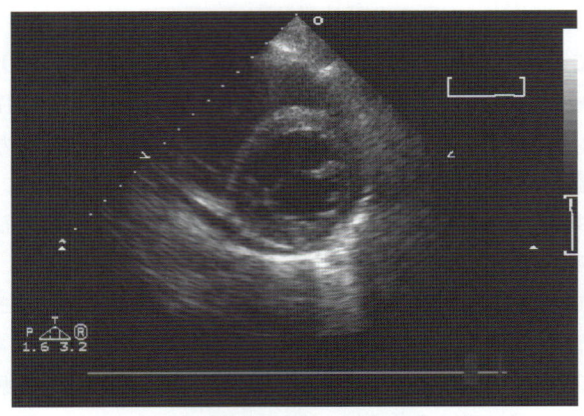

図6　VB₁投与2時間後の短軸心臓超音波画像

Dialogue 6　診断アプローチ

患者データ⑩（治療経過5）

- 後ほど検査結果が出たが，VB$_1$の基準値は2.0〜7.2μg/dLのところ投与前は1.2μg/dLと低値であった。VB$_1$投与と同時にバソプレシンも投与したが，これは表1の④では切れているので，VB$_1$の作用は強力と考えられる。仮にVB$_1$の投与がこれ以上遅れていたら，最悪の事態になっていた可能性もある。
- 末梢神経の痛みは4週間ほどで落ち着き，感覚障害は約6週間でよくなった。歩行障害は遷延したが，約3ヶ月間のリハビリで杖歩行が可能となった。

　血管抵抗が低下して心拍出量が過大で心不全となっていたため，末梢血管抵抗を下げるのではなく，血管収縮を促し，血圧を上げることにより，灌流圧上昇が達成され，尿流出も得られたんですね。

　VB$_1$の作用がこんなに早く，ドラマチックなものだなんて信じられない気分です。結局，大森先生が示したかった，ただの心不全ではないという意味が初めてわかりました。VB$_1$不足に伴う症候は「脚気」でその心症状が著しいものを確か「衝心脚気」というのでした。この症例はまさにこの衝心脚気なのですね。

正解です。最後まで引っ張ってしまいましたが，現代では珍しい疾患といえるでしょう。しかし，これほど劇的な血行動態の変化が起こるなんて，私も予想しませんでした。

多発末梢神経障害の鑑別で VB_1 欠乏の診断ができ，高心拍出量性心不全の診断もついていれば，病態がここまで進まないうちに診断治療ができたわけですね。

それぞれの診断で一番重要だったのは，正確な身体的所見とその意味する病態生理の理解ということになります。脚気には，末梢神経の軸索障害による感覚運動障害を主症状とする脚気ニューロパチー（dry beriberi）と細小動脈平滑筋収縮障害，交感神経反応低下，ピルビン酸や乳酸の貯留による細動脈拡張などによる末梢血管抵抗の低下から，灌流圧低下，高心拍出量性心不全を起こし循環不全を主とする wet beriberi が知られています。この症例は，この両方の症状が認められ，特に wet beriberi の症状が激烈で経過が早い衝心脚気の典型例と考えられます。VB_1 は水溶性ビタミンで体内貯蔵量は少なく，半減期は14日と短く，所要量は 1～1.5 mg/日，3ヶ月以上の欠乏状態で症状が出現するとされています。この症例もダイエットメニュー開始から特徴的な浮腫，感覚低下，筋肉痛などの初期症状が出現しています。このメニューではおよその1日の VB_1 摂取量は 0.4～0.7 mg と計算され，摂取量不足がこの症例の脚気の原因と推測できました。

本症例は診断治療のスピードが患者の運命を変えることを示す好例です。脚気も侮れないことがよく理解できたんじゃないかと思います。

ありがとうございました。

Epilogue

診断：脚気（VB_1 欠乏に伴う多発末梢神経障害および高心拍出量心不全）

- 心拍出が多くても心不全の原因となる。
- 心不全の鑑別では代謝・内分泌疾患，膠原病なども必要。
- 多発末梢性神経障害の系統的診断を確実にする。

- 納得できない症候や反応には，適当に妥協しないで病態生理から考える。

◆ 参考文献

1) 石川欽司：脚気心―すばやい対応で救命，完治へ．日集中医誌 12：92-94, 2005
2) 松裏裕行，他：原発性肺高血圧．小児内科 38：522-523, 2006
3) 石川裕一，他：レトルト食品ダイエットにより引き起こされた衝心脚気の1例．日内会誌 97：2552-2554, 2008
4) 宮城征四郎：疾患を絞り込む・見抜く！ 身体所見からの臨床診断．羊土社, 2009

〈吉原克則〉

Monologue 27　フィッツ・ヒュー・カーティス症候群の画像診断

　フィッツ・ヒュー・カーティス症候群(FHCS)は肝被膜の炎症性疾患なので，画像検査で異常所見を見つけるには画像の読影力が必要である。FHCSを診断する上でまず重要なポイントは，腹痛の原因となる胆囊炎などの他の器質的疾患を除外すること。次に，肝被膜の炎症所見をどう捉えるか，である。超音波検査で描出できる肝被膜の炎症を示唆する所見は，肝右葉表面のわずかな液体成分の貯留像である。しかし，この所見はFHCSを十分に念頭において検査を施行しなければ見落とされる可能性が高く，超音波検査のみでFHCSと診断することは臨床的には困難かもしれない。腹部CT画像でも，超音波画像と同様に，肝右葉表面に液体貯留を思わせる低吸収域が認められる場合がある。さらに肝被膜の炎症を強く示唆する所見として，造影CT検査による肝被膜濃染像が指摘されている。この濃染像は，特に造影の早期相で顕著であり，肝臓の内側区前面や右葉外側面あるいは外側区前面で認められるが，右葉内側面や尾状葉周囲，外側区後面，そしてモリソン窩に接する面には認められない場合が多いという特徴がある。FHCSを疑った場合は，必ず造影CT検査の早期相を撮影し，肝表面に白い線がないかどうか，よく見てほしい。

〈島田長人〉

CASE 37

17歳女性「右下腹部痛」

Prologue

患者データ①（病歴）

現病歴：17歳女性。前日の昼頃から，心窩部痛が間欠的に出現した。夜になり38℃台の発熱も出現した。当日になっても心窩部痛が持続するため，自宅にあった胃薬を飲んだが症状は軽快せず，午後になり痛みが右下腹部に移動してきた。嘔気や嘔吐はなく，明らかな下痢はなかったが，やや軟便であった。近医を受診したところ，右下腹部に圧痛を認めたため当院を紹介され来院した。

既往歴：特記すべきことなし。最終月経は25日前で，妊娠の可能性はない。

生活歴：家族歴は特記すべきことなし，薬・食物アレルギーなし，海外渡航歴なし，ペットなし。

Dialogue 1　主要な鑑別疾患

🧑‍⚕️ 今回は，右下腹部痛を訴える症例について考えてみよう。まず，右下腹部痛をきたす鑑別疾患としては何が考えられるかな？

👩 そうですね……。まず頭に浮かぶ疾患は急性虫垂炎ですね。実は去年の夏休みに，お腹が痛くなって病院に行ったら，急性虫垂炎と言われ手術を受けました。いやー，あの時は痛かったですよ。

🧑‍⚕️ それは大変でしたね。でも身をもって病気や手術を経験したことは，患者の体や心の痛みが理解できる臨床医として一歩大きな前進になりましたね。

病気にはなりたくありませんが，今から考えれば，よい経験だったと思います。

ところで急性虫垂炎以外に，どんな疾患が考えられますか？

例えば……，急性腸炎や大腸憩室炎，メッケル憩室炎もあるかな。女性なので右卵巣腫瘍茎捻転や子宮外妊娠破裂も考えられます。

そうですね，まず腹痛の原因となる臓器から考えてみましょう。大きく分類すると消化器疾患，泌尿器科疾患，婦人科疾患があります。代表的な消化器疾患として，急性虫垂炎，大腸憩室炎，メッケル憩室炎，腸間膜リンパ節炎，感染性腸炎，腸重積，クローン病，腸結核，回盲部癌などさまざまな疾患が考えられます。泌尿器科疾患では，やはり尿路結石の頻度が高いでしょう。婦人科疾患では，子宮付属器炎，右卵巣腫瘍茎捻転や破裂，排卵期出血，それから子宮外妊娠破裂も重要な疾患ですね。その他には，帯状疱疹による痛みや腹直筋血腫など，体表や筋肉の疾患も知っておいた方がよいですね。

鑑別疾患はたくさんありますね。

この症例の場合は，年齢が若く，心窩部から痛みが出現し右下腹部に移動していることを考えれば，やはり急性虫垂炎が鑑別診断のトップとして考えられます。それでは，担当医の身体所見を見てみましょう。

Dialogue 2 特徴的な身体所見

患者データ②（身体所見）

バイタルサイン：血圧 110/70 mmHg，脈拍 86 回/min・整，呼吸数 16 回/min，体温 37.2℃

身体所見：眼瞼結膜に貧血はなく，眼球結膜に黄染はない，頸部および胸部には異常所見はない，腹部は平坦で腸雑音は正常，右下腹部全体

に圧痛を認めるがマックバーニー点よりやや内側や頭側に強い圧痛を認める，ブルンベルグ徴候を認めるが明らかな筋性防御はない，腰背部の叩打痛はない，四肢浮腫はない。

腹部所見では，右下腹部に強い圧痛があります。急性虫垂炎以外に右側結腸憩室炎や細菌による感染性腸炎なども右下腹部痛をきたす代表的な疾患ですが……。いかがですか？

右側結腸憩室炎は左側結腸憩室に比べて若年者に多く，腹部所見も似ていると思いますが，好発年齢は確か40〜50歳だったと思います。それから感染性腸炎ですが，通常は下痢症状を伴うと思うので，やはり違うと思います。

急性腸炎は水様下痢が1日に5回以上みれば，それと診断できますが，それ以下のレベルでは簡単に診断しないことです。婦人科疾患や泌尿器科疾患はどうかな？

心窩部から右下腹部に痛みの部位が移動しているので，婦人科疾患より消化器疾患を考えたいです。それから右腰背部痛や叩打痛もないので尿路系疾患はなさそうですが……。

それでは検査結果を見てみましょう。

Dialogue 3　特徴的な検査所見

患者データ③（検査所見1）

- 初診時の血液・尿検査では，白血球数は11,300/μLとやや増多し，CRPは1.4 mg/dLと軽度上昇していたが，それ以外には明らかな異常所見はなかった。また，尿検査も異常所見は認めなかった。

腹部単純X線写真：遊離ガス像はなく，骨盤内に少量の小腸ガスを認めたが，明らかな鏡面像はなかった。また，左右の腰筋線は鮮明で，虫垂結石や尿管結石を疑わせる結石像もなかった。

血算	・WBC 11,300/μL ・RBC 465 × 10⁴/μL	・Hb 14.1 g/dL ・Ht 41.3%	・Plt 31.1 × 10⁴/μL
生化学	・T-P 7.4 g/dL ・Alb 3.9 g/dL ・T-Bil 0.7 mg/dL ・AST 17 IU/L ・ALT 11 IU/L ・LDH 178 IU/L ・ALP 241 IU/L	・γ-GTP 11 IU/L ・Amy 81 IU/L ・CK 50 IU/L ・T-Cho 174 mg/dL ・TG 86 mg/dL ・UN 12 mg/dL ・Cr 0.66 mg/dL	・BS 94 mg/dL ・Na 141 mEq/L ・K 4.0 mEq/L ・Cl 108 mEq/L ・CRP 1.4 mg/dL
尿検査	・比重 1.050 ・pH 5.0 ・蛋白(-)	・糖(-) ・潜血(-) ・アセトン(-)	・ビリルビン(-) ・ウロビリノーゲン(±)
尿沈渣	・RBC(-)	・WBC 5〜9/F	

この症例の臨床経過や腹部の身体所見，それから血液検査で炎症所見を認めていることから考えると，やはり急性虫垂炎がもっとも疑わしいと思われますが，どうですか？

診断としては急性虫垂炎と思いますが，虫垂の腫大があるかどうか画像検査で確かめたいと思います。

そうですね。やはり超音波やCTなどの画像検査が欲しいですね。急性虫垂炎の診断や重症度判定，特に手術適応の判断には画像検査が極めて有用です。それではまず超音波検査の所見を見てみましょう。

患者データ④（検査所見 2）

腹部超音波検査：肝臓，胆嚢，膵臓，脾臓，両側腎臓には異常はなかった。子宮，両側卵巣には異常はなかった。回腸末端に限局した腸管壁の全周性肥厚像を認め（図 1a），壁の血流シグナルは亢進していた（図 1b）。周囲の腸間膜リンパ節が径 5〜20 mm と腫大していた（図 1c）。上行結腸には明らかな腸管壁の肥厚像はなかった。虫垂は横径 5 mm で明らかな腫大ではなく層構造も比較的明瞭であった（図 1d）。右下腹部およびモリソン窩・ダグラス窩に少量の腹水貯留を認めた。

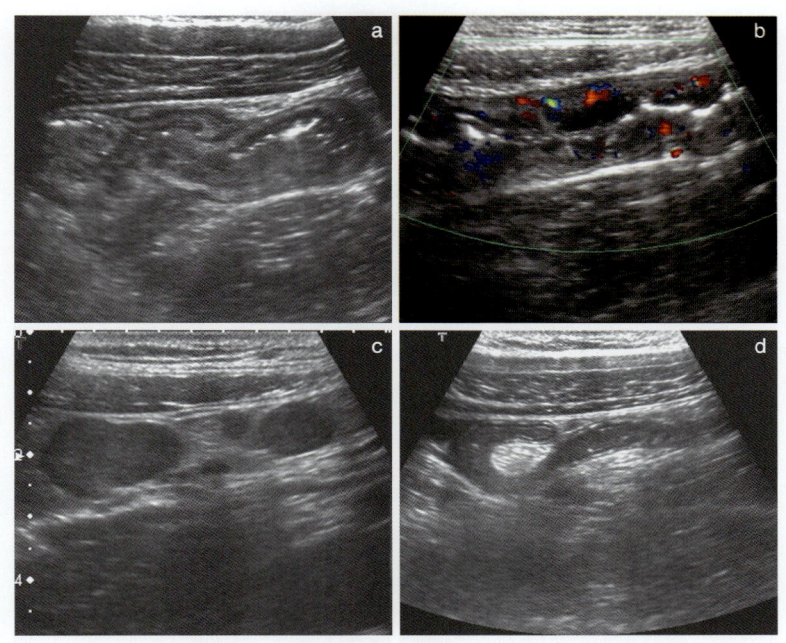

図 1　腹部超音波画像

🧑‍⚕️　超音波検査では，肝・胆・膵領域や婦人科領域には，異常所見はなさそうですね。ところで虫垂は横径 5 mm くらいですが腫大はありますか？

👩　虫垂の腫大はないようです。回腸末端の壁が肥厚し回盲部領域の腸間膜リンパ節が腫れているようですが……。どうも急性虫垂炎ではなさそうですね。

🧑‍⚕️　そのようですね。超音波画像では，正常虫垂の横径(短軸径)は 6 mm 未満です。6〜7 mm 以上になると虫垂腫大と判断します。虫垂炎では腫大した虫垂の長軸方向画像をソーセージ様，短軸方向画像を標的様と表現する場合もあります。この症例では，虫垂の横径も正常範囲内で層構造の不整や糞石・虫垂結石の合併などもありませんので急性虫垂炎は否定的ですね。
　それでは腹部 CT の画像も見てみましょうか。

難易度 ★★★★★

患者データ⑤（検査所見3）

腹部造影CT（図2）：肝臓，胆嚢，膵臓，脾臓，両側腎臓には異常はなかった。子宮，両側卵巣には異常はなかった。虫垂は上行結腸の背外側に位置し，横径は約5mmで腫大はなく（図2a, b 白矢印），周囲の脂肪織濃度の上昇もなかった。回盲部領域の腸間膜リンパ節が多数腫大していた（図2a, 色矢印）。回腸末端の腸管壁に全周性浮腫性肥厚像を認めた（図2b, c 色矢印）。ダグラス窩に少量の腹水貯留を認めた（図2d, 白矢印）。

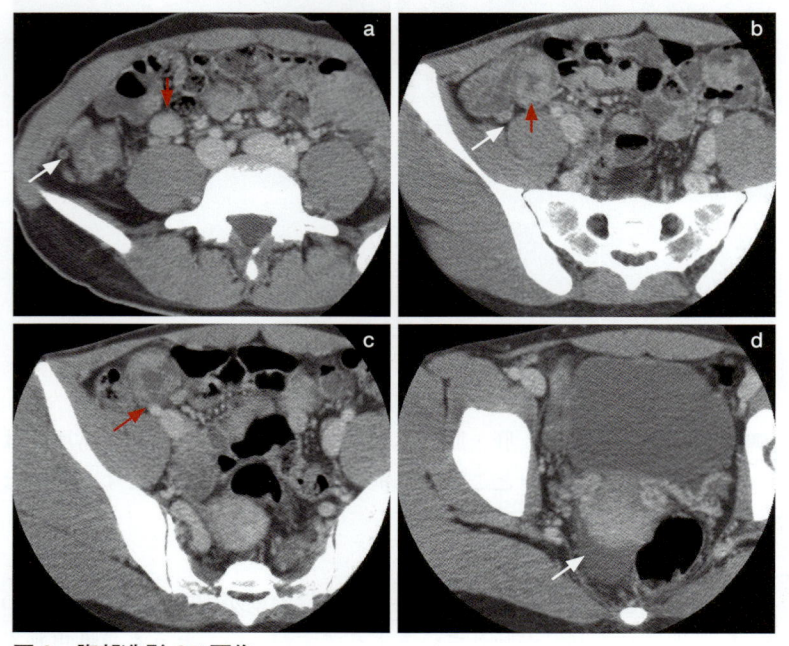

図2　腹部造影CT画像

腹部造影CT検査でも超音波検査と同じような所見ですね。

それでは超音波検査とCT検査所見をまとめてみましょう。

- 回腸末端に限局した腸管壁の全周性浮腫性肥厚像。
- 回盲部領域の腸間膜リンパ節腫大。
- 少量の腹水貯留。
- 正常虫垂。

Dialogue 4 診断アプローチ

🧑‍⚕️ この症例の経過や腹部所見から考えれば急性虫垂炎が疑わしいのですが，急性虫垂炎と極めてよく似た症状で，回腸末端の腸管壁が肥厚し回盲部領域の腸間膜リンパ節が腫大する感染性腸炎がありますが，知っていますか？

👩 確かエルシニア腸炎だったと思います。

🧑‍⚕️ よく知っていますね。この症例は急性虫垂炎ではなくエルシニア腸炎が疑わしいですね。確定診断のためにはどんな検査が必要でしょうか？

👩 感染性腸炎なので，まず便培養を行いたいと思います。

🧑‍⚕️ それでは検査結果を見てみましょう。

患者データ⑥（検査所見 4）
便培養結果：*Yersinia enterocolitica* が分離された。

🧑‍⚕️ やはりエルシニア腸炎で間違いないですね。エルシニア腸炎を確定診断するためには，便培養による証明が必要ですが，この菌属は他の腸内細菌属と異なり，分離培養には低温の 22～26℃，48 時間培養が適しています。通常の培養条件では偽陰性になる可能性があるので，エルシニア腸炎を疑っている時は，検査部にそのことを連絡した方がよいですね。

👩 なるほど，勉強になります。

🧑‍⚕️ ところで，便培養以外にエルシニア感染症を診断する検査法を知っていますか？

👩 確か血清抗体価の検査があったような気がします。

そうですね，培養検査以外に血清抗体価の測定も診断に有用です。通常，発症後1～4週で血清抗体価が上昇してきて，ペア血清で4倍以上の上昇，あるいは単一血清でも160倍以上であればエルシニア感染が疑われます。

　もし便培養で分離されなくても，偽陰性の可能性があるので，エルシニア腸炎が疑わしい場合は，血清抗体価も調べておいた方がよいですね。

　それから培養検査の追加ですが，便以外の組織培養も重要です。例えば大腸内視鏡検査を施行した場合は，病変部の生検組織培養は菌の分離には極めて有用な検査です。また，敗血症をきたしている場合には血液培養からも分離されることがあります。外科領域では，急性虫垂炎あるいは腹腔内膿瘍や腫瘤の診断で開腹手術になる場合がありますが，摘出検体である虫垂やリンパ節の病理検査だけではなく細菌培養検査も行うことが重要になります。

　便だけではなく，組織培養も診断には重要になるんですね。

　エルシニア感染症について少し説明しましょう。エルシニア感染症は，臨床像から1)胃腸炎型，2)回盲部炎症型，3)結節性紅斑型・発疹型，4)関節炎型，5)敗血症型の5病型に分類されています。乳幼児では胃腸炎型が多いのですが，学童から成人では回盲部炎症型が多く，「pseudoappendicitis」とも言われ，この症例のように急性虫垂炎との鑑別が重要になります。エルシニアは，腸内細菌科に属する通性嫌気性グラム陰性桿菌で，ヒトに病原性を有しているのは *Yersinia pestis*（ペスト菌），*Yersinia enterocolitica*（腸炎エルシニア菌），*Yersinia pseudotuberculosis*（仮性結核菌）の3菌種ですが，一般的にエルシニア感染症は *Y. enterocolitica* と *Y. pseudotuberculosis* による感染症を指します。中でも，学童から成人にみられる急性虫垂炎様症状は *Y. enterocolitica* が原因菌となっている場合が多いと言われています。*Y. enterocolitica* による感染症は，わが国では1972年に胃腸炎患者から分離されたのが最初であり，1982年に厚生省通達により食中毒の原因

菌に指定されています。この菌は，自然界ではブタ，ヤギ，イヌなどの哺乳類の腸内常在菌として存在しており，水や土壌などの自然環境にも広く分布しています。感染経路は，汚染された食肉，特にブタ肉や，飲料水，牛乳などをはじめ，イヌやネコといったペットからも感染すると考えられています。この症例では，ブタ肉を食べたとの話がありましたが，実は，他の食中毒の原因菌に比べて潜伏期が3〜7日と長いため，感染源を特定することが困難と言われています。画像所見の特徴で，回腸末端の壁肥厚と腸間膜リンパ節腫大がありましたが，*Y. enterocolitica*はリンパ組織に親和性が強く，回腸末端のパイエル板から侵入し，腸間膜リンパ節炎やリンパ節腫大をきたす特徴があります。また，場合により血液中に流入すると敗血症を引き起こし重症化することもあります。

Dialogue 5 治療

患者データ⑦（治療経過）

- 入院時の抗菌薬は，セフメタゾール（セフメタゾン®）を開始したが，画像検査でエルシニア腸炎の可能性が高いため，レボフロキサシン（クラビット®）に変更し3日間投与した。
- 経過は良好で退院となったが，その後，便培養の結果が判明し，エルシニア腸炎と確定診断された。

エルシニア腸炎の抗菌薬の選択について教えていただけますか？

*Y. enterocolitica*による腸炎は，基本的には自然治癒傾向が強いので，症状が軽い場合は，必ずしも抗菌薬は必要ではありませんが，抗菌薬を投与する場合は，ニューキノロン系が第1選択です。また注意する点として，マクロライド系には耐性で，β-ラクタマーゼ活性があるため，ペニシリンやアンピシリン，第1世代セフェム系にも耐性です。症状が重篤な場合は，第3世代セフェム系やアミノグリコシド系，カルバペネム系がよいでしょう。また，米国CDCでは，アミノグリコシド系，ドキシサイクリン，ST合剤，フルオロキノロン系が有用であると報告しています。

ありがとうございました。

Epilogue

診断：エルシニア腸炎

- 急性虫垂炎の鑑別疾患としてエルシニア腸炎を常に念頭におく必要がある。
- 画像検査所見の特徴は，回腸末端から盲腸の腸管壁肥厚像と腸間膜リンパ節腫大である。
- 細菌の分離培養には低温培養が適しているため，検査を提出する際はエルシニア腸炎を疑っていることを検査室に伝えることが重要である。

◆ 参考文献

1) 飯塚文瑛：細菌性感染症　エルシニア腸炎．胃と腸 37：342-346，2002
2) 小花光夫：エルシニア腸炎．治療 82：768-771，2000
3) 平田一郎：感染性腸炎．臨床消化器内科 22：1191-1201，2007
4) Macari M, et al：CT of bowel wall thickening：significance and pitfalls of interpretation. AJR 176：1105-1116，2001
5) 堀木紀行，他：感染性腸炎のCT検査所見．日消誌 99：925-934，2002

（島田長人）

Monologue 28　ヌック管水腫

　鼠径部の疼痛を伴う腫瘤の1つに「ヌック管水腫」という疾患がある。通常女児で認められ男性の陰嚢水腫と同義である。胎生期に子宮円索の生成に従って鼠径管に入り込んだ腹膜鞘状突起が閉鎖されずに遺残し，嚢胞形成されるために生じると言われている。通常ヌック管水腫は生後1年以内に閉鎖すると考えられているが，これが遺残して嚢胞を形成し内部に液貯留を生じるとヌック管水腫になる。成人のヌック管水腫の報告例はまれである。

　ヌック管水腫は腹腔との交通性，非交通性に分類される。鑑別は水腫を用手的に圧迫して，縮小すれば交通性質，大きさに変化がなければ非交通性と診断される。交通性のものは1歳未満の乳児に多く認められる。腹膜鞘状突起の閉鎖は不完全のことが多いと言われている。通常は無痛性の鼠径部腫瘤として触知される(まれに非交通性のヌック管水腫に子宮内膜症が合併する場合もある)。診察所見では鑑別が困難で，術前診断として画像診断が有効である。腹部超音波で内部無エコーの嚢胞性腫瘤とそれに続く索状物の構造が認められる。

（本田善子）

CASE 38

35歳女性「5ヶ月間に徐々に進行した眠気」

Prologue

患者データ①（病歴）

現病歴：35歳女性。19歳時SLEを発病，20歳時にループス腎炎を発症した。31歳の再燃を最後に完全寛解となり，プレドニゾロン10 mgとミゾリビン（ブレディニン®）10 mgにてコントロールされ通院中であった。33歳（2年前）から無月経となり，その3ヶ月後頃から，車の運転中に強い眠気を感じるようになった。眠気は徐々に増悪，5ヶ月前から家事に支障をきたすようになったため，紹介にて来院，精査目的に入院となった。喫煙せず，機会飲酒。

既往歴：特記すべきことなし。

生活歴：家族歴に特記すべきことなし，アレルギー：なし。

システム・レビュー：消化器系，呼吸器系，循環器系，筋骨格系，皮膚などにおいて特に自覚症状なし。眠い以外には精神神経系に，特に自覚症状なし。

Dialogue 1 主要な鑑別疾患

主症状は過眠となっているが，要するに眠くてしようがないということだと思います。この患者には常用している内服薬があり，その副作用を第一に除外しておく必要があります。プレドニゾロンには快活にする作用はあるものの，眠気を催す作用はステロイド精神病（うつ）合併を除けばないですね。もう一方の免疫抑制剤のブレディニン®にも眠気というのは知られていないので，薬の副作用は除外できるとの前提で眠気を催す疾患の鑑別をしてみましょう。

19歳の時にSLEを発症し，最近4年間近くは再燃もなくコントロールされていた35歳の女性の方です。約2年前から眠気が出

現し，次第に増強し，5ヶ月前からは家事に支障をきたすような状態になりました。この場合の鑑別診断としてはやはり全身的な代謝異常あるいは中枢神経系の異常の鑑別が大事だと思います。眠気を意識障害と捉えると代謝異常としては糖尿病，肝不全，腎不全，電解質のアンバランスなどが挙げられると思います。また意識障害といえば心疾患による場合もあります。それと，約2年前から，無月経の状態であるということから下垂体を中心とした内分泌機能異常の可能性も考えておかなければいけないと思います。ステロイドによる精神症状もありえるんじゃないでしょうか？

Dialogue 2　特徴的な身体所見

患者データ②（問診）

- 基礎疾患として19歳で診断されたSLEがあるため，再燃を危ぶみ注意して経過をたどったが，前記のようにSLE自体はよくコントロールされていたことが判明した。
- したがって，治療内容も変更されておらず，治療の中核をなすプレドニゾロンも10 mgのままで最近6ヶ月間の投与量は同じであった。最初に症状が出現し始めた頃にさかのぼっても，頭部外傷の覚えはまったくなく，また感染症と思われる高熱の記憶もない。
- 麻疹に代表されるようなウイルス性疾患の可能性もなく，過去2年間ワクチン接種も受けていなかった。また，これまで発作的に意識がなくなるような経験はなく，自他覚的に痙攣発作を起こした記憶もない。持続的に眠い症状が続く状態であった。

この患者の眠気の出現はSLEとは関係なく発症しているようにみえます。長年にわたって治療を続けているSLEは症状も安定しており，薬剤の種類や量の変更もないんです。睡眠時無呼吸症候群はどうでしょうか？　小顎症や下顎後退などをチェックする必要があると思います。また，一緒に寝ている人からいびきがあるかなどを確認する必要があると思います。

患者データ③（身体所見）

- 身長 161 cm，体重 58.8 kg
- バイタルサイン：体温 36.9℃，脈拍 72 回/min，血圧 107/82 mmHg。
- 身体所見：頭部は皮疹なし，圧痛もなし。眼瞼結膜貧血なし，眼球結膜充血黄染なし。咽頭発赤なし，口蓋扁桃腫大なし，白苔付着なし，舌表面異常なし，頬粘膜異常なし。頸部はリンパ節触知せず，圧痛なし。心音純，心雑音なし，呼吸音清，ラ音なし。腹部は平坦で軟，腸雑音正常，腫瘤触知せず，肝脾腎触知せず，圧痛なし，筋性防御なし。橈骨動脈触知良好かつ左右差なし，両側下腿浮腫なし，四肢把持痛なし。
- 脳神経学的所見：瞳孔径左右差なく 3 mm，対光反射両側とも迅速，外眼筋運動制限なし，眼振なし，複視なし，顔面表在感覚左右差なし。口輪筋筋力十分，額のしわ寄せ対称，眼輪筋筋力十分。舌の突出変位なし，口蓋垂の偏位なし，カーテン徴候なし。僧帽筋筋力十分。

Dialogue 3　特徴的な検査所見

単なる睡眠不足や寝不足とは考えにくい眠気ということなんだが，原疾患である SLE のコントロールは順調だったんだったよね。どんな検査をすればよいだろう？

やはり中枢神経系の異常を疑って，検査を進めます。脳波，CT，MRI，髄膜炎などの可能性はかなり低いですが髄液検査も考えたいと思います。それから内分泌疾患も除外必要ですので下垂体の機能検査をオーダーしたいです。

患者データ④（検査所見 1）

- 心電図：心拍数 76 回/min　洞調律で不整脈なし。
- 心臓超音波検査：動き，壁の厚さ，弁の状態いずれにも異常なし。
- 脳波：異常なし。

患者データ⑤（検査所見 2）

- 担当医は早速，鑑別診断を進めるべくとりかかった。採血検査では血算，生化学，一般検尿では異常なし。CRP の上昇もなく，全身的な炎症性疾患は考えにくかった（表1）。

- 次に担当医は内分泌検査である TRH および LH-RH 負荷テストを施行した（表2）。
- しかし，甲状腺系，性腺系には異常が認められず，下垂体機能にも異常は指摘できなかった。さらに髄液検査の結果が明らかとなった。髄液所見では細胞数の増加（単球優位）および IL-6 の上昇を認めた（表3）。
- MRI にて両側視床下部付近に血流障害を示す高信号域の所見が得られた（図1）。

表1 入院時検査値

・NH₃ 33 μg/dL	・ALP 110 IU/L	・TSH 0.04 μIU/mL
・CRP 1.3 mg/dL	・γ-GTP 7 IU/L	・抗核抗体（−）
・Na 149 mEq/L	・WBC 9,300/μL	・抗 DNA 抗体（−）
・K 3.6 mEq/L	・RBC 387 × 10⁴/μL	・抗 RNP 抗体（−）
・Cl 106 mEq/L	・Hb 12.9 g/dL	・抗 SS-A 抗体（−）
・Ca 8.8 mg/dL	・Ht 38.9%	・抗 SS-B 抗体（−）
・T-P 6.8 g/dL	・Plt 27.1 × 10⁴/μL	・抗 sm 抗体（−）
・Alb 3.9 g/dL	・IgG 1024 mg/dL	・抗リボソーム P 抗体（−）
・T-Bil 0.4 mg/dL	・IgA 187 mg/dL	・抗リン脂質抗体（−）
・UA 6.4 mg/dL	・IgM 33 mg/dL	・抗カルジオリピン
・UN 6 mg/dL	・C3 130 mg/dL	β_2GP1 < 0.7 U/mL
・Cr 0.48 mg/dL	・C4 39 mg/dL	・抗カルジオリピン IgG
・AST 11 IU/L	・CH50 55 U/mL	≦ 8 U/mL
・ALT 4 IU/L	・FT3 1.89 pg/mL	・ループスアンチコアグラント（−）
・LDH 378 IU/L	・FT4 1.34 ng/dL	

表2 内分泌検査値（TRH，LH-RH 負荷テスト）

	TSH(μIU/mL)	PRL(ng/mL)	LH(mIU/mL)	FSH(mIU/mL)
前	0.03	11.2	< 0.10	1.19
30分	0.54	49.9	0.96	4.58
60分	0.46	33.2	0.79	6.16
120分	0.28	19.2	0.54	7.88

表3 髄液所見

比重 1.006	単核 31 個/μL	IgG 9.1 mg/dL
総蛋白 69 mg/dL	多核 0 個/μL	IgG Index 0.82
糖 63 mg/dL	細菌（−）	補体価 CH50 17 U/mL
Cl 141 mM/L	キサントクロミー（−）	IL-6 10.7 pg/mL
細胞数 31 個/μL	Alb 42 mg/dL	TNF-α 72.7 pg/mL

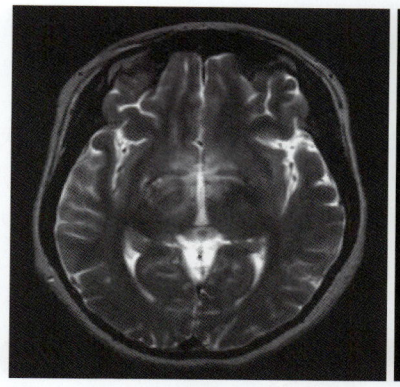

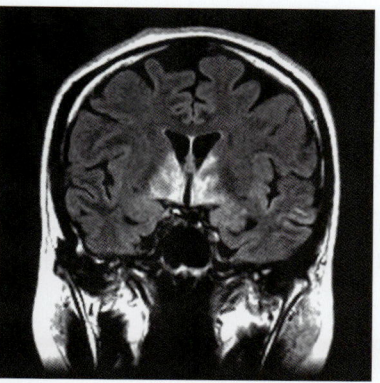

図1　頭部MRI画像（FLAIR）

Dialogue 4 診断アプローチ

患者データ⑥（治療経過1）

- 入院後，眠気は徐々に進行してその程度は増悪の一途をたどった。さらに，新たな症状として，めそめそするような感情失禁も出現し始めた。

それでは経過を踏まえて，この患者のまとめをしてみたらどうなるかな？

主訴の眠気ですが，後に出現してくる感情失禁なども考え合わせると多彩な神経症状の1つと考えることができるのではないでしょうか？　髄液検査では単球優位に細胞数が増加し，IL-6が上昇していたことから何らかの炎症が中枢神経系にあったのではないかと思います。そしてさらに脳MRIのFLAIR画像では両側視床下部付近に高信号域が認められました。この画像所見は血流低下あるいは血流障害が存在していることを示しています。これを考え合わせてみると，局所的な微小血管障害によるびまん性血流低下が関与していると考えることが可能です。

そうだね，入院時の採血データではほとんど何の異常も指摘できなかったので，やはりSLEとの関連で考えるのが妥当ですね。しかし，これだけからはSLEの中枢神経ループスとは言い切れないね。例えば，リボゾームP抗体は陰性となっていますが，これは精神症状を呈する典型的な中枢神経性ループスではしばしば認められる抗体で，陽性であったならば中枢神経性ループスを強く示唆すると考えてよいわけだが，これは陰性で強く支持する結果ではなかったんだよね。

Dialogue 5　治療後の経過

患者データ⑦（治療経過2）

- すでに診断されていたSLEは血清学的に活動性は認められなかったが，髄液所見，MRI画像所見から中枢神経性ループスを強く疑い，治療的診断も考えてガンマグロブリンに加えてステロイドパルス療法（メチルプレドニゾロン500 mg×3日間）を実施したところ，症状が徐々に改善した。
- その後，髄液の検査（表4）およびMRI画像でも所見の改善が確認された（図2）。MRIでは視床下部付近の高信号所見は治療後では明らかに消失，また髄液所見では増加していた単核球数が著しく減少，炎症サイトカインであるIL-6の値も明らかな改善を示していた。
- これはパルス療法＋ガンマグロブリン大量療法が症状軽減に効果的であったことと合わせて，何らかの免疫異常が関与していたことを示唆するものであった。

表4　髄液所見の推移

	治療前	治療後
比重	1.006	1.006
総蛋白	69 mg/dL	56 mg/dL
糖	63 mg/dL	89 mg/dL
Cl	141 mEq/L	132 mM/L
細胞数	31 個/μL	7 個/μL
単核	31 個/μL	7 個/μL
多核	0 個/μL	0 個/μL
細菌	(−)	(−)

表4 （つづき）

	治療前	治療後
キサントクロミア	(−)	(−)
Alb	42 mg/dL	32 mg/dL
IgG	9.1 mg/dL	9.9 mg/dL
IgG Index	0.82	0.28
補体価（CH50）	17 U/mL	20 U/mL
IL-6	10.7 pg/mL	2.7 pg/mL
TNF-α	72.7 pg/mL	86.8 pg/mL

治療前　　　　　　治療後

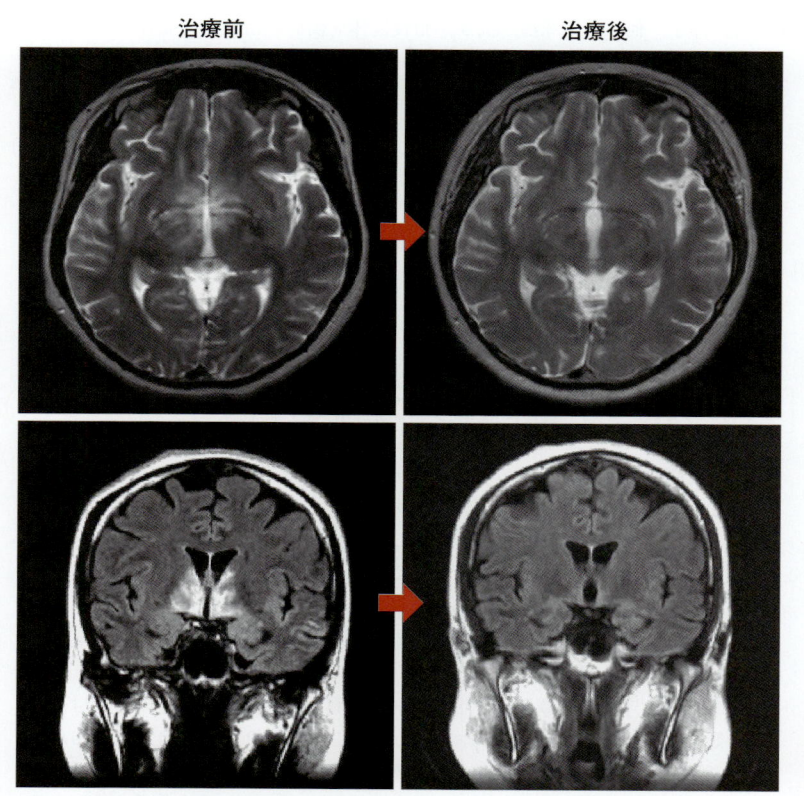

図2　頭部MRI画像（FLAIR）

やはり中枢神経系ループスだったんですね。大変勉強になりました。

Epilogue

診断:中枢神経性ループス

- SLE が先行疾患として存在する。
- MRI で視床下部に血流低下を示す画像所見が得られた。
- ステロイドとガンマグロブリン大量療法により症状および画像所見の著明な改善が認められ,脳脊髄液の所見が改善した。

◆ 参考文献

1) 村山淳子,他:赤芽球癆,抗リン脂質抗体症候群の治療中に発祥した中枢神経ループスの1例.日本臨床免疫学会会誌 29(1):43-47,2006
2) 金澤章:脳脊髄液の検査.水野美邦(編):神経内科ハンドブック.第3版,医学書院,pp344-356,2003

(中嶋 均)

Monologue 29　感染性腸炎の腹部 CT 画像

　感染性腸炎の主な病変部位は粘膜や粘膜下組織であり,腸管の内腔から外膜に向かって炎症が波及する。腸管壁は炎症によって浮腫性変化をきたし,全周性に肥厚してくる。腸管壁の中で,特に血管が発達しているのは粘膜層(粘膜固有層)と漿膜下層であり,造影 CT 画像では,この2つの層の造影効果が増強するため高吸収域を示し,その間にある疎な結合組織である粘膜下層は浮腫のため低吸収域となる。この全周性浮腫性肥厚像を腸管の内腔から見ると,高-低-高吸収域を示す3層構造を呈することになる。

　この全周性浮腫性肥厚像は,腸管出血性大腸菌 O157 やサルモネラでは,上行結腸から横行結腸に至る右側結腸に優位に認められる。またカンピロバクターでは,右側結腸のみではなく左側結腸にも壁肥厚を認める場合があるが,いずれにせよ腸管の長軸方向への病変の拡がりは 15 cm 以上と長くなる。ところが,エルシニア腸炎は,他の感染性腸炎と異なった画像所見を呈する。病変の主座は,回腸終末から盲腸にあり,他の感染性腸炎に比較して上行結腸の長軸方向への腸管肥厚像は比較的軽度で,回盲部領域の腸間膜リンパ節が多数腫大してくるのが最大の特徴である。

(島田長人)

CASE 39

43歳男性「左鼠径部の膨隆」

Prologue

患者データ①（近医からの紹介状）

　左鼠径ヘルニアの患者をご紹介します。1，2ヶ月前から左鼠径部の膨隆が出現しました。某病院外科を受診され手術を予定していたようですが，なぜか手術が延期になりました。患者はこのままだと仕事にならないとのことで，治療を急いでいます。恐れ入りますが，手術治療をよろしくお願いいたします。

Dialogue 1　主要な鑑別疾患

　今回は，鼠径部の膨隆を訴える症例ですね。近医からの紹介状がありますが，どういった内容でしょうか？

　簡単な紹介状です。診断は左鼠径ヘルニアで，手術依頼のようです。

　なるほど，それでは外科の先生に手術を依頼する前に，もう少し詳しい病歴を聞いてみましょう。

患者データ②（病歴）

現病歴：43歳男性。2ヶ月くらい前に左腰部の痛みが出現した。食事も満足にとれないほどの強い痛みが5日くらい持続した。近くの整体院に行ったが痛みは軽快せず，尿管結石を疑われ，次に泌尿器科を受診した。血液や尿検査，超音波検査などを施行されたが，異常所見はなかった。その時に，左下腹部から鼠径部の膨隆を指摘された。膨隆部には痛みはなく，立位で膨隆し臥位で消失した。左鼠径ヘルニアの疑いで，某病院外科を紹介された。そこで，腹部CT検査や超音波検査

などを施行した。
- その頃患者の妻が、左腰背部に赤黒い皮疹と色素沈着を見つけた。担当医に診察してもらったところ、帯状疱疹の皮疹であった可能性があると言われ、皮膚科に診察してもらうよう勧められたが、受診しなかった。
- 外科では、最終的に鼠径ヘルニアの診断で手術の説明を受けたが、その数日後に突然、「しばらく経過をみましょう」と言われた。仕方がないので、再度、別の病院(今回の紹介医師)を受診したところ、「やはり鼠径ヘルニアでしょう」と言われ、手術目的に当院を紹介された。なお、現在は、腰痛はほとんど軽快している。

既往歴：開腹歴や外傷歴はない。
生活歴：喫煙は 15 本／日，機会飲酒，家族歴に特記すべきことはなし，薬・食物アレルギーなし，海外渡航歴なし，ペットなし。

🙋 腰痛のことや某病院外科の対応はよくわからないのですが，起きると鼠径部が膨隆して，寝ると消失するようなので，診断は鼠径ヘルニアでよいと思います。脱出部の痛みや腹痛などの嵌頓症状は今までなかったようですね。

👨‍⚕️ 鼠径ヘルニアは，一般外科領域では一般的な疾患です。国内の鼠径ヘルニアの手術件数は子どもも含めると年間約 16 万件と推定されています。アメリカではもっと多く，年間 80 万件と言われています。もっとも危険な病態はヘルニア嵌頓ですね。脱出腸管がヘルニア門で締め付けられると，腸閉塞をきたし，脱出している腸管が壊死し，場合により穿孔します。

🙋 やはり嵌頓症状が出現する前に，手術を受けておいた方が安全ということですね。

👨‍⚕️ それでは身体所見を見てみましょう。

Dialogue 2 特徴的な身体所見

患者データ③（身体所見）

バイタルサイン：血圧 130/80 mmHg，脈拍 64 回/min・整
身体所見：眼瞼結膜に貧血なし，眼球結膜に黄染なし。頸部に異常所見なし。胸部は心音純，呼吸音清。腹部は平坦で腸雑音は正常。腫瘤は触知せず。圧痛なし。立位で左下腹部から鼠径部にかけて膨隆し（図1），臥位で消失。膨隆部を圧迫しても痛みはなく軟。外鼠径輪の大きさに左右差なし。左腰部に皮疹の瘢痕のような色素沈着あり。

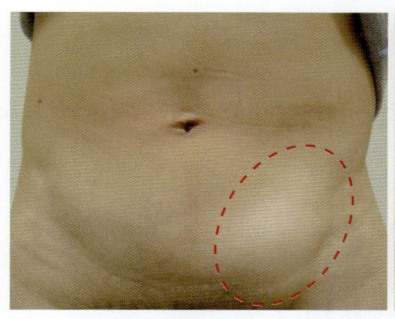

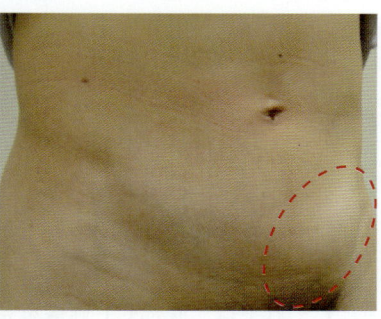

図1　初診時の腹部所見
左下腹部から鼠径部に膨隆を認める（楕円部）。

🧑‍🦰 膨隆部は鼠径靱帯の上方で，外鼠径か内鼠径ヘルニアのいずれかと思いますが，ちょっと気になるのは，通常の位置よりやや頭側であることと，立位で膨隆部を押した時に，ヘルニア内容，例えば腸管などを思わせる感触がありませんでした。

👨 鼠径ヘルニアかどうかちょっと疑問がありそうですね。膨隆部の位置が通常の鼠径ヘルニアより若干高い（頭側）ようですが，この領域に出現する他のヘルニアを知っていますか？

🧑‍🦰 実際には経験したことはありませんが，教科書には，Spigel ヘルニアが載っていました。

そうですね。Spigel ヘルニアは，別名，半月状線ヘルニア，側腹壁ヘルニアとも呼ばれている比較的まれなヘルニアで，腹横筋線維が腱膜に移行する半月状線と腹直筋外縁との間に存在する Spigel 腱膜から発生します。好発部位は，左右上前腸骨棘を結んだ線より頭側 6 cm の範囲で約 90% が発生し，Spigelian hernia belt と呼ばれています。この患者は Spigel ヘルニアの可能性はありますか？

膨隆している部位を見ると，左右上前腸骨棘を結んだ線より下方ですね。やはり，Spigel ヘルニアではなく一般的な鼠径ヘルニアでしょうか？ 膨隆している位置も気になりますが，膨隆部の感触もちょっと違和感があります。

もし，Spigel ヘルニアの可能性があるとしたら，鑑別にはどんな検査が有用でしょうか？

やはり画像検査が必要かと思います。

それでは，腹部 CT 画像を見てみましょう。

患者データ④（検査所見）

腹部単純 CT：左下腹部に膨隆を認める（図 2）。腹直筋の厚みや横方向の長さには左右差はない。しかし，左外側筋群（外腹斜筋，内腹斜筋，腹横筋）は，右側に比較して，薄く伸展し弛緩している。なお，腹直筋外縁にヘルニア門を疑わせる腱膜の欠損部はない。

CT 検査は臥位で撮影しますので，膨隆部の状態が不明瞭になる可能性があります。今回は，患者にお願いして下腹部を膨らませて撮影しました。

Spigel ヘルニアであれば，腹直筋外縁から腸管の脱出が確認できると思いますが，腸管の脱出もヘルニア門も見当たりません。

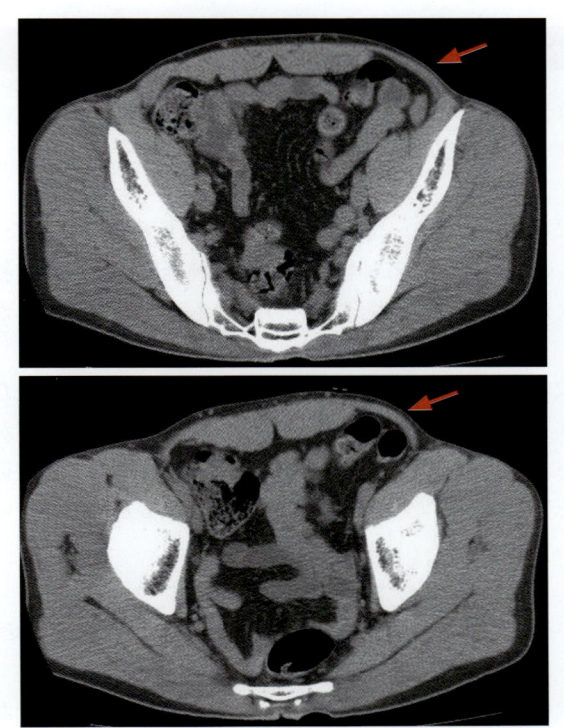

図2 腹部単純CT画像
左外側筋群は，右側に比較して薄く伸展し弛緩している（矢印）。

それから，鼠径ヘルニアもはっきりしません。異常所見としては，腹壁の左外側筋群が，右側に比較して薄く伸展していることです。

> ヘルニアには，ヘルニア門，ヘルニア嚢，ヘルニア内容などの構成成分が必要ですが，どれも確認できませんね。左下腹部の膨隆の原因は，ヘルニアではなく腹壁が弛緩する「腹筋麻痺」の状態です。この「腹筋麻痺」をきたす原因は何だと思いますか？

> うーん，さっぱりわかりません。

Dialogue 3 診断アプローチ

👨 もう一度，患者の問診を確認してみましょう。きっと，ヒントが隠れていると思います。

👩 気になるのは……，腰痛や皮疹，帯状疱疹の可能性などですね。でも帯状疱疹による神経障害は知覚神経障害による神経痛が多いと思いますが，運動神経障害をきたすこともあるのでしょうか？

👨 比較的まれですが，運動神経障害による腹筋麻痺をきたす場合があります。出現頻度は0.1～0.8％と報告されていますが，麻痺が軽度だと患者本人が気付かなかったり，あるいは意外と医療従事者側もこの疾患を知らなかったりするので，拾い上げるともっと多いのではないかと思いますよ。

👩 この症例が帯状疱疹による腹筋麻痺とは考えてもみませんでした。

👨 帯状疱疹は，水痘・帯状疱疹ウイルスによる初感染である水痘の罹患後に，脊髄後根神経節や三叉神経節に潜伏していたウイルスが再活性化し，皮膚に水疱を伴う皮疹や神経痛を引き起こす疾患ですね。脊髄後根神経節の炎症は，一般的には遠心性に波及して末梢の知覚神経障害をきたしますが，炎症が求心性に脊髄側索の交感神経節に及ぶと麻痺性イレウスを生じ，脊髄前角まで病変が及ぶと腹筋麻痺が発生するとされています。

👩 麻痺性イレウスまで合併するとは驚きです。ところで，腹筋麻痺が，仮に何かの手術痕に一致していたら，腹壁瘢痕ヘルニアと間違われることはないのでしょうか？

👨 可能性はあります。腹筋麻痺は，立位で膨隆し臥位で消失しますので，ヘルニアの症状に極めて似ています。でもヘルニアではないのでヘルニア門が触れません。身体診察で最も重要なポイントはヘルニア門の有無です。

🧑‍🦰 CT画像所見の特徴についてもう一度解説していただけますか？

👨‍⚕️ 診断には，やはりCT検査が有用ですね．まず，撮影の際には，腹壁の左右差を強調するために，患者に腹部を膨らませてもらうことがコツです．麻痺している患側の筋群は，正常側に比較して，薄く伸展，弛緩しています．また，臍や腹部正中線が正常側に偏移しますので，これも重要な所見です．一方，腹壁瘢痕ヘルニアなどの場合は，ヘルニア門が確認できることと，ヘルニア門に近接している筋群は短縮するため，腹筋麻痺の場合とは逆に筋層が厚くなっていることが多いです．

🧑‍🦰 ところで筋電図ではどのような変化が出るのでしょうか？

👨‍⚕️ そうですね，やはり神経障害ですので neurogenic pattern を示します．

Dialogue 4 治療

🧑‍🦰 それでは治療はどうしたらよいでしょうか？

👨‍⚕️ 特別な治療法はなさそうです．基本的には理学療法が重要ですが，抗ウイルス薬の早期投与が有効であったとの報告もあります．予後は比較的良好で，おおむね50〜80％が治癒あるいは改善します．

患者データ⑤（治療経過）
- 鼠径ヘルニアではなく，帯状疱疹による腹筋麻痺の可能性が極めて高いと診断し経過観察となった．
- その後，徐々に軽快し，約4ヶ月後には，視診ではほぼ左右差がなくなった（図3）．
- 腹部CT画像でも左外側筋群の厚みが増し，弛緩は軽快してきていた（図4）．

412　難易度 ★★★★★

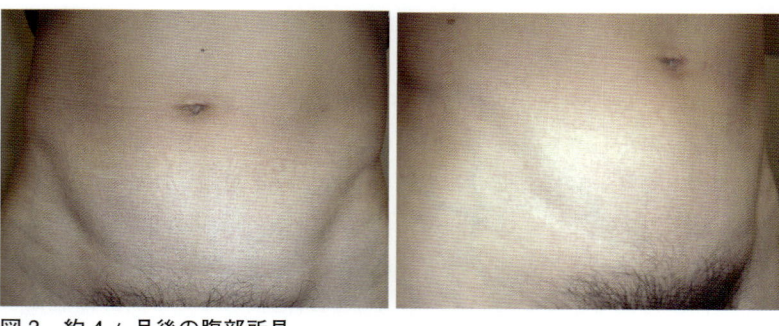

図3　約4ヶ月後の腹部所見
初診時に比較して，左下腹部の膨隆は軽快している。

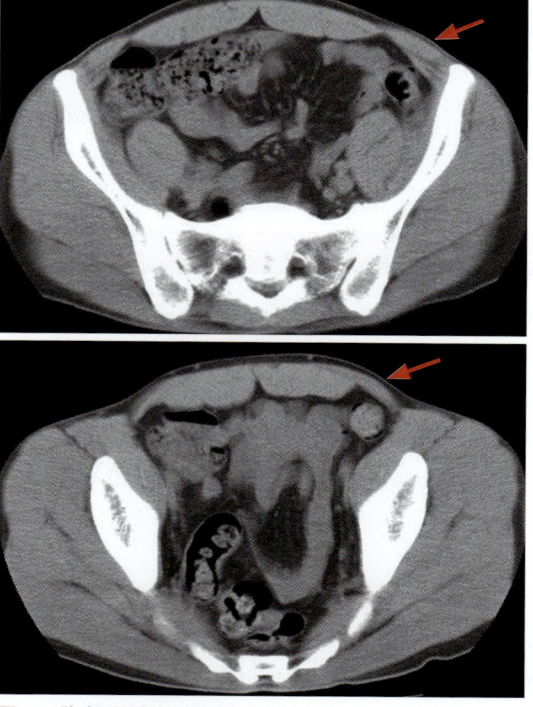

図4　腹部単純CT画像
初診時に比較して，左外側筋群は厚みが増し，弛緩は軽快してきている。

それでは，もう1例見てみましょうか。

別の患者データ①（病歴）

症例：64歳，女性。
現病歴：6日前に，孫を抱っこしている時に腰痛が出現した。近医を受診し，理学療法を行っていたが，痛みが軽快せず，4日後に，当院の整形外科を受診した。左腰部から側胸部にかけて痛みがあったが，前後屈は可能で下肢の神経症状もなかった。外用薬と非ステロイド性抗炎症薬（NSAIDs）を処方され帰宅したが，その2日後に左鼠径部にかけての疼痛と左側腹部の膨隆が出現し再診したところ腹壁ヘルニアの疑いで当科に紹介された。
既往歴：糖尿病，高脂血症，尿路結石。
生活歴：家族歴は特になし，薬・食物アレルギーなし。

別の患者データ②（身体所見）

- 立位で左側腹部の膨隆を認め，臍の位置がやや右側に偏位していた（図5）。また，患者も気付いていなかったが，左腰部に浮腫性紅斑とその一部に小水疱を認めた。
- 皮膚科を受診し帯状疱疹と診断され，左側腹部膨隆は腹筋麻痺と診断した。

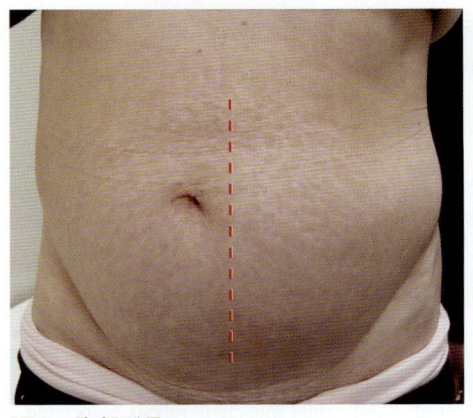

図5　腹部所見
初診時の腹部所見。中央の点線は本来の正中線の位置を表す。左側腹部が膨隆し，臍が右側に偏位している。

> **別の患者データ③（治療経過）**
> - 経過観察を行ったところ，腹筋麻痺は徐々に軽快してきた。6ヶ月後には，左右差はなくなり，臍も中央の位置に戻り，ほぼ治癒した。

👨 今回は，すこしまれな疾患でしたね。

👩 この疾患は，知らないとまったく診断がつきません。でも診断がつかないと医師側も困りますが，患者も不安になります。

👨 患者は，「経過観察しましょう」と言われても原因がわからないととっても不安になります。でも病気の原因がわかれば，たとえすぐによくならなくても安心していられますよね。

👩 ありがとうございました。

Epilogue

> **診断：帯状疱疹による腹筋麻痺**
> - 帯状疱疹の合併症として腹筋麻痺をきたす場合があることを念頭に置く。
> - 腹筋麻痺はヘルニアに似て非なる疾患で当然手術適応はない。
> - 患者は診断がつかないと不安でいっぱいになるが，原因を説明すると，たとえ麻痺が回復しなくても安心する。

◆ 参考文献

1) Safadi BY：Postherpetic self-limited abdominal wall herniation. Am J Surg 186：148，2003
2) 山上裕章，他：帯状疱疹に伴う腹筋麻痺の検討．ペインクリニック 8：637-642，1987
3) 堀田隆之，他：麻痺性イレウスおよび腹筋麻痺を合併した帯状疱疹の1例．臨皮 57：1191-1194，2003
4) 與田直美，他：麻痺性イレウスと腹筋麻痺を生じた帯状疱疹．皮膚臨床 46：197-200，2004
5) Gottschau P, et al：Abdominal muscle paralysis associated with herpes zoster. Acta Neurol Scand 84：344-347，1991

（島田長人）

CASE 40

45歳男性「心窩部痛と黄疸」

Prologue

患者データ①（病歴）

現病歴：45歳男性。年末年始の休暇に入って大量飲酒するようになり，1月2日午後から上腹部にキリキリとした痛みが出現し，食事が摂れなくなった。市販の胃腸薬を服用したが効果なく，4日早朝には我慢できない痛みとなったため来院した。

既往歴：大学入学時の健診で軽度の黄疸を指摘されたが，自覚症状がなく，精密検査を受けたところ他の肝機能検査に異常がなかったため放置していた。

生活歴：23歳で会社に勤め始めてから営業の仕事で飲酒する機会が多くなった。30歳頃から仕事以外でも毎晩飲酒するようになり，休日には朝から飲酒するようになった。33歳で結婚し，以来しばしば断酒を試みたが，いまだに成功していない。飲酒量は1日平均日本酒換算4合（720 mL）以上。喫煙せず。常用薬なし。

Dialogue 1 主要な鑑別疾患

今回は，45歳の男性で18歳頃に黄疸を指摘されており，2日前から上腹部痛を訴え来院した症例です。アルコール依存症のような背景があるようだけれども，どんな疾患を考えるのかな？

そうですね……。以前の黄疸の原因はよくわかりませんが，これだけ強い上腹部痛というと，胃や十二指腸潰瘍の穿孔による腹膜炎か，急性膵炎を考えます。黄疸もあるので胆囊炎の可能性もあると思います。アルコール性肝障害で強い上腹部痛が起こることがあるでしょうか……？

難易度 ★★★★★

　アルコール性肝炎は急性腹症の原因疾患の1つで，胆嚢炎と区別がつかないような強い上腹部痛を起こすこともあります。さまざまな疾患を挙げてくれたけれども，痛みの性質はどんなものか，どんな姿勢で痛くなるのか，もう少し詳しく聞いてみる必要がありそうだね。それでは追加の問診を見てみよう。

患者データ② （問診）

- 上腹部痛は間欠的というよりは持続的で，背部まで刺し込むような痛みであった。仰向けに寝ると増強したが，側臥位や座位をとるとやや軽減した。
- 吐き気があったが，嘔吐はなかった。便通は少量あり，下痢ではなかった。

　重要なヒントが隠されているようだね。これを聞いたらどんな疾患を考えるのかな？

　背部痛もあるということなので，急性膵炎ではないかと思います。側臥位や座位で軽減するという現象がどんな時に起こるのかわかりませんが……。

　急性膵炎でみられる上腹部痛は持続的で，背部に放散する痛みが特徴的だね。胆石胆嚢炎の場合は疝痛が間欠的に生じるので，この点が鑑別点になるのではないかな。膵炎の場合は腹部を伸展すると痛みが増し，前屈姿勢で痛みが軽くなるんだ。患者が膝をかかえてうずくまっていたり，横向きになっているというような姿勢を見たら膵炎の診断の手助けになると思うよ。それでは，担当医の診察所見を見てみよう。

Dialogue 2　特徴的な身体所見

患者データ③ （身体所見）

バイタルサイン：体温38.2℃，血圧114/70 mmHg，脈拍102回/min・整，呼吸数22回/min，SpO$_2$ 95%

> **身体所見**：顔貌は苦悶様，顔色不良，意識清明で会話は可能。眼瞼結膜に貧血あり，眼球結膜に軽度黄染あり。胸部は呼吸音・心音ともに異常なし。腹部は軽い触診で心窩部に筋性防御を認め，同部に強い圧痛と反跳痛を認めた。肝を2横指触知，腹水徴候なし。下肢浮腫なし。神経学的異常所見なし。

重要と思われる所見がいくつか出てきているので，まとめてみようか。

血圧は正常ですが，頻脈，頻呼吸，発熱を認めます。動脈血酸素飽和度は正常です。身体所見では貧血，黄疸，心窩部の圧痛と腹膜刺激症状，肝腫大が異常所見です。

それでは，問診と身体所見からどのような疾患を考えるのかな？

急性膵炎を強く疑います。急性膵炎では貧血や黄疸をきたすこともあると思います。肝腫大はアルコール性肝障害によるものではないかと思いますが……。

急性膵炎だとしたら，重症度はどうだろうか？ これだけでわからなければ，次にどんな検査が必要かな？

重症度を判断するのに重要なものとして，バイタルサインや身体所見からショックや呼吸困難はなさそうです。出血傾向やカルシウム値などについては検査値を知りたいです。末梢血，凝固系，生化学などの検査が必要だと思います。それに腹部CTは膵臓の状態を見るのに重要だと思います。

その通り。急性膵炎で重症の場合は播種性血管内凝固症候群（DIC）を併発したり，多臓器不全を起こすと死亡率が高くなるので，迅速な判断が必要だね。それでは，重症度を判断する上で参考になる検査結果を見てみよう。

患者データ④（検査所見1）

緊急で行った検体検査	· CRP 6.7 mg/dL · WBC 15,700/μL · RBC 251 × 10⁴/μL · Hb 11.4 g/dL · MCV 126 fl · Plt 20.5 × 10⁴/μL · PT 85% · T-P 7.7 g/dL · Alb 3.9 g/dL · T-Bil 3.6 mg/dL · D-Bil 0.7 mg/dL · AST 240 IU/L(基準値 12〜35)	· ALT 80 IU/L(6〜31) · LDH 376 IU/L(230〜460) · ALP 210 IU/L(65〜216) · γ-GTP 614 IU/L(5〜33) · Amy 145 IU/L(24〜137) · P-Amy 104 IU/L(11〜49) · T-Cho 540 mg/dL · HDL-C 46 mg/dL	· TG 2,260 mg/dL · BS 129 mg/dL · UN 3 mg/dL · Cr 0.73 mg/dL · Na 130 mEq/L · K 3.2 mEq/L · Cl 97 mEq/L · Ca 8.1 mg/dL

腹部単純X線写真：上腹部に小腸ガスが認められた。また，胸部単純X線写真では左側の胸水貯留がわずかに認められた。

腹部CT（図1）：膵が著明に腫大し，膵周囲の脂肪組織のdensityが上昇し，限局性に液体貯留が認められた(a)。肝は著明に腫大し，実質のdensityが血管のdensityよりも低下し，肝脾CT値比の低下が明瞭で，脾腫も認められた(b)。

動脈血ガス分析：異常を認めなかった。

● 患者は入院加療を受けることになった。

検体検査の結果から，重要なポイントをまとめてみようか。

炎症反応がみられます。貧血があります。ビリルビン値が軽度上昇しています。肝酵素が高いですが，胆道系酵素のうちALPが正常なのにγ-GTPはかなり上昇しています。これはアルコールの影響でしょうか？ 膵酵素はアミラーゼが上昇しています。中性脂肪がかなり上昇しています。電解質ではカルシウムが低下しています。DICはないように思いますが，経過をみないとわからないのではないかと思います。

貧血と高ビリルビン血症のタイプはどうなのか，もう少し詳しく述べる必要があるね。

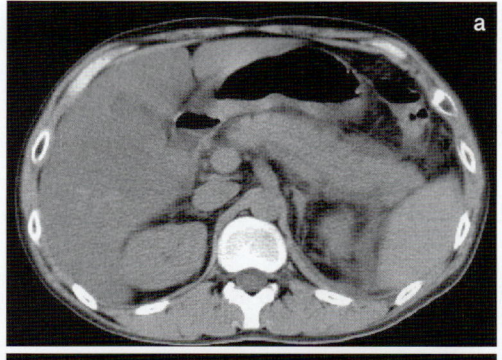

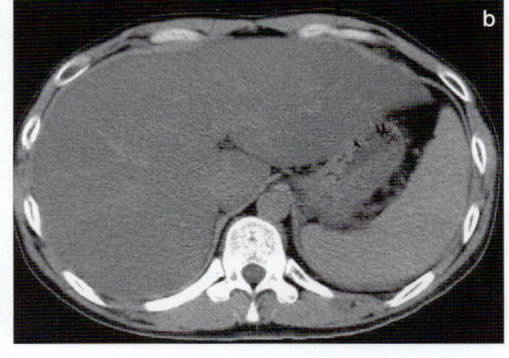

図1 入院時の腹部CT画像
a. 膵臓, b. 肝臓と脾臓

🧑‍🦰 はい……。貧血は MCV が高いので大球性です。ビリルビンの上昇は間接型が優位です。

👨 そうだね。画像診断ではどうかな？ CT の前に腹部と胸部の単純 X 線が撮影されているけれど……。

🧑‍🦰 上腹部の小腸ガスはどんな意味があるのかわかりません。左側に胸水があるようですが……。

👨 上腹部の小腸ガスは sentinel loop sign（歩哨係蹄像）といって，急性膵炎では膵前面の空腸が限局性に拡張するため，しばしば出現してくる所見だ。膵炎では胸水を伴うことがあって，特に左側に多くみられる。CT 所見はどうかな？

🧑‍🦰 膵腫大と膵周囲の液体貯留からやはり膵炎に特徴的な所見だと思います。

👨‍⚕️ その通り。肝臓の方はどうかな？

🧑‍🦰 脂肪肝の所見だと思いますが，違いますか？

👨‍⚕️ 肝実質のdensityが血管のdensityよりも低下し，肝脾CT値比の低下が明瞭というのはかなり高度な脂肪肝の所見で，肝細胞全体の60％以上に脂肪が沈着していると考えてよい所見だ。脾腫もあるので，脂肪肝だけではないかもしれない。ただし，脂肪肝も高度な場合は門脈圧亢進症をきたすので，脾腫はその後よくなるのかどうか経過を追う必要があるね。

Dialogue 3　治療の問題点

患者データ⑤（治療経過1）

- 臨床症状，膵アミラーゼ上昇，CT画像所見から急性膵炎と診断された。
- 重症度をRanson分類で判定すると，血清カルシウム値が48時間後に7.8 mg/dL（アルブミン補正後）と低下したため，1項目が該当したが，他には該当項目がなく，重症膵炎の基準は満たさなかった。
- しかし，CT画像所見を厚生省特定疾患「難治性膵疾患」調査研究班(1999)で判定するとgrade Ⅳであることから，中等症と診断された。
- 一方，予後判定は，臨床所見から全身性炎症反応症候群（SIRS）の診断基準4項目をすべて満たし，stage 2と診断された。
- 絶飲食とし，補液を行った。痛みに対しては中枢性鎮痛薬（ペンタゾシン）＋硫酸アトロピン注射を2回行い，その後上腹部痛は軽快した。

🧑‍🦰 急性膵炎の治療方針は絶飲食と十分な補液が基本ですね。重症度はカルシウムの低下の項目が該当しただけですが，SIRSの基準を満たしているので，十分なケアが必要だと思います。

🧑 ケアのしかたのポイントは？

👩 体温，脈拍，呼吸数をみながら，白血球数もこまめにチェックしなければなりません。これらは SIRS の診断基準ですから……。もちろん，腹部所見も大切です。

🧑 貧血について考えることにしよう。貧血はどんな病態を考えるのかな？

👩 大球性貧血なので，葉酸かビタミン B_{12}（VB_{12}）欠乏によるものを疑います。

🧑 追加の検査結果があるので見てみよう。

患者データ⑥（検査所見 2）

- 貧血について精査したところ，血清鉄は 28 μg/dL と低下し，UIBC は 147 μg/dL と低下しており，網状赤血球は Ret 8‰と正常で，フェリチンも 63 ng/mL と正常であった。
- VB_{12} は正常であったが，葉酸が 0.8 ng/dL（基準値 3.1 以上）と低下していた。巨赤芽球性貧血の確定診断には骨髄穿刺が必要であるが，本例では膵炎回復後に葉酸の内服を開始し，反応を確認することとした。

🧑 アルコール多飲者では栄養障害や肝での葉酸代謝阻害により葉酸欠乏が起こりやすいことが知られているんだ。鉄や VB_{12} 欠乏を伴うことも多いけれども，本例では鉄の利用障害はあるものの，鉄欠乏はなく，VB_{12} 欠乏も認められなかった。重症アルコール性肝炎では溶血を伴うことがあって，ジーヴ症候群と言われているけれども，知っているかい？　その場合は間接型ビリルビンの上昇を認めるが，網状赤血球の増加を伴うため，本例ではおおむね否定できると思うけれど……。

👩 ジーヴ症候群は知りませんでした。

🧑 それでは，膵炎の原因は何だと考えるのかな？

やはりアルコールだと思います．胆石による場合もありますが，どうでしょうか？

追加の検査結果があるので見てみよう．

> **患者データ⑦（検査所見3）**
> - 入院5日目に行ったMRCP（図2）では，総胆管や肝内胆管の拡張はみられず，総胆管結石の存在は否定的であった．
> - 膵管はわずかに描出されるのみで，拡張や狭窄はみられなかった．肝障害の原因について精査したところ，HBs抗原陰性，HCV抗体陰性であった．

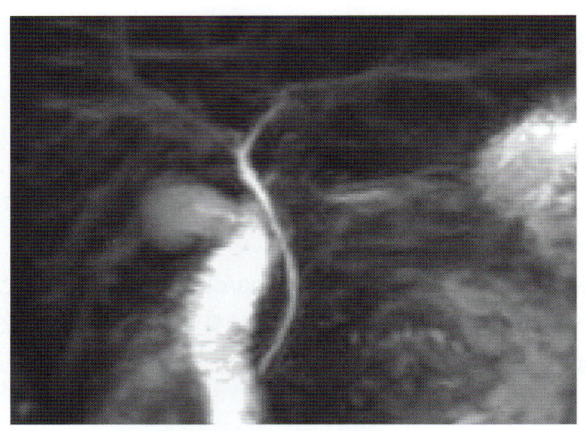

図2　入院5日目のMRCP画像

MRCP所見から膵炎の原因は胆石などによるものではなく，アルコール性と考えてよいですね．

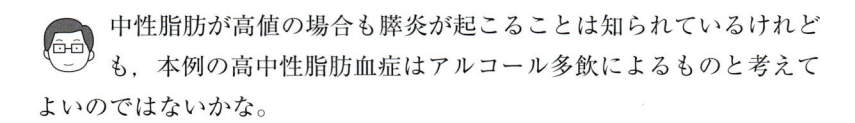

中性脂肪が高値の場合も膵炎が起こることは知られているけれども，本例の高中性脂肪血症はアルコール多飲によるものと考えてよいのではないかな．

肝障害もアルコールによるものですね．

暮れから正月にかけて大量飲酒した後で膵炎を発症しており、検査値も肝酵素はAST優位だし、γ-GTPがかなり高値で、肝炎ウイルスマーカーが陰性だからアルコール性肝障害とアルコール性膵炎に間違いないね。

患者データ⑧（治療経過2）

- 補液量は1日4,000 mLとし、3日間十分量の補液を行い、4日目に中心静脈栄養を開始した。
- 当初から膵液分泌抑制を目的としてH₂受容体拮抗薬のラニチジン（ザンタック®）、酵素阻害を目的として酵素阻害薬のガベキサート（注射用エフオーワイ®）、感染予防を目的としてセフェム系抗菌薬のセフォペラゾン（セフォペラジン®）を経静脈的に投与した。
- 検査結果の推移は、48時間後にCRPが23.9 mg/dLとピークに達したが、WBCは11,800/μLと低下し、アミラーゼおよび中性脂肪は正常化した。
- しかし、他の血中膵酵素はリパーゼ123 IU/L（基準値11～53）、トリプシン900 ng/mL以上（110～460）と高値であり、アミラーゼより遅れて徐々に低下した。

順調な経過ですね。

担当医が頑張ったからね。

患者データ⑨（治療経過3）

- 入院14日目から膵炎（低脂肪）食の開始後も上腹部痛は起こらず、膵酵素の上昇も認められなかった。肝酵素は徐々に低下し、21日目にAST 56 IU/L、ALT 32 IU/L（6～31）、ALP 118 IU/L、γ-GTP 225 IU/Lと改善したが、間接型優位の高ビリルビン血症だけはT-Bil 2.5 mg/dL、D-Bil 0.4 mg/dLと変わらなかった。
- 貧血は葉酸内服によりRBC 312 × 10⁴/μL、Hb 12.5 g/dLと改善傾向がみられ、24日目に断酒を約束して退院した。

難易度 ★★★★★

🧑‍🦰 肝障害も貧血も十分改善傾向があり，順調な経過ですが，黄疸だけは退院時までよくならないのですね。

👨 そうですね……。黄疸は10歳代からあったというのだけれど，こんなに長く続く軽度の黄疸はどんな病態によるものか後で考えましょう。

患者データ⑩（検査所見4）

- 入院21日目に再検した腹部CT（図3）では，膵の腫大はまだ残存しているものの，膵辺縁は明瞭で，周囲の液体貯留は消失していた(a)。肝の腫大は改善し，実質のdensityはほぼ正常(血管のdensityよりも上昇)となった(b)。

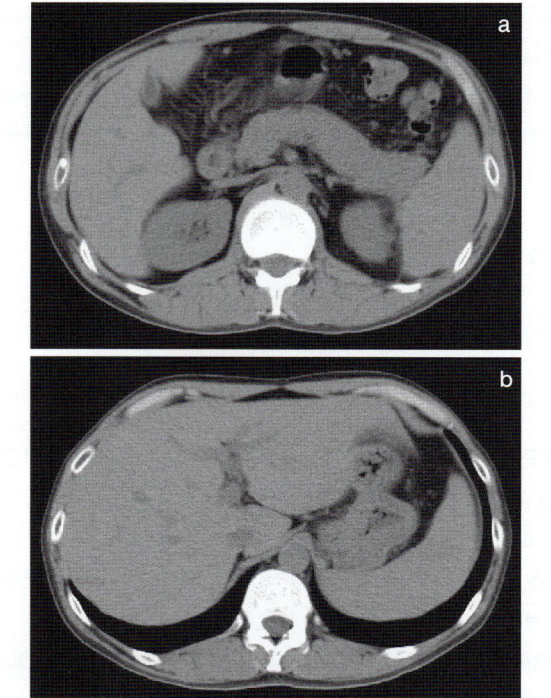

図3 入院21日目の腹部CT画像
a. 膵臓，b. 肝臓と脾臓

😊 入院時のCTと比較してみるといいよ。

👩 膵炎と脂肪肝の両方とも大変よくなっていることがわかります。

😊 入院21日目だから，3週間の断酒と内科的な治療でこれほどまでによくなることがわかったね．脾腫の方もやや改善しているように見えるし……．

Dialogue 4　黄疸の原因

😊 さて，最後に黄疸の機序をどのように考えるのかな？

👩 はじめには膵炎によって黄疸が起こることもあるのではないかと思いましたが，結果的にはそうではないことがわかりました．

😊 確かに膵の腫脹によって総胆管下部に狭窄をきたし，閉塞性黄疸が生じることがある．でもこの場合は直接型優位の高ビリルビン血症を示すため，合わないのではないかな？　実際にMRCPでも否定的だった．肝障害を伴わない軽い黄疸が長い間続いているということは，どう考えるのかな？　本例の高ビリルビン血症が常に間接型優位であることが重要なんだ．間接型優位とは総ビリルビンの80％以上を間接型が占める場合を言うんだが……．

👩 高ビリルビン血症が間接型優位であるということは，溶血性黄疸か体質性黄疸が考えられます．貧血があるのですが，葉酸欠乏によるもので，溶血は否定的でした．このため，体質性黄疸が疑われるのではないかと思いますが，どうでしょうか……？　最初はまったく考えに浮かびませんでしたが……．

😊 本例は20歳になる前から黄疸を指摘されており，肝障害は伴っていなかったという病歴から，体質性黄疸のうちで最も頻度が高く，予後良好なギルバート症候群が強く疑われます．今回の入院時には肝障害や貧血があり，当初鑑別疾患に入ってこなかったかもしれないけ

れども，その後の経過で肝障害が改善してきても高ビリルビン血症が間接型優位のままで続いているため，ギルバート症候群と診断してよいのではないかな。Case 10（☞ p79）や Case 31（☞ p315）では，複数の徴候からできるだけ一元的に1つの疾患を考えることが勧められていたけど，本例は二元的に考えざるをえないね。本例の症候から診断までを，次のようにまとめてみました。

- **上腹部痛**：急性アルコール性膵炎。順調に回復し，合併症は生じなかった。
- **貧血**：葉酸欠乏による巨赤芽球性貧血。葉酸補充療法に反応し，軽快した。
- **肝障害**：アルコール性脂肪肝による肝障害。順調に改善した。肝硬変は否定的であるが，肝生検を行えば中等度の肝線維症は存在しているかもしれない。単なる脂肪肝ではなく，軽症のアルコール性肝炎を生じていた可能性は否定できない。膵炎の所見が優勢であり，肝炎はマスクされていたと考えられる。
- **黄疸**：体質性黄疸（なかでもギルバート症候群）による黄疸。膵炎や肝障害に伴う黄疸は直接型ビリルビン優位であるが，ギルバート症候群は間接型ビリルビン優位であり，たまたま合併したもので，膵炎や肝障害とは別個の病態と考えられる。

とても勉強になりました。ありがとうございました。

Epilogue

診断：体質性黄疸に偶然に併発した急性アルコール性膵炎

- 急性膵炎で黄疸を呈する場合，一般的に直接型ビリルビン優位であることが多い。
- 体質性黄疸の中で，間接型ビリルビン優位のギルバート症候群は最も高頻度にみられるが，予後良好である。
- 肝胆膵の急性疾患で黄疸を呈する例が多いが，背景に体質性黄疸が存在している場合は，急性疾患が改善しても黄疸は改善しないことに留意する。

◆ 参考文献

1) 小川道雄,他:急性膵炎のstage分類.厚生省特定疾患消化器系疾患調査研究班難治性膵疾患分科会,平成10年度研究報告書. pp19-22, 1999
2) 下瀬川徹,他:急性膵炎―エビデンスに基づく診療ガイドライン―診断と重症度判定.日内会誌 93:10-15, 2004
3) 成瀬達:急性膵炎―エビデンスに基づく診療ガイドライン―急性膵炎の治療戦略.日内会誌 93:16-23, 2004
4) 松田晃:貧血の診断と治療―巨赤芽球性貧血.日内会誌 95:2010-2015, 2006
5) 杉本元信:健診などで,ビリルビンだけが少し高いとき,肝臓の詳しい検査を勧めた方がよいのか? 治療 88(増刊号):1042-1044, 2006

(杉本元信)

Monologue 30 アニサキス症

　アニサキス症はアニサキス亜科幼線虫がヒトの胃や腸などに穿入し,胃腸炎などの症状を引き起こす幼虫移行症であり,1997年の石倉らの集計では,感染者は3万人以上にのぼる.アニサキス亜科幼線虫の中で,ヒトに感染するものとして, *Anisakis simplex*, *Pseudoterranova decipiens*, *Contracaecum osculatum*, *Hysterothylacium aduncum* の4種が知られている.アニサキスはクジラ,イルカ,アザラシなどの海生哺乳動物を終宿主とし,オキアミを第一中間宿主,イワシ,アジ,サバ,サケ,マスなどの大衆魚を第二中間宿主として生活環が成立している.第二中間宿主を生に近い調理法で摂食した場合に感染する.アニサキスの感染幼虫に有効な駆虫薬はこれまで開発されていないため,胃アニサキス症では内視鏡による虫体の摘出が唯一の治療であり,腸アニサキス症では内視鏡による虫体摘出が困難な場合が多く,まれに腸閉塞を合併して外科的処置が必要となることもある.

(瓜田純久)

Monologue 31　高齢者の下肢痛

　ヘルニア内容により，閉鎖管を通る閉鎖神経の知覚枝が圧迫されて，膝から大腿内側，股関節に痛みを感じることがあり，大腿を後方へ伸展，外転させると痛みが増強する。この下肢痛はハウシップ・ロンベルク徴候と呼ばれている（図）。患者からは「歩いている時に股関節から大腿内側にかけての痛みがあった」というような言い方をされるかもしれない。その症状から整形外科を受診して，腰痛と診断を受けてしまう場合もある。この徴候の名前は有名だが閉鎖孔ヘルニアでの陽性率は15〜88％とばらつきが大きく，retrospectiveには陽性率はかなり高いと考えられるが，疾患を想定していない限りは診断の有力なてがかりとはいえない。「高齢者の下肢痛」の原因として，坐骨神経痛，閉塞性動脈硬化症などの頻度の多い疾患の鑑別疾患の1つとして念頭に入れておいた方が良いと思われる。

(本田善子)

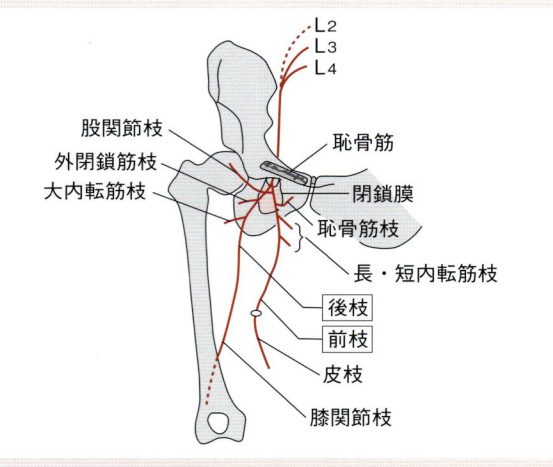

図　閉鎖神経分布領域

診断名一覧

第 I 章 （難易度 ★） — 1

CASE 1　29歳男性「夜間に増悪する頭痛と発熱」 … 2
　➡ 左上顎洞炎

CASE 2　29歳男性「統合失調症患者の発熱と排尿時痛」 … 8
　➡ 急性前立腺炎（膿瘍形成）

CASE 3　56歳女性「2日前からの頭痛と嘔気」 … 18
　➡ クモ膜下出血

CASE 4　38歳男性「頭痛と微熱」 … 26
　➡ サイトメガロウイルス感染症

CASE 5　65歳男性「持続する発熱と右肩の痛み」 … 34
　➡ 胆石胆嚢炎

CASE 6　40歳男性「腰痛」 … 39
　➡ 大動脈解離

CASE 7　22歳女性「腹部手術後の発熱」 … 46
　➡ 術後ダグラス窩膿瘍（ダグラス窩の遺残膿瘍）

第 II 章 （難易度 ★★） — 55

CASE 8　63歳男性「労作時の息苦しさ」 … 56
　➡ 肺血栓塞栓症と左下腿深部静脈血栓症

CASE 9　75歳女性「20日前からの下腿浮腫」 … 68
　➡ 漢方生薬甘草による偽アルドステロン症

CASE 10　76歳女性「糖尿病患者の発熱と腰痛」 … 79
　➡ 腸腰筋膿瘍

CASE 11　58歳女性「3週間持続する発熱と左咽頭痛」 … 90
　➡ 亜急性甲状腺炎

CASE 12　24歳女性「咽頭痛，発熱，頸部痛，全身倦怠感」 … 101
　➡ EBウイルス（EBV）による伝染性単核球症

CASE 13　21歳男性「突然発症した胸部違和感と胸痛」 … 113
　➡ 縦隔気腫

| CASE 14 | 35歳男性「胸部圧迫感」 | 121 |

➡ 心膜炎

| CASE 15 | 63歳男性「2ヶ月前からの心窩部痛」 | 133 |

➡ 急性心筋梗塞

| CASE 16 | 84歳女性「嘔吐と腹痛」 | 143 |

➡ 胆石イレウス

第Ⅲ章（難易度 ★★★） — 155

| CASE 17 | 51歳女性「2週間前からの労作時呼吸困難，動悸，胸部不快感」 | 156 |

➡ 拡張型心筋症

| CASE 18 | 47歳女性「下腹部痛」 | 166 |

➡ 卵管膿瘍

| CASE 19 | 37歳男性「右下腹部と頸部痛」 | 177 |

➡ ムンプス感染による睾丸炎

| CASE 20 | 32歳女性「体動時に増強する右上腹部痛」 | 187 |

➡ フィッツ・ヒュー・カーティス症候群

| CASE 21 | 40歳男性「突然の項部から後頭部の痛み」 | 200 |

➡ 解離性椎骨動脈瘤によるクモ膜下出血

| CASE 22 | 26歳男性「下痢と嘔吐による脱水」 | 209 |

➡ 糖尿病性ケトアシドーシス

| CASE 23 | 36歳男性「3年前からの食後の脱力」 | 221 |

➡ バセドウ病に伴う周期性四肢麻痺

| CASE 24 | 53歳男性「前胸部痛」 | 232 |

➡ 急性虫垂炎

| CASE 25 | 36歳女性「鼠径部腫瘤」 | 244 |

➡ 右鼠径ヘルニアと右鼠径部外性子宮内膜症の合併症例

第Ⅳ章（難易度 ★★★★） — 255

| CASE 26 | 40歳男性「心窩部痛」 | 256 |

➡ H.pylori 急性感染による AGML

CASE 27	62歳女性「1年前からの咽頭違和感」	268
	➡ 頸部食道異所性胃粘膜	
CASE 28	59歳男性「咽頭痛, 発熱, 右下腿腫脹, 全身筋肉痛」	280
	➡ 劇症型A群レンサ球菌感染症	
CASE 29	36歳男性「突然の右上腹部痛」	291
	➡ 腎梗塞	
CASE 30	25歳女性「頭痛, 嘔気, 悪寒, 心窩部痛に伴う倦怠感」	303
	➡ 急性心筋炎	
CASE 31	45歳女性「両肩と大腿部の痛み, 全身倦怠感」	315
	➡ 成人ヒトパルボウイルスB19感染症	
CASE 32	94歳女性「1週間前からの腹部膨満と嘔吐」	326
	➡ 左閉鎖孔ヘルニア嵌頓	

第 V 章 (難易度 ★★★★★) — 337

CASE 33	50歳女性「高血圧患者に起こった突然の複視」	338
	➡ 糖尿病性眼筋麻痺	
CASE 34	15歳女性「下腹部痛」	350
	➡ 処女膜閉鎖症	
CASE 35	63歳男性「食後の一過性意識障害」	360
	➡ 両側内頸動脈狭窄症	
CASE 36	35歳女性「両下腿浮腫と両下腿痛」	373
	➡ 脚気(VB_1欠乏に伴う多発末梢神経障害および高心拍出量心不全)	
CASE 37	17歳女性「右下腹部痛」	387
	➡ エルシニア腸炎	
CASE 38	35歳女性「5ヶ月間に徐々に進行した眠気」	397
	➡ 中枢神経性ループス	
CASE 39	43歳男性「左鼠径部の膨隆」	405
	➡ 帯状疱疹による腹筋麻痺	
CASE 40	45歳男性「心窩部痛と黄疸」	415
	➡ 体質性黄疸に偶然に併発した急性アルコール性膵炎	

索引

和文索引

あ

アコニチン　77
アジスロマイシン　197
アセトアミノフェン　8, 82, 90
アセトン臭　215
アニサキス症　168, 258, 427
アモキシシリン　8, 110
アルダクトンA®　75
アンピシリン　110
亜急性甲状腺炎　93, 100
悪性症候群　9

い

イミペネム・シラスタチン合剤　53
イレウス　143
インスリン　79
インフルエンザ様の全身症状　280
胃潰瘍　261
異型リンパ球　105
　──の増加をきたす病態　106
異所性胃粘膜　274
意識障害　136
息苦しさ，労作時の　56
一過性意識障害
　──，食後の　360
　──の原因　364
一過性脳虚血発作　136, 360
咽頭違和感，1年前からの　268
咽頭痛　101, 280
　──，突然発症した　113

う

ウォーターズ法，単純X線　5
ウロキナーゼ　300
右下腿腫脹　280
右鼠径部外性子宮内膜症　253
右鼠径ヘルニア　253
右側結腸憩室炎　389
右中大脳動脈瘤　24

え

エコノミークラス症候群　58
エルシニア腸炎　393, 396
塩化カリウム　75
嚥下時の違和感　114

お

おたふく風邪　180
悪寒　303
黄疸　415, 426
嘔気　18, 303
嘔吐　143, 326

か

カールネット試験　189
カルバマゼピン　10
カロナール®　8
ガベキサート　423
ガンマグロブリン　311
下腿血管超音波検査　64
下腿浮腫　59
　──，20日前からの　68
下腹部の炎症をきたす原因　50
下腹部痛　166, 350
過敏性腸症候群　351
家族性周期性四肢麻痺　229
解離性椎骨動脈瘤　206
　──によるクモ膜下出血　208
外側溝に左右差　21
拡張型心筋症　162, 164
覚醒障害　361
滑車神経麻痺　347
脚気　384, 385
脚気ニューロパチー　385
甘草の効能　45
甘麦大棗湯　72, 73
完全房室ブロック　140
肝周囲炎　194
肝障害　426

冠動脈疾患の危険因子　157
嵌頓　245
間欠熱　47
間質水分量の減少　212
感情失禁　401
感染性腸炎の腹部 CT 画像　404
漢方薬　75
関連痛　35, 295
　　──, 心筋梗塞の　237
　　──, 虫垂炎の　238
眼球運動障害　339, 344
眼球突出, 甲状腺機能亢進症の　93
眼瞼下垂　344
眼瞼後退　94
眼瞼遅延　94
眼瞼浮腫, 甲状腺機能低下症の　93

き

キノコ　77
ギラン・バレー症候群　342
ギルバート症候群　165, 425
気管支喘息重積発作　117
気胸　124
奇脈　128
起立性低血圧　368, 369
機械的イレウス　144, 328
機関車様, 心膜摩擦音　128
機能的イレウス　144, 328
偽アルドステロン症　73
　　──, 漢方生薬甘草による　78
偽性低ナトリウム血症　215
逆流性食道炎　125, 271
求心性ニューロン　295
急性アルコール性膵炎　426
急性胃粘膜病変　260
急性冠症候群　122, 124, 365
急性心筋炎　220, 307, 314
急性心筋梗塞　140, 142
急性心膜炎　126
急性膵炎　416, 417
急性前立腺炎　16
急性虫垂炎　243, 388
急性肺血栓塞栓症　64, 112
急性腹症　7
胸骨裏の痛み　126
胸痛, 突然発症した　113
胸部圧迫感　121
胸部違和感, 突然発症した　113

胸部単純 X 線写真所見, 急性肺血栓塞栓症の　62
胸部不快感, 2 週間前からの　156
胸膜炎　161
筋性防御　233, 292
緊張性気胸　124

く

クモ膜下出血　19, 25, 201, 204, 365
クラビット®　395
クラミジア　12
　　── 尿道炎　13
クラミジア・トラコマティス感染症
　　　　　　　　　　　　　　194
クラリス®　90
クラリスロマイシン　90
クリグラー・ナジャー症候群　165
クリンダマイシン　288
クロチアゼパム　161
グラム染色　120, 286

け

経皮的心肺補助装置　311
稽留熱　47
頸静脈圧　129
頸静脈怒張　59
頸部食道異所性胃粘膜　38, 275, 279
頸部静脈の観察　128
頸部痛　101, 177
劇症型 A 群レンサ球菌感染症　288, 290
血管内容量の減少　212
月経モリミナ　356
倦怠感, 心窩部痛に伴う　303
原発性肺高血圧　380
限局性の浮腫　69
限局性腹膜炎, 急性虫垂炎による　242

こ

コクサッキーウイルス　313
コルトコフ音　128
呼吸困難をきたす原因疾患　57
甲状腺癌　97
甲状腺機能亢進症　80, 97, 222, 340
甲状腺機能低下症　97
甲状腺中毒症　97
甲状腺中毒性ミオパチー　225
甲状腺の痛み　92
甲状腺ホルモン分泌過剰状態　95

叩打痛，CVA の　41
抗凝固療法　300
抗甲状腺薬　80
後頭部の痛み，突然の　200
降圧薬　21
高血圧　157
高血糖　214
高心拍出量心不全　385
高ナトリウム血症　214
高ビリルビン血症　425
高齢者の下肢痛　428
項部硬直　4
項部の痛み，突然の　200
睾丸炎，ムンプス感染による　185
睾丸を蹴られたような痛み　180
骨盤内炎症性疾患　175, 195
骨盤内膿瘍　325

さ

3 週間持続する発熱　90
サイトメガロウイルス感染症　33
サルモネラ　168
サワシリン®　110
ザンタック®　423
左咽頭痛　90
左眼周囲の痛み　2
左上顎洞炎　7
左鼠径ヘルニア　405
左閉鎖孔ヘルニア嵌頓　336
細小動脈平滑筋収縮障害　385
細胞外液の減少　211
細胞内液量　217
三尖弁閉鎖不全　59
散瞳　346

し

12 誘導心電図所見，急性肺血栓塞栓症の　62
シナプス　349
シルビウス溝に左右差　21
ジギタール　153
ジゴキシン　378
ジゴシン®　378
ジルチアゼム　22
子宮内膜症　250
四肢の痛み　315
弛張熱　3, 13, 47
指圧痕性浮腫　374

脂肪肝　420
脂肪腫　244
篩骨洞　5
耳介部痛　8
失神　360
腫瘍性イレウス　145
腫瘤，下腹部の　353
受動的起立試験　369
収縮性心膜炎　380
周期性四肢麻痺　222, 227
重症感　17, 309
重症筋無力症　341
縦隔気腫　115, 119
術後ダグラス窩膿瘍　54
処女膜閉鎖症　358
衝心脚気　384
上顎洞　5
上腹部痛　426
静脈圧　129
食後の脱力　221
心窩部痛　238, 256, 415
　――, 2 ヶ月前からの　133
心筋炎　306
心筋梗塞　220
心雑音　59
心臓超音波検査所見，急性肺血栓塞栓症の　63
心電図の T 波の平低　71
心拍出量　186
心不全の原因疾患　157
心膜炎　128, 132
神経調節性失神　368
浸透圧　217
深部静脈血栓症　69, 367
迅速抗原検査法　120
腎梗塞　296, 302, 372

す

ステロイド治療　312
スピロノラクトン　75
スワン・ガンツ・カテーテル　186
頭痛　18, 26, 303
　――, 夜間に増悪する　2
　――, 雷が落ちたような　200
髄膜炎　4
　――, 無菌性　181

せ

セフェピム 16
セフェム系抗菌薬 172, 179
セフォペラジン® 423
セフォペラゾン 423
セフカペン 7, 26
セフトリアキソン 82
セフメタゾール 52, 395
セフメタゾン® 52, 395
生理的受容器 240
成人ヒトパルボウイルス感染症 322
成人ヒトパルボウイルス B19 感染症 325
性感染症 12
先天性心疾患 380
全身筋肉痛 280
全身倦怠感 101, 315
全身性炎症反応症候群 282, 284
全身性の浮腫 69
　── をきたす疾患 70
全身性リンパ節腫脹 103
　── の原因 103
前胸部痛 232
前頭洞 5

そ

鼠径部腫瘤 244
鼠径部リンパ節炎 244
鼠径ヘルニア 251
　──, 妊婦の 254
鼠径ヘルニア偽還納 89
僧帽筋稜への放散痛 126
造影ヘリカル CT 64
続発性肺高血圧 381

た

ダグラス窩膿瘍 51, 175
多発末梢神経障害 385
　── の鑑別 385
打診痛 41
代謝性アシドーシス 215
体液量変化に伴う症状 219
体質性黄疸 165, 426
体性痛 35, 166
帯状疱疹 410, 414
大腿部の痛み 315
大腿ヘルニア 334
大動脈解離 45, 124

脱水, 下痢と嘔吐による 209
単眼複視 339
単純性イレウス 328
胆石イレウス 150, 153
胆石胆囊炎 37, 38, 416
胆道外結石 154
胆道内ガス 154

ち

チアマゾール 80, 228
チエナム® 53
チョウセンアサガオ 77
腟溜血腫, 処女膜閉鎖による 355
中枢神経系ループス 403, 404
虫垂炎 141, 169, 178, 352
注射用エフオーワイ® 423
張度 217
腸管内結石 154
腸閉塞 144, 154
腸腰筋膿瘍 84, 89

て

テグレトール® 10
ディプリバン® 22
デュビン・ジョンソン症候群 165
低アルブミン血症 374
低カリウム血症 71
低蛋白血症 374
伝染性紅斑 321
伝染性単核球症 104
　──, EBV 抗体陰性の 302
　──, EB ウイルスによる 111

と

ドルミカム® 22
ドレーン 279
ドンペリドン 213
統合失調症 8
糖尿病患者
　── の発熱 79
　── の腰痛 79
糖尿病性眼筋麻痺 348, 349
糖尿病性ケトアシドーシス 215, 220
動眼神経麻痺 347
　── の鑑別疾患 346
動悸, 2週間前からの 156
動脈血栓塞栓症 316
動脈瘤 341

動脈瘤破裂　42
瞳孔　346
特発性縦隔気腫　117

な

ナウゼリン®　213
内頸動脈後交通動脈　341
内視鏡　259, 274
内視鏡検査後の AGML　265
内臓痛　35, 166
内胆汁瘻　152

に

ニカルジピン　22, 202
ニューキノロン系　395
尿生殖洞　356
尿漏れ　14
尿路感染症　15
尿路結石　43, 301

ぬ・ね

ヌック管水腫　396
眠気, 徐々に進行した　397
粘液水腫　375

の

脳梗塞　341
脳腫瘍　341
脳動脈瘤　22
脳動脈瘤切迫破裂　341
脳動脈瘤破裂　205

は

ハマン徴候　118
ハント・コスニック分類　25, 205
バイアス　163
バセドウ病　223
――に伴う周期性四肢麻痺　231
バルサルバ法　248
パセトシン®　8
パルボウイルス感染症　324
パルボウイルス B19 感染症　100
播種性血管内凝固症候群　417
肺血栓塞栓症　62
――の重症度分類　66
肺血栓塞栓の危険因子の強度　58
肺高血圧　59
――をきたす疾患　380

肺塞栓　124, 365
排尿時痛　14
――, 統合失調症患者の　8
敗血症　284
敗血症性ショック　285
梅毒　12
白苔付着　31
発熱　2, 101, 280
――, 3 週間持続する　90
――, 持続する　34
――, 統合失調症患者の　8
――, 腹部手術後の　46
――, 夜間に増悪する　2

ひ

ヒトパルボウイルス　322
ビクシリン S®　110
ビタミン B_1　384
ビブリオ　168
皮疹　317
――, アンピシリン投与後の　111
非ステロイド性抗炎症薬　96, 160, 324
非失神性発作　363
脾腫　32
微熱　26
貧血　426

ふ

4 killer chest pain　124
フィッツ・ヒュー・カーティス症候群
　　　　　　　　　　194, 198, 386
フェンタニル　22
フォンワール徴候　144
フロセミド　378
フロモックス®　7, 26
ブレディニン®　397
プロトンポンプ阻害薬　126, 277
プロポフォール　22
不明熱　8
浮腫　68, 374
――, 遅い　374
――, 早い　374
附子中毒　77
附子の効能　45
副鼻腔　5
副鼻腔炎　176
腹痛　143
腹部 CT 画像, 感染性腸炎の　404

腹部膨満，1週間前からの 326
腹壁硬直 234
腹膜炎 293
複雑性イレウス 328
複視 338
複視遮蔽試験 340
腹筋麻痺 409
―――，帯状疱疹による 414

へ

ヘパリン 300
ヘリコバクター・ピロリ 235, 261, 275
ヘルニア嚢 252
ヘルベッサー® 22
ベイスン® 79
ペニシリンG 288
ペニシリンアレルギー 102
ペルジピン® 22, 202
ペンタジン® 22
ペンタゾシン 22, 420
閉鎖孔ヘルニア 199, 333
閉塞性動脈硬化症 316
便潜血検査 33

ほ

ホーマンス徴候 60
ホルネル症候群 344
ボグリボース 79
ポール・バンネル試験 107
歩哨係蹄像 419
膨隆，左鼠径部の 405
発作性夜間呼吸困難 157

ま

マーフィー徴候 37, 189, 195, 258
マキシピーム® 16
マクロライド系 102, 197
マックバーニー圧痛点 178
麻痺性イレウス 410
松毬状膀胱 12
慢性肺血栓塞栓症 381

み

ミオパチー 222
ミゾリビン 397
ミダゾラム 22
ミュラー管 356
右下腹部痛 387

右上腹部痛 187
―――，突然の 291
右肩の痛み 34
脈触知欠損 44

む

ムンプス睾丸炎 180, 185
ムンプスワクチン 54
無菌性髄膜炎 181

め・も

メチルプレドニゾロン 311
メルカゾール® 80, 228
迷走神経 241
免疫グロブリン 312
瞑眩 77
門脈内ガス 154

や・ゆ

薬疹 317
癒着性単純性イレウス 145
尤度比 98
有害事象，漢方薬の 75

よ

ヨウ化カリウム丸 228
溶連菌感染症 31
腰椎穿刺 21
腰痛 39
――― の徴候，危険な 88
腰背部痛をきたす疾患 44

ら

ラシックス® 378
ラニチジン 423
ランツ点 169
卵管膿瘍 176
卵管・卵巣膿瘍 175
卵巣腫瘍 172

り

リーゼ® 161
リンパ節の腫脹 28
りんご病 321
流行性耳下腺炎 180
硫酸アトロピン 420
両下腿痛 373
両下腿浮腫 373

両肩の痛み 315
両眼複視 339
両側内頸動脈狭窄症 372
淋菌 12
臨床力 208

れ

レイノー病 316
レジオネラ 287
レボフロキサシン 395

ろ

ローター症候群 165
ロキソニン® 160
ロキソプロフェン 160
ロセフィン® 82
ロタウイルス感染 199
労作時呼吸困難 56
　――，2 週間前からの 156

欧文索引

A

A 群レンサ球菌 120
　―― の迅速抗原検査 287
ACS 122, 124
AD 124
AGML 260
　――，内視鏡検査後の 265
anchoring bias 85, 163
availability bias 163

C

Centor criteria, 溶連菌感染症の 31
Chlamydia pneumoniae 13
Chlamydia trachomatis 13
CMV 29
　―― 感染症 33
confirmation bias 85, 163
COPD 57, 159
cortical rim sign 298
CVA
　―― の叩打診 188
　―― の叩打痛 41, 48, 81, 191

D

D-ダイマー 64
de-escalation 286

dehydration 210
DIC 417

E

EB ウイルス（EBV） 29, 103, 110
　―― 抗体価検査 108
　―― による伝染性単核球症 111
Enterococcus faecalis 14

F

FHCS 194
FLAIR 画像 23
FUO 8

G

GERD 125
Graham steell 雑音 59

H

H.pylori 235, 261, 275
　―― 急性感染による AGML 267
hassle bias 163
HIV 感染症 105
HUT 369
hypovolemia 210

I・J

IBS 351
IBS の診断基準 352
ileus 144
intestinal obstruction 144
intimal flap 42
jolt accentuation 5, 27
JVP 129

K・L

Klebsiella pneumoniae 14
Likelihood Ratio(LR) 98

M

minor leak 24
MRCP 422

N

neck flexion test 27
non-pitting edema 69, 375
NSAIDs 96, 160, 324

O

OPQRST 121, 133
overconfidence bias 163

P

PCPS 311
PE 124
percussion tenderness 41
PID 175, 195
pitting edema 69, 374
PND 157
PPI 126, 277
PTx 124

pulse deficit 44
pupil-sparing rule 346

R

Red Flag Signs 88
Richter 型 335
Rigler's triad 154
rule bias 163

S

self-limited 80, 90
sentinel loop sign 419
septic shock 285
SG カテ 186
SIRS 282
SLE 398
soft-touch tenderness 10
Spigel ヘルニア 408
Staphylococcus 14
STSS 288
syncope 360

T

T 波の平低，心電図の 71
t-PA 300
TIA 136, 360
tilt test 137

V

VB_1 384
volume depletion 210
VP 129

W

wet beriberi 385
window period 105